# 浮针疗法治疗疼痛手册

## The Manual of Fu's Subcutaneous Needling for Painful Problems

### 第 2 版
### 2ND EDITION

主　编　符仲华

副主编　（按姓氏音序排列）

贺青涛　孙　健

编　委　（按姓氏音序排列）

白田雨　邓仲元　黄辉霞

李　旗　李幸余　陆　瑾

肖斌斌　于　波　赵奇林

U0300407

人民卫生出版社

·北 京·

**图书在版编目（CIP）数据**

浮针疗法治疗疼痛手册 / 符仲华主编 . -- 2 版 .
北京 ： 人民卫生出版社，2024. 10（2025. 3 重印）.
ISBN 978-7-117-37068-4

Ⅰ. R245. 31-62

中国国家版本馆 CIP 数据核字第 2024CA9772 号

| 人卫智网 | www.ipmph.com | 医学教育、学术、考试、健康，购书智慧智能综合服务平台 |
| 人卫官网 | www.pmph.com | 人卫官方资讯发布平台 |

浮针疗法治疗疼痛手册
Fuzhenliaofa Zhiliao Tengtong Shouce
第 2 版

主　　编：符仲华
出版发行：人民卫生出版社（中继线 010-59780011）
地　　址：北京市朝阳区潘家园南里 19 号
邮　　编：100021
E - mail：pmph @ pmph.com
购书热线：010-59787592　　010-59787584　　010-65264830
印　　刷：三河市宏达印刷有限公司
经　　销：新华书店
开　　本：710×1000　　1/16　　印张：23.5
字　　数：338 千字
版　　次：2011 年 2 月第 1 版　　2024 年 10 月第 2 版
印　　次：2025 年 3 月第 3 次印刷
标准书号：ISBN 978-7-117-37068-4
定　　价：168.00 元

打击盗版举报电话：010-59787491　E-mail：WQ @ pmph.com
质量问题联系电话：010-59787234　E-mail：zhiliang @ pmph.com
数字融合服务电话：4001118166　E-mail：zengzhi @ pmph.com

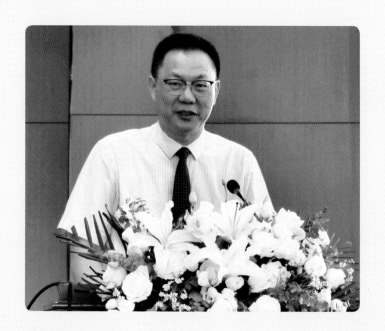

**符仲华**

浮针发明人

气血新论创立人

肌肉科首倡人

南京大学博士

中国人民解放军原南京军区总医院博士后

北京中医药大学浮针研究所所长

广州中医药大学博士研究生导师

中国针灸学会浮针专业委员会主任委员

世界中医药学会联合会浮针专业委员会会长

**主要研究领域：**

传统针灸的现代转型,肌肉相关病痛的诊断与治疗

**代表作：**

《浮针疗法》(人民军医出版社,2000 年版)

《浮针疗法速治软组织伤痛》(人民军医出版社,2003 年版)

《浮针疗法治疗疼痛手册》(人民卫生出版社,2011 年版)

《浮针医学纲要》(人民卫生出版社,2016 年版)

*Under the Skin: A Manual of Fu's Subcutaneous Needling*（*FSN*）*Acupuncture*(人民卫生出版社,2020 年版)

《气血新论:基于浮针医学的中西汇通》(人民卫生出版社,2021 年版,与甘秀伦合著)

《气血操的理论和实践》(中国中医药出版社,2022 年版,与王文涛合著)

《肌肉学概要:基于浮针诊疗实践的探索》(人民卫生出版社,2023 年版)

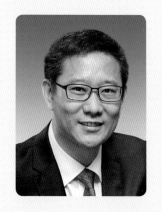

### 贺青涛

广东省第二中医院针灸康复科主任医师、硕士研究生导师,广东省中医药学会浮针专业委员会主任委员,世界中医药学会联合会浮针专业委员会副会长兼秘书长,中国针灸学会浮针专业委员会副主任委员,广州中医药大学浮针传承创新研究中心副主任。

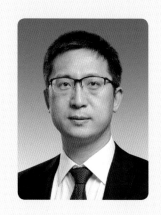

### 孙　健

医学博士、主任中医师、博士研究生导师,广东省杰出青年医学人才,广东省中医院青年名中医,世界中医药学会联合会浮针专业委员会副会长,中国针灸学会浮针专业委员会副主任委员,中国针灸学会临床分会副主任委员,广东省针灸学会常务理事,广东省中医药学会浮针专业委员会副主任委员。

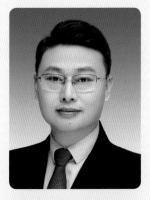

### 白田雨

　　山东省立第三医院主任医师、针灸推拿科主任,硕士研究生导师,山东高层次人才惠才卡获得者,齐鲁卫生与健康杰出青年人才,中国针灸学会浮针专业委员会常务委员,山东针灸学会妇科与生殖专业委员会主任委员,山东中医药学会浮针疗法委员会副主任委员。主持省部级课题9项。

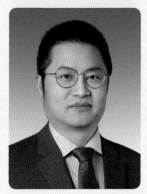

### 邓仲元

　　深圳市中西医结合医院副主任医师,副教授,美国哥伦比亚大学附属长老会医院骨科中心访问学者。中国针灸学会浮针专业委员会委员,中国老年学和老年医学学会骨质疏松分会医学创新专业委员会委员,广东省医师协会骨关节外科医师分会膝关节专业组委员、骨肿瘤专业医师分会委员,广东省健康管理学会骨与软组织肿瘤整合诊治专业委员会常务委员,深圳市医学会第一届关节外科专业委员会委员。

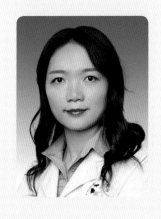

### 黄辉霞

　　广州中医药大学第一附属医院针灸科主治医师,师承符仲华、罗颂平、陈兴华,世界中医药学会联合会浮针专业委员会常务委员,广东省中医药学会浮针专业委员常务委员。负责院内浮针门诊、调经助孕门诊,其工作室为浮针教学示范基地。

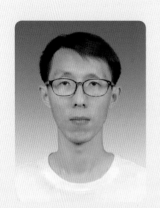

## 李　旗

　　华北理工大学中医学院副教授、副主任医师,硕士研究生导师,河北省中医药学会浮针医学专业委员会副主任委员。主要研究方向:浮针治疗骨伤科疾病。

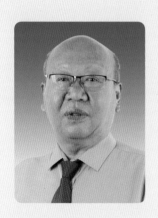

## 李幸余

　　主治医师,河北省邯郸市邯山区浴新南街道社区卫生服务中心疼痛科主任。世界中医药学会联合会浮针专业委员会理事,中国针灸学会浮针专业委员会委员,河北省中医药学会浮针医学专业委员会常务委员。

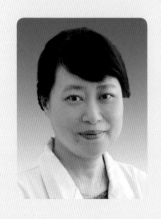

## 陆　瑾

　　南京市中医院针灸科主任医师、硕士研究生导师,南京市名中医,中国针灸学会浮针专业委员会副主任委员,江苏省针灸学会常务理事,南京针灸学会副会长、浮针专业委员会主任委员。

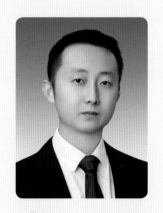

## 肖斌斌

　　硕士,副主任医师,副教授,符仲华教授师承弟子(湖南省首名),湖南省首家浮针医学名医工作站(株洲)负责人,湖南省省直中医医院治未病中心(中医药保健中心)主任,中国针灸学会浮针专业委员会常务委员。

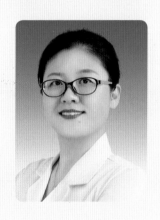

## 于　波

　　主治医师,世界中医药学会联合会浮针专业委员会常务理事、学术部委员。2007年起师从符仲华老师学习使用浮针,于波中医诊所只用浮针治疗疾病。

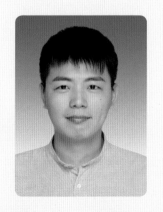

## 赵奇林

　　江西中医药大学讲师,江西中医药大学附属医院针灸二科主治医师,浮针发明人符仲华教授师承弟子,符仲华浮针医学南昌工作站负责人,第28批中国(江西)援突尼斯医疗队队员。

# 自 序

　　《浮针疗法治疗疼痛手册》首次出版是在 2011 年,也是由人民卫生出版社出版,迄今为止,这本书已经重印 20 次。随着这些年浮针临床和理论的高速发展,《浮针疗法治疗疼痛手册》第 1 版中有一些内容已经落伍。例如:浮针疗法当时的定义为运用一次性浮针针具,在局限性病痛(多数为肌筋膜触发点)周围或邻近四肢皮下组织进行扫散手法的针刺活动,现在看起来就不合适了,尤其是肌筋膜触发点这个词,现在看起来很不适合浮针的临床。我们觉得使用患肌更贴近临床,患肌"紧、僵、硬、滑、弹性差"等触诊特点比"肌筋膜触发点"的触诊更容易上手,也更能反映临床触诊实际,避免了总是去寻找结节、条索的尴尬。结节和条索非常重要,但是它的定义不清楚,极易与肌腱、韧带甚至骨性凸起混为一谈。同时患肌没有了压痛点、激惹点的特征,这个变化除了反映临床现象的本来面貌之外,还去掉了对"压痛和激惹"的迷思,帮助广大医务工作者避免迷失在"压痛和激惹"的外衣之下,失去对疼痛本质的探索,因为只要按压的力度足够大,产生的局部压强足够大,"压痛和激惹"的幻觉总能及时出现。患肌理论首次明确病理性紧张部位都在肌腹,肌腱或髂胫束等的病理性紧张都是由于相关肌腹的病理性紧张造成的,因为只有肌组织汇聚的肌腹才有收缩能力。

　　上述的这些改变已经在 2016 年出版的《浮针医学纲要》中有所体现。2021 年,《气血新论:基于浮针医学的中西汇通》的出版进一步丰富了浮针医学理论。气血新论是基于浮针医学的中西医汇通的桥梁。"气血"约等于"肌肉 - 血液(血循环)",这是气血新论的基本观点。气血新论是浮针临床新的理论武器,是浮针临床新的思维模式。当临床中出现病情胶着时,疗效不尽如人意时,气血新论总能给浮针人带来有益的启示。

我们在不断努力，2023年又出版了《肌肉学概要：基于浮针诊疗实践的探索》，进一步明确了浮针仅仅治疗肌肉相关病痛。我们不仅要从生理功能上认识肌肉，更不能忽视肌肉病理状态引发的纷繁复杂的多系统临床表现，甚至包括与肌肉相关的非特异性炎症等其他病症。因为肌肉参与各大系统功能的实施，比如运动系统、消化系统、呼吸系统、泌尿系统、循环系统等。肌肉在这些系统的功能表现，首先有赖于肌肉本身（心肌、骨骼肌、平滑肌、肌性内脏）的作用，其次依赖于肌肉与周围的动脉、静脉、神经、淋巴管等组织之间的相互作用。而这一特点导致医生们误以为是这些系统本身的问题。现在有了肌肉学这个框架，医生诊疗时将多一套称手的思想武器。这让很多不可思议的临床问题，变得很好理解，常常有恍然大悟的感觉。

时间来到今年，2024年，浮针逐步走向成熟，经过肌筋膜触发点理论、患肌理论、气血新论、肌肉学的发展，浮针疗法进化为浮针医学，浮针医学已成为践行肌肉学的重要载体，所以我们决定重写《浮针疗法治疗疼痛手册》。这次与以往不同，不是我的专场演唱会。我请大家来帮忙，集思广益，编写新一版的《浮针疗法治疗疼痛手册》，这对于浮针的发展是一个有益的探索。我们依旧以"浮针疗法治疗疼痛手册"为题重写这本老书。老树发新芽让人们体会到生命的张力。没错，相信各位老浮针人会认可浮针的生命张力，并运用手中的浮针，通过不断的临床实践浇灌浮针之树，使之充满生命力。

当然本书也为新朋友而来。如果您抱着学习一种新疗法的想法而来，也许本书的题目会成功地引起您的注意。同时您会惊讶地发现这本书不简单，患肌理论、气血新论等新理论也许会对您固有的观念产生冲击。理由就在于本书的第一至第六章理论部分。第一章主要介绍浮针医学及浮针针具的发展历程，前面的文字已经简要地回顾了浮针医学的发展历程，后面章节还会详细介绍；第二、三章介绍浮针医学的临床特征及理论基础，包括对扫散、再灌注活动、患肌理论、气血新论的论述；第四、五章叙述浮针疗法生理基础、作用机制及临床操作方法；第六章阐述浮针疗法的适应证和禁忌证。可能有部分重视实操的读者会认为理论部分与我无关，我学会操作就行；或者觉得理论部分太过高深，可能读不懂。笔者认为,各位大可放慢脚步安心阅读。本书的写作方式强调应用朴实的句子告诉大家浮针是什么,浮针疗法是如何一步步发展成为浮针医学的。避免用过多微观层面、分子生物学的知识论述浮针的理论基础、生理基础和作用机制,更多是用常识,用逻辑推理的方法向大家解释看起来高深的理论;更多的是从临床的视角,告诉大家如何运用浮针疗法,如何运用理解患肌理论、气血新论、第二现场理论等浮针思维方法。对于科班出身的针灸师、骨科医师、康复科医师,对于各种流派的正骨医师,甚至对于疼痛科医师来说,一定会有许多疑惑,甚至觉得不可思议。没关系,请大家保持平常心,看看书里写的是否符合常识,符合逻辑,符合最基本的生理学、病理学、组织胚胎学、解剖学知识。

我坚信,医学是简约的。学医学是不需要背诵的,是需要归纳、推理的。一开始因为不熟悉,大家会觉得一下子难以接受,一旦基础牢靠了,最基本的知识掌握了,临床上就是灵活运用。

带着这些新的知识、新的理论来到本书的下半部分,大家会发现,虽然本书书名依然为《浮针疗法治疗疼痛手册》,但是本书所介绍的疾病不止疼痛类疾病,还包括其他肌肉相关病痛,这更符合浮针疗法常见适应证的范畴,大家就笑纳吧。我们将分章节对浮针疗法常见适应证进行阐述,分别介绍疾病的概念、诊断和鉴别诊断、主流医学认识、浮针医学认识、浮针治疗思路与方法、预后及注意事项,并列有典型病案述评。其中我觉得最值得大家揣摩的是对于疾病的浮针医学认识部分,该部分是浮针医学思维的具体化应用案例。如果您不经前文理论部分的阅读,直接来到这儿,恐怕会有云里雾里的感觉。有别于很多教材,浮针医学认识部分向大家展示了"肌肉学"这个新视角,为疾病病因病机的理解以及治疗方法的选择提供一个新路径、新抓手。顺着新视角,我们将向大家展示浮针治疗的思路与方法。浮针治疗的思路与方法总结下来有两个问题需要回答:①您遇见的这个病例是否是"肌肉相关病痛"? 如果答案是肯定的,那么浮针疗法无疑是不错的选择。如果答案是否定的,那么您需要进一步明确诊断以决定下一步治疗方案。②您遇见的这个病例是哪几块肌肉的问题? 以上两个问题属于所谓道的层面。回答以上两个问题的关键在于熟知患肌的特征,因为患肌是"肌肉相关病痛"的根本原因。接下来就是术的层面,站在浮针医生的角度,思考如何解决这些肌肉相关病痛。

**总结一下,我在这里主要想说的是:**

1. 浮针技术值得大家期待:速效,安全,疗效可重复。

2. 浮针理论值得大家琢磨:符合逻辑,符合常识,符合基础医学理论。

3. 我们的编者值得大家信赖:都是从事浮针临床多年的实在人,"管真不管对",我们可以写错,可以写得不精确,但不会写下一句自己都不相信的话。

当然,本书一定有很多错漏,很多需要商榷的地方,麻烦您贡献您的智慧,通过 139004426@qq.com 电子邮件告诉我,我将积极改进。

医学的有趣在于未知,在于可以不断进步。我们处于一个伟大的时代,处于中西医学不断交融的时代,处于东西方可以自由交流的时代,只要我们诚实、努力,用科学方法去面对我们的无知,就一定可以为这个世界贡献我们祖先的智慧,可以为世界医学贡献中华民族的才智,可以为人类的健康开出中国处方。

请读者诸君帮助我们,一起努力。

本书在"第十三届浮针医学代表大会"召开前出版。本次大会的主题是:浮针行天下,肌动全世界。希望我们能够做到,希望我们能够不辜负我们的祖先,不辜负我们的时代,不辜负我们的人民。

2024 年 9 月 22 日于北京中医药大学浮针研究所

(致谢:本文在赵奇林医师初稿基础上完成)

# 目 录

# 第一章

# 绪　论

## 第一节　概念、临床特点及优势

### 一、浮针疗法的概念

浮针疗法（Fu's Subcutaneous Needling，FSN），来源于传统医学，发展于基础医学，我们通常给出两个浮针疗法的概念。

传统中国医学关于浮针疗法的定义：浮针疗法是在皮下使用浮针针具，通过大面积扫散，以舒筋活络，激发人体自愈能力，从而达到不药而愈目的的一种现代针刺方法，主要用于治疗筋脉不舒、血滞不通所导致的颈肩腰腿疼痛和一些内科、妇科杂病。

现代医学关于浮针疗法的定义：浮针疗法是用一次性浮针（FSN needle）等针具，在引起病痛的长期自发性紧张的肌肉（患肌，tightened muscle，在神经功能正常的情况下，放松状态时，全部或者部分依旧处于紧张状态的肌肉）周围或者邻近四肢进行的皮下针刺方法，是一种非药物疗法。操作时，通常还配合扫散活动、再灌注活动（将在第二章"浮针医学的临床特征"专门介绍）。

浮针疗法的针刺部位不等同于传统针灸的穴位，常常随着患肌的变化而变化，一般在患肌（在浮针医学称为"第一现场"，后续章节会具体阐述）的周围或者邻近四肢的健康部位进针。

浮针疗法针刺时不深入肌肉层，只作用于皮下组织，其操作时的扫散动作，使整个针体宛如浮在肌肉上，同时"浮"与"符"同音，后者是发明人的姓，所以命名为浮针疗法，英文翻译为"Fu's Subcutaneous Needling"（如果从英文直译，即为符氏皮下针刺法）。

## 二、浮针疗法的临床特点及优势

浮针疗法与传统针刺方法比起来，有其独特的临床特点，正是这些特点造就了浮针疗法的优势。

浮针疗法的临床特点包括操作特点、疗效特点、诊断特点3部分。

（一）操作特点

1. 与传统针刺不同，浮针疗法根据病痛相关的患肌来选取进针点，而不是位置相对固定的"穴位"。

2. 浮针疗法有专用的特殊针具，为了操作方便，比传统针刺针具粗，因此需要使用浮针进针器辅助快速进针，以减少进针的刺痛。同时，正因为特殊的针具体积较大，对针刺部位的刺激量较大，故有较强的针刺疗效。

3. 浮针在病痛周围进针，针尖不触及病所，甚至相隔较远，区别于传统针刺的"以痛为腧"。

4. 浮针疗法治疗的层次为单一层次，即皮下层（主要是皮下疏松结缔组织），不同于传统针刺的复合层次（包括皮肤、皮下层、肌肉层、骨膜、神经、血管、韧带等）。正因为浮针作用于皮下层，不会触及大的血管与神经，故浮针是安全的针法，几乎全身大部分区域的皮下部分均可以施行浮针疗法。

5. 浮针疗法进针点少，患者疼痛也少，属于较舒适的现代针灸；浮针针刺不要求得气，要求避免患者有酸、胀、重、麻等得气感，医生运针过程中手下应松软无阻力，运针结束后进行扫散和再灌注活动时患者无痛或者微痛，也不要求患者有得气感。

6. 浮针疗法有特有的操作技术，如扫散。扫散操作时要求最大幅度牵拉皮下组织层及其他结构，同时配合再灌注活动，再灌注活动由医生根据患肌的生理功能设计，引导患者进行肌肉收缩舒张运动，以激活肌肉主动康复为目的。两者相结合能大幅度地通筋活络，激发人体自愈能力，达到不药而愈的目的。

7. 浮针疗法可以根据情况较长时间留置软管，以小时计算。一般建议4~8小时，不建议留置超过48小时，由患者回家后自行取出，也可以留置半小时后由医生取出。因浮针为横刺针法，留管期间患者无明显不适，一般不会注意到软管的存在。浮针的埋管治疗同样可以达到微型扫散的治疗作用。

（二）疗效特点

浮针疗法疗效确切，其疗效特点如下：

1. 即时显效。治疗病痛时，在进针完毕或扫散完毕后即可收效，多数情况下，可以对患者说"一次有效，多次显效或者临床痊愈"。

2. 适应性广。大量临床实践显示，浮针疗法对于内、妇、骨伤等科的多种疾病都有良好的疗效，适合于针灸科、骨伤科、推拿科、康复科、运动医学科、疼痛科、妇科、内科、风湿免疫科、老年医学科等科室开展。

3. 进针点少。常可通过一个进针点进行多块肌肉再灌注活动以治疗相关区域的多处病痛，患者痛楚少。

4. 安全且无副作用。因其针体仅在皮下层，所以断针、滞针的现象更少；因其不深入肌肉等更深组织，所以在颈项部、胸背部等传统针刺易刺到肺部、动脉、神经的部位进行浮针操作时，是相对安全的，可大大增加浮针疗法的安全治疗部位。正因如此，很多针刺方法久不能效的疑难杂病，采用浮针往往可以取得良好的效果。

5. 在留管期间患者可自由活动，故能增加留管期间的治疗场所的空间利用率。

（三）诊断特点

浮针疗法不只是治疗方法，在熟练的医生看来，浮针也是良好的诊断工具。因浮针疗法一般当场取效，且主要作用于肌肉相关功能性病变及病痛，对其他组织影响慢或者无影响，而且浮针的创伤小到几乎可以忽略不计，故用浮针疗法作为试验性治疗，大多数患者也可以接受。

浮针疗法的诊断价值主要体现在：

1. 诊断过程中，当诊断的证据（指临床症状、体征与理化检查）不足，或者现有证据不足以形成证据链时，浮针疗法往往可以通过尝试治疗，判定病变是否与肌肉相关。当治疗后病痛缓解，则与肌肉相关；如无缓解,则与肌肉以外的因素相关。如腰背痛,即时疗效不佳、治疗后半天复发或经 3 次以上治疗总体没有改善,需要考虑血环境不良的问题,可行其他检查,应怀疑是否为持续性因素造成腰背痛。

2. 在浮针治疗过程中,可以重新审视、诊断软组织病痛。临床上常遇到腰骶部疼痛的患者,这类疼痛大多与肌肉相关,经过浮针治疗常当场见效。如果治疗过程进展顺利,那么诊断就可以更加明确。如果经过 3~5 次治疗,排除复发因素(如受凉、劳累、患肌处理不彻底等)后病痛依旧明显,这时候要重新审视是否存在诊断不明或者误诊、漏诊(如免疫性疾病、感染性疾病)的情况,如强直性脊柱炎。

3. 对于表现为多系统病变的患者,诊断不是非常明确时,可通过浮针疗法诊断性治疗,如能改善症状,则可以提供一个新的治疗思路。笔者常年参与三甲医院的多学科疑难会诊门诊的工作,大部分四处诊断不明但是症状顽固的病例,常与肌肉有关,浮针是良好的诊断工具。

浮针疗法的主要优势体现在:浮针疗法作用靶组织单一,主要是疏松结缔组织;治疗靶器官单一,只针对肌肉相关病痛。操作安全,无副作用;因为操作安全,且肌肉遍布全身各部,故适应证范围广泛。因为作用靶组织单一,治疗靶器官单一,且可当场验证疗效,所以可以作为诊断的工具,用于判断病变是否属于肌肉相关病变,并为多系统疑难杂病的诊断治疗提供新思路新方法,解决其他专科医生难以排查的问题。因为作用靶组织单一,治疗靶器官单一,操作方法简单规范,所以浮针疗法的优势还体现在操作手法的可掌握性,学习者没有所谓层次选择的迷惑,更没有难以体会的操作手法学习。

浮针既是一种用于治疗常见病、多发病的诊断和治疗工具,更是部分疑难杂病诊断和治疗的良好工具。

(黄辉霞)

# 第二节　浮针医学发展史

## 一、浮针医学的形成

浮针疗法作为一种针刺技术已为大家所熟知,但是现在建议使用浮针医学这个术语,因为浮针疗法侧重于治疗,而浮针医学有别于其他疗法,提出了大量的新观念、新术语、新操作,有独特的医学理论。此外,浮针疗法还有诊断作用,因此,浮针疗法的提法已经不能全面概括浮针的全貌。从从属关系角度看,浮针疗法是浮针医学的一个很重要的组成部分。

### (一)浮针医学理论的形成

浮针医学来自对传统针灸学的长期思考和反省,是在前人研究的基础上发展起来的,凝聚了众多针灸临床专家和针灸科学家的心血。

浮针医学理论的发端于对以下几个问题的思考:

——《黄帝内经》(以下简称《内经》)里面的很多针刺方法并不提及经脉络脉,但是同样取得了良好的疗效,所以经脉络脉以外的治疗区域也有针刺的疗效,其原因是什么?《灵枢·官针》的九刺、十二刺、五刺等26种特殊针法,包括了毛刺"刺浮痹皮肤",浮刺"傍入而刺之,以治肌急而寒者也",半刺"浅内而疾发针,无针伤肉,如拔毛状,以取皮气,此肺之应",尤其"直针刺",几乎就是现代浮针的古代存在。其原文"引皮乃刺之,以治寒气之浅者",说的是提捏皮肤进针治疗浅在的痛症。可以说,浮针就是《内经》"直针刺"的现代方式,因此,也可以说,浮针所体现的治疗思维与方法在《内经》时代就有了,只是《内经》后传承得不够。

——腕踝针疗法通过身体两侧手腕脚踝附近的6个分区的皮下进行针刺治疗,对多种病痛有良好的疗效,那6个分区以外的皮下有没有对应的疗效呢?实践证明,在腕踝针6个分区以外的皮下进行针刺治疗也有效,即全身所有部位的皮下对解决各种病痛都有作用。组织胚胎学及解剖学告诉我们:腕踝关节部位的皮下和全身其他部位的皮下组织结构没有本质的区别,也就是说,皮下浅筋膜层是一个良好的作用层次,与临床效果大有关联,值得好好研究与利用。

——是否得气是决定针灸疗效的重要因素吗?如果不得气是不是就一定无效?得气的感觉包括酸、麻、胀、痛等。事实上刺激骨膜、肌腱产生"酸"的感觉;刺激神经干产生"麻"的感觉;刺激肌肉多产生"酸胀"的感觉;刺激血管多产生"痛"的感觉。用逆向思维来思考,既然这些不同的得气感都能产生治疗效果,那么就有可能这些得气感本身不重要。要证明这个推论,需要在没有得气感的组织上进行实践。皮下组织因为神经、血管等附属组织稀少,属于惰性组织,因此一般不会有得气感。事实上,浮针疗法在治疗过程中只作用于皮下组织,除了进针时的少许疼痛,当浮针在皮下进行扫散的时候,患者常常无感觉,即不存在酸麻胀重的得气感,但是不妨碍浮针治疗诸多的软组织伤痛及内、妇科杂病。

正是基于对上述问题的思考,促进了浮针疗法的发明及浮针医学的发展。

(二) 浮针器具的发明

浮针器具包括一次性使用浮针和进针器。为了确保浮针有一定的硬度能够迅速穿透皮肤,能够人为地控制其行进方向和速度,同时又有较好的柔软度,能够在体内较长时间留置而不导致异物感,符仲华医师发明了现在的浮针。其主要结构为软套管和套于其中的实心不锈钢针芯。并于 1997 年 11 月制作了第一套浮针针具,于 1999 年 5 月 12 日正式获国家实用新型专利,2002 年 8 月 7 日发明专利被国家知识产权局正式批准,后又经几次改进,现在的针具已经是第 5 代产品。

浮针的辅助用具即浮针进针器。进针器是在 2011 年发明的,为了实现以下几个目标:①可以快速将针刺入皮肤,减少患者的痛苦;②避免手动进针可能过深的问题,进针器的发射行程只有 10mm,更加安全,更加可控;③让新手不再担心进针。

（三）扫散活动的发明

扫散动作是继浮针针具发明后探索出来的。符仲华医师在临床治疗过程中，发现原来针刺常用的提插捻转这些辅助动作，在浮针临床上没法使用，便很自然地左右摇摆浮针，发现这个摇摆动作对疗效的取得或加强非常重要，于是就有了扫散动作的产生。扫散是浮针疗法的鲜明特色，是指运针完毕到抽出针芯前针身左右摇摆的系列动作。扫散是整个浮针疗法操作中的主要环节，前期所有操作都是为了扫散动作的进行。扫散过程中，一般是右手扫散，左手配合患肌的评估或再灌注活动。

扫散的作用仅仅是对皮下组织进行牵拉，不是剥离软组织。手法扫散得越迟缓有力，牵拉的范围越广，效能越高。

（四）再灌注活动的提出

在 2010 年前，为了缓解扫散时患者的紧张情绪，对进针点和病痛部位之间的皮下层放松，使用的是类似晃动的辅助动作。后来，随着治疗实践的进行，逐渐发现无论患者主动活动患处的肌肉或者关节，或者由医者帮助患者活动患处的肌肉或者关节，引起相关肌肉收缩，局部肌肉缺血，然后相关肌肉舒张，局部肌肉充血，这样重复的舒张和收缩过程，可以使局部肌肉较静止状态更能得到能量灌注。

这种肌肉收缩（缺血）- 肌肉舒张（充血）- 肌肉收缩（再缺血）- 肌肉舒张（再充血）反复进行，形成肌肉缺血再灌注的状态，从而改变软组织缺血缺氧状态，促进病情恢复的活动，我们称之为再灌注活动，并在《浮针疗法治疗疼痛手册》中首次呈现。

传统针刺的提插捻转等行针、运针手法，其目的是最大限度地激活穴位周围的组织结构，包括神经、血管、筋膜、骨、皮肤及皮下组织等，所以会产生酸、麻、胀、重的针感，针刺的刺激强度、力度、频率的总和决定了针刺方法对组织的激活程度。

浮针疗法的扫散手法及再灌注活动的总和也是为了最大限度地激活相对应的肌肉组织，扫散是对皮下浅筋膜的极度牵拉，再灌注活动是患者通过最大限度地对患肌进行收缩，使患肌处得到最大效能的血液，使患肌成为健康的肌肉，即恢复肌肉的"出厂设置"，有点类似于将患肌格式化。因为扫散活动与再灌注活动对肌肉的极限刺激,促使患肌最大化恢复正常功能。浮针疗法正是通过解除全身各处患肌的病理性紧张状态,使人体的血液循环系统得到充足的血容量以及宽松的周围环境(肌肉是血循环系统主要的周围环境),使局部患肌所在的器官乃至全身的器官,都得到良好的血液供应。

(五) 对适应证的认识

对适应证的探索与认识是从浮针疗法诞生的 1996 年 6 月开始的。第一阶段时,我们认为其适应证是治疗四肢部的软组织伤痛,这些部位的病痛范围局限,运用浮针治疗次数少。

持续几个月后,第二阶段,发现浮针用于治疗颈肩腰腿痛等针灸科、康复科常见病的效果不错。

第三阶段,1998 年符仲华教授受到一位专家治疗急性阑尾炎的病例的启发,逐渐打破自己的思维框架束缚,将注意力转向内脏病痛。

随着内脏病痛成为浮针疗法的适应证,并且临床尝试治疗非常多局限性病痛成功后,2003 年符仲华攻读博士期间,接触了大量的现代医学理论和实验方法,明白了浮针疗法与其他非药物疗法的部分共同机制,逐渐形成了拓展适应证的金标准,即短时间内能不能迅速有效。如果治疗当场有效,即是浮针的适应证;如果治疗当场不能有效,就认为该病暂时不是浮针的适应证。

2016 年 4 月,专著《浮针医学纲要》出版,2019 年高校教材《浮针医学概要》出版。浮针疗法是有独特的理论创新、专有的针具及特有的针刺活动的现代针刺方法。浮针不仅可用于治疗,还能用于辅助诊断,尤其是用于鉴别诊断,操作时还配合独特的扫散手法和再灌注活动。通过对疼痛与非疼痛疾病的治疗活动的思考,结合对现代医学基础知识的理解,浮针已经形成了独特的观念和理论。浮针疗法作用于单一层次,针对唯一的靶器官肌肉。浮针疗法只能治疗与肌肉有关的疾病,对与肌肉无关的病症大多无效。浮针医学是基于现代基础医学知识的现代针刺方法,来源于传统医学,发展于基础医学,服务于东西方。

## 二、浮针医学的发展

### （一）浮针医学理论发展及其代表专著

如果说《浮针疗法》《浮针疗法速治软组织伤痛》及《浮针疗法治疗疼痛手册》(第1版)等奠定了浮针疗法的基础,那么自从《浮针医学纲要》面世以来,浮针疗法凭借患肌理论的创新,为临床医师的诊疗提供了崭新的视角,使针灸科、康复科、骨科、妇科、内科、风湿免疫科等医师意识到了肌肉的重要性及患肌对机体健康的危害性,使同行们在面对诊断不清、常规治疗方法难以奏效的疑难病时多了一件有力武器,敢于使用浮针诊断性治疗,将浮针的适应证不断拓展,同时也让符仲华教授及其团队成员对肌肉学产生了更深度的思考。

2021年8月,符仲华、甘秀伦主编的《气血新论:基于浮针医学的中西汇通》出版,提出基本观点:不同"气"的功能由不同的肌肉或肌肉群完成,气血约等于肌肉-血液循环。"气血"是中医的主要指标,四诊是医生通过不同感官感受患者不同部位的"气血"状态,八纲辨证、卫气营血辨证、脏腑辨证、经络辨证等都以"气血"为核心。气血或肌肉-血液(血液循环)是中西医结合位点。该专著为内治法和外治法、中西医理论、医疗与保健养生、中外古今思维方式汇通打下了基础。书中除了论述针灸理论,也根据中医临床实践,通过现代基础知识对具体的症状、处理方案进行了论述。

2022年《气血操的理论和实践》出版,气血操是符仲华教授根据仿生学理念,结合肌肉功能解剖和呼吸系统生理、融入气血新论发明的一组用于患者康复和普通人群健身的锻炼方法。练习气血操能改善气血循行、舒缓情绪,起到养生保健、增寿延年的作用,也对颈、腰、膝等关节病痛有很好的辅助治疗作用。

《肌肉学概要:基于浮针诊疗实践的探索》于2023年10月出版,书中提出,经过27年的探索,浮针的适应证逐渐被厘清:只能治疗肌肉相关病痛,而与肌肉无关的病痛大多无效。肌肉参与各大系统功能的实施,因而肌肉相关病痛表现为各大系统的各个不同症状,导致医生们误以为是这些系统本身的病痛。以往人们重视肌肉的生理功能,疏于了解肌肉的病理状态,本书构建了肌肉学的轮廓,为浮针医学的发展打下了坚实的基础。

以上这些是符仲华教授的代表性专著。

进入高校教材的《浮针医学概要》,作为患者教育的《浮针医学患者读本》,为浮针医生服务的《浮针医学临床精萃》《浮针疗法技术操作规范》,以及孙健教授编著的《浮针医学之再灌注活动》等其他专著,一起成为学习浮针医学的优质补充,是浮针医学初学者、爱好者、研究者了解浮针、学习浮针、践行浮针的良好工具书。

(二)浮针医学的标准化认证与海外发展

浮针疗法在 2011 年进入我国医保目录,2020 年一次性使用浮针进入我国国家医疗保障局医用耗材目录;在国外,浮针针具于 2017 年获得欧盟 CE 认证,2018 年获得美国食品药品监督管理局(FDA)认证、加拿大医疗器械许可证(MDL)及医疗器械单一审计计划(MDSAP)(美、澳、巴、加、日五国)认证。

2013 年《浮针疗法治疗疼痛手册》被全书翻译成韩文在韩国首尔出版,为浮针疗法在韩语地区的传播奠定了基础。

2019 年 4 月 13 日,世界中医药学会联合会批准国际组织标准《浮针疗法技术操作规范》(SCM 0026-2019)。该标准的发布为浮针的科学化、规模化、国际化奠定了良好的基础。

2022 年 1 月 27 日,《浮针医学纲要》全英文版 *The Foundation of Fu's Subcutaneous Needling* 出版。

2022 年 12 月,浮针医学第一个专家共识《浮针疗法治疗新冠病毒感染相关症状的专家共识》发布,此方案由世界中医药学会联合会浮针专业委员会组织、综合国内外浮针专家的意见形成。

(三)浮针医学的科研进展

2007 年,南京中医药大学浮针研究所成立后,发明了浮针进针器等七八个专利产品,创立了再灌注活动理论,浮针被国家中医药管理局认定为适宜技术项目,浮针疗法被高等中医药教材收入。2012 年南京中医药大学浮针医学研究所成立。2014 年符仲华被聘为广东省中医院符仲华浮针医学名中医药专家传承工作室指导老师。2017 年 12 月 28

日,符仲华被北京中医药大学聘为临床特聘专家。2020年12月25日,北京中医药大学浮针研究所成立。

2019年与2023年,广东省重点实验室开放课题、世界中医药学会联合会为浮针医学的发展设立科研基金。迄今为止,符仲华作为南京中医药大学硕士研究生导师及广州中医药大学硕士研究生导师、博士研究生导师,培养硕士研究生4名、博士研究生1名。许多具备浮针硕士研究生导师、博士研究生导师资格的青年学者,都以浮针作为主要的研究方向,带教学生并发表相关论文。从知网检索的"浮针疗法"词条达812条文献,检索"浮针疗法"与"符仲华"词条达70条,以"Fu's subcutaneous needling"在"PubMed"英文检索网站可检索到46条文献,而且以2019—2024年者为多,可见以浮针为研究对象的科学研究正在逐年增加,且往国际化方向发展。

(四)浮针医学的传承发展

2018年1月22日,浮针传承创新研究中心在广州中医药大学华南针灸研究中心正式挂牌成立。2018年1月25日,深圳市宝安中医院(集团)成立了"符仲华浮针医学(深圳)传承研究室"。2020年7月15日,浮针疗法成为广州中医药大学公共选修课,这是浮针疗法首次在国内一流中医药大学开设公共选修课,课程教材选用符仲华主编的全国中医药行业高等教育"十三五"创新教材《浮针医学概要》。迄今为止,南京中医药大学、华北理工大学、安徽中医药大学、北京中医药大学、辽宁中医药大学、江西中医药大学等高校分别举办了公共选修课、讲座等各种形式的授课。2023年8月,浮针技术经过严格的评审,入选由国家卫生健康委员会能力建设与继续教育中心主办的"基层西学中能力建设工程"第一批中医药特色技术项目,符仲华被聘请为该工程的专家指导组成员。

中国针灸学会浮针专业委员会成立于2023年10月28日,现任会长符仲华。广东省中医药学会浮针专业委员会、甘肃省针灸学会浮针专业委员会、四川省中医药适宜技术研究会浮针医学分会、安徽省全科医师协会浮针医学分会、河北省中医药学会浮针医学专业委员会、辽宁省中西医结合学会浮针专业委员会等陆续成立,为浮针医学的推广及技术交流提供了平台。世界中医药学会联合会浮针专业委员会成立于

2016年10月29日,现任会长符仲华。其后加拿大浮针医学会、欧洲浮针医学会、大纽约浮针医学会等相继成立,至2023年10月底,全球已有16个浮针专业委员会。

(五)浮针医学的展望

2022年11月18日,深圳市宝安中医院承办浮针医学巡讲班时,该院治未病科陈柏书主任提出,治未病科虽然也能治疗针灸科、推拿科的颈肩腰腿痛、中风及部分内科疾病,可是很多患者并不知道治未病科的治疗范围,符仲华提出是否能够在治未病科基础上,增挂肌肉科的牌子,建立一个专门研究治疗肌肉疾病的科室。在区卫生健康委员会和医院的大力支持下,2023年7月28日,深圳市宝安中医院建立了国内第一家肌肉科,得到了多家中央媒体的关注和报道。随后,全国有多家医院成立肌肉科,如四川省峨眉山市中医医院、河南省安阳市第三人民医院、河北省邯郸市中西医结合医院、江苏省南京市中医院等,截至2024年6月,全国已有12家。

肌肉是人体最大的器官,但在医学方面受重视程度不够,通过多年的探索和实践,浮针明确了治疗方向——肌肉相关疾病,同时,也为学界提供了新的视角——诸多传统意义上的疾病,通过分析肌肉的功能异常,可以分为肌肉前病痛、肌肉本身病痛、肌肉后病痛。肌肉科的成立,作为中国首创的学术成果,可以被视为学科建设中具有里程碑意义的事件,广大浮针人也将在这条道路上继续开拓进取,取得更大的成绩,为更多的患者解除病痛。

(黄辉霞)

# 第三节　浮针器具的发展历程

## 一、针具的发展

现代医学往往是先有理论,在实验室得到证实后,才有仪器或者器械;传统针灸学的发展则有所不同,常常先有器械,然后才有理论。因此,针具的演变和盛衰对针灸学术理论的发展有导向性影响[1]。浮针疗法有些类似,要想使浮针疗法的理论成熟和完善,没有针具的创新和推广使用,困难就大了很多,同时,针具要进一步改进,就必须有理论的探索和指导。

最初我们在采用浮针疗法时,使用的是传统针灸针具——毫针。毫针作为浮针疗法的工具没有持续很长时间,我们决心改变,因为:①在病变部位大或深时,用毫针作为工具的浮针疗法效果不明显,常常需要多支毫针,甚至多针效果亦不明显;②浮针疗法需要较长时间留针,由金属制成的毫针留置于体内常常会因为患者身体活动或针体移动等因素造成疼痛或刺破血管等,而且金属针留置于体内会给患者心理上造成强大负担,1997年初一位癌痛患者对留针的强烈反对,更使我们坚定了改革针具的决心;③在用毫针作为浮针疗法针具的时候,很多患者担心把金属针留置体内会造成自己在家里无法处理的后果,因此坚持等候医生下班时才取针,大大耗费了医生和患者的时间;④毫针弹性大,不适于做扫散手法,而扫散手法是浮针疗法的重要操作手段。

由于上述的各种因素促使我们发明了浮针针具(简称浮针),也就是现在的特制套管针。虽然现在看起来,浮针没有什么奇妙的,但当时却花费了我们很多的时间和精力,经过了以下思考和探索才有了这个小发明:

(1)我们想到物理方法。物理方法,最容易想到的是利用温度。在理论上讲这是可行的,利用温度差使材料的硬度变化达到我们的要求。因此,我们可以寻找一种材料制成浮针疗法的器具,这种材料要符合以下几个要求:①在低温时坚硬,温度提高后在短时间内(如半小时内)软化;②对人体没有毒性,不容易引起过敏反应;③价格不能太贵。要满足上述几个要求,确实有相当的难度,而且即使制成了这种针具,每个浮针疗法使用单位必须配备冰箱。事实上,就目前现实情况来说不太

———
[1] 符仲华.当代针灸学研究的转变及其启示[J].南京中医学院学报,1993(3):25-27.

可行。

（2）我们想到化学方法。只要找到一种材料（生物高分子材料），如同羊肠线一样，能够与体内的化学成分起反应逐渐降解即可。但要找到这样一种材料实在困难，因为它需要满足的要求太多：①在医学上，该材料及其物理或化学反应对人体没有毒副作用；②需要有一定的硬度，能够被制作成针具；③价格也不能太贵。我们详细地咨询了原中国人民解放军第一军医大学化学教研室和中山大学生物高分子材料专家，他们表示就目前的科学技术水平来说，尚无能为力。

（3）从临床来看，如果在皮下疏松结缔组织埋藏具有一定容积的物体即可达到浮针疗法的效果，那么我们就可以以液体代替固体，在皮下疏松结缔组织内注射一定量的液体（如葡萄糖注射液）应该也能达到治疗效果。这种方法我们在临床上试用过，事实证明，不是理想的选择，因为我们较难控制液体的流经路线和方向，而且不能反复多次牵拉皮下组织。浮针疗法非常讲究行进路线和方向，而且必须要反复多次牵拉皮下组织。

（4）我们想到了复合的办法，因为事实上浮针疗法的材料需要有两种功能：一种功能是有一定的硬度，能够迅速穿透皮肤，能够人为控制其行进方向和速度；另一种功能是有较好的柔软度，能够在体内较长时间留置而不致引起异物感。能分别达到这两种功能的材料在医学上都已经有广泛的运用，而且价格都不太高。于是我们便发明了现在的浮针，其主要结构为软套管和套于其中的实心不锈钢针芯，前者有较好的柔软度，而后者有足够的硬度。

完成上述思路历程花费了我们近半年的时间，1997年11月我们按照第4种方案请厂家手工制作了第一套浮针针具，同年12月12日申请国家实用新型和发明专利，1998年7月8日国家专利局向社会各界公开，1999年5月12日浮针正式获国家实用新型专利，2002年8月7日浮针发明专利被国家知识产权局正式批准（图1-3-1）。

找到制造针具的复合方法后，不断完善针具又成为新的任务，迄今为止，一共有5代浮针面市。

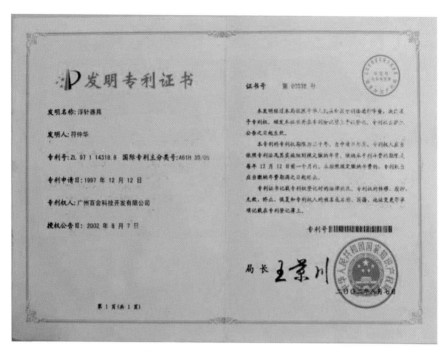

图 1-3-1　浮针器具发明专利证书

## 二、浮针针具的演进

刚发明浮针疗法的一年内,即 1996 年下半年和 1997 年上半年,没有专用工具,只使用传统的针灸针(图 1-3-2)。

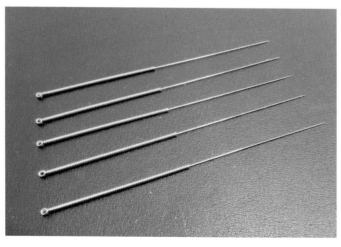

图 1-3-2　毫针

1997 年,有了第 1 代浮针 FSN1.0(图 1-3-3)。

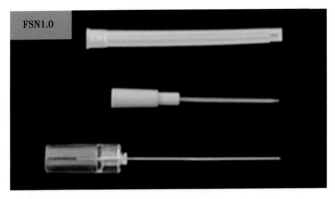

图 1-3-3　FSN1.0

　　第 1 代浮针,现在看起来相当简单,但已经具有了浮针的基本特征:实心的不锈钢针、软套管、保护套管。因为有了第 1 代浮针,才有了扫散手法,感恩这个简陋的第 1 代。第 1 代浮针前后使用了 4 年左右。使用过程中发现,原来设计的针座太短,扫散时很不方便,且费力费时。在 2003 年左右,我们进行了改进,有了第 2 代浮针 FSN2.0(图 1-3-4)。

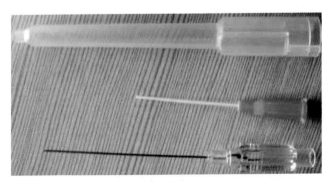

图 1-3-4　FSN2.0

　　第 2 代浮针的针柄和保护套管都有改进,但改进的幅度并不是很大,主要是加长了针柄,这使得扫散时省力了很多。第 2 代浮针使用了 2 年左右,使用时感觉需要再改善,因为扫散时针尖突出在软管之外,容易刺伤一些血管之类的组织。在 2006 年左右,有了第 3 代浮针FSN3.0(图 1-3-5)。

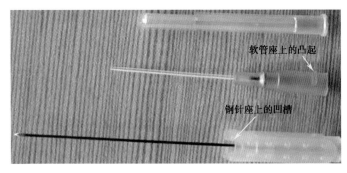

图 1-3-5　FSN3.0

第 3 代浮针有了较大改进：①软管座和针座之间已经有了凹槽和凸起，从而使得扫散后可以将原本突出的针尖缩回到软管内并固定；②针座由圆柱变成方柱，使得放置时不再容易滚动；③在方柱的一面制作凸起，并使凸起与针尖的斜坡保持一致，这样使得进针时更容易确定斜坡面是否向上。第 3 代浮针使用大概 1 年后又有改进，有了第 4 代浮针。

第 4 代浮针 FSN4.0（图 1-3-6）是在 2007 年设计的，在第 3 代浮针的基础上又有改进：①在钢针座凹槽的侧面增加横向卡口，更方便固定；②将保护套管和软管座做成蓝色，方便医师在白色床单上找出来。

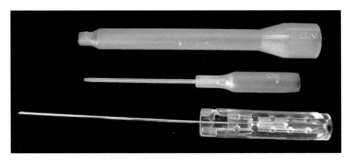

图 1-3-6　FSN4.0

第 4 代浮针使用了 9 年，持续使用这么长时间是因为从我们和其他医生的反馈来看，第 4 代浮针已经基本成熟。可惜，FSN4.0 也有问题，在扫散时针芯和软套管之间容易不自觉地分离，存在软管被针尖刺破的风险。

2016年3月,第5代浮针FSN5.0(图1-3-7)问世,FSN5.0的改进得到了浮针人的大量建议。

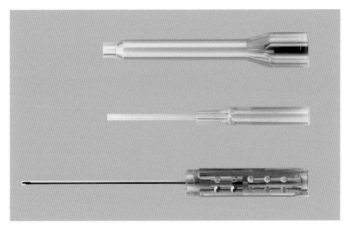

图1-3-7 FSN5.0

（肖斌斌）

第二章

# 浮针医学的临床特征

## 第一节　进针的层次

### 一、浮针进针层次在皮下

了解浮针进针层次前,我们先来了解皮肤的生理学概念。皮肤由表皮层、真皮层、皮下层 3 层构成。

1. 表皮层　是皮肤三层中的第一层。由角质层和基底层构成,主要有防水、防御和免疫功能,包含黑色素细胞(肤色形成的原因)和朗格汉斯细胞(皮肤免疫系统的一部分)。

2. 真皮层　是皮肤三层中的第二层,介于表皮层和皮下层之间,是一厚层致密的纤维和弹力组织(主要是由胶原蛋白,还有少量但重要的弹力蛋白组分构成),赋予皮肤弹性和强度。真皮层有神经末梢、汗腺、皮脂腺、毛囊和血管。

3. 皮下层　人们习惯称为皮下组织,是脊椎动物中紧接真皮的层次,由疏松结缔组织和脂肪组织构成。解剖学中称浅筋膜(superficial fascia),居于真皮下,将皮肤与深部的组织连接在一起,并使皮肤在一定范围内可移动或者牵拉。疏松结缔组织的纤维束交错成网状结构,网状结构内含脂肪组织,只有在眼皮、阴囊、阴茎、乳头和乳晕等处没有脂肪组织。除了疏松结缔组织和脂肪组织,皮下组织内还有:小血管、小淋巴管、毛囊根、腺体、细小神经支,关节附近的皮下组织中还含有滑囊。疏松结缔组织包绕全身肌肉的表面,形成肌肉的肌外膜,并深入到肌肉内部形成肌束膜和肌内膜。有时人们也把肌膜称为肌衣。除了这些里里外外的肌衣,各个肌肉分界处的肌间隔也由疏松结缔组织构成,是皮下组织的延续,肌间隔筋膜深入到四肢深层包绕神经血管束。但皮下组织中的神经末梢极少,远不及真皮层中的神经末梢多(图2-1-1)。也就是说针刺这个层次几乎没有疼痛感。因此,浮针临床上,在运针、扫散的过程中,患者大多一点痛感也没有。不过,少数情况还是有刺痛感,为什么呢? 这是因为皮下层内有血管等(图2-1-2),这些血管壁有神经末梢。因此,针刺时如果不碰到血管和淋巴管,患者就不会疼痛;如果碰到,患者会感觉到刺痛,此时常伴随有少量出血。因为有细小神经支通过,少数情况下,针刺碰伤神经支,会出现局部或者邻近部位麻木的现象。

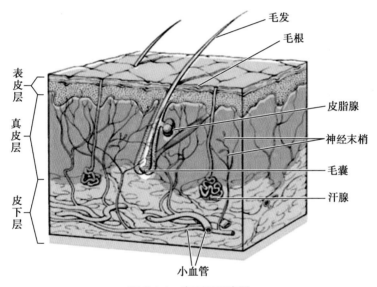

图2-1-1　皮下层示意图

肌层和皮下层互相依存,有阴阳互生的味道。皮下层的细胞可以从肌肉血管中游离出来,如:单核细胞游离出血管壁形成具有吞噬、免疫功能的巨噬细胞;疏松结缔组织深入分隔、包裹肌肉,形成肌束膜(肌衣)、内膜(肌内衣)、肌间隔筋膜(肌间衣)。浮针治疗是通过在皮下层扫散时,大幅度地牵拉疏松结缔组织来解除肌肉的痉挛和缺血状态,改善肌肉功能,消除临床症状。一定程度上,皮下层和肌层之间的关系可以理解为植物和土壤之间的关系:植物若要长得好,土壤松动是前提;土壤僵板干结,植物一定长不好。耕田、松土,农民不忘,园丁常用。如有患者问起浮针的机制,可以用这个比喻,浮针疗法的扫散动作好比松土,土松了,肥料和养分自然能渗入,植物自然生长良好。

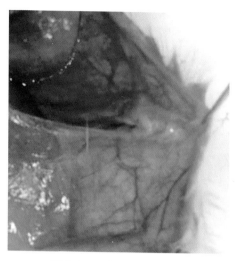

图 2-1-2　皮下层大量血管

## 二、浮针如何进针至皮下

将进针器放在消毒过的皮肤进针点上,进针器与皮肤的角度尽可能小,前推下压,将浮针快速刺入皮下层,因为在真皮层有大量的神经末梢,进针的速度越快患者越不会疼痛,所以使用进针器可以让浮针迅速穿透真皮层,减少进针的刺痛。一般情况下,浮针可以直接进入皮下层,这时患者没有酸胀的感觉。

如果浮针针尖直接进入了肌层,患者有酸胀的感觉,医生持针的手指能够感觉到阻力,这时就退出肌层,回到皮下层。退针时将拇指、示指和中指移到针体的上方,提捏针柄并用拇指、示指和中指的指腹感受针尖移动时肌肉的松紧程度,然后轻柔缓慢提拉针身,使针尖离开肌层退至皮下。

## 三、浮针在皮下的标志

1. 医生在提拉浮针的过程中有突然轻松的感觉。

2. 医生能够看到针尖在皮下形成隆起(图 2-1-3)。这时,若松开手指对针体的提拉,针身随即倾倒,若在肌肉层则不易倾倒,活动肌肉则浮针随之活动,并且出现胀痛或刺痛感。

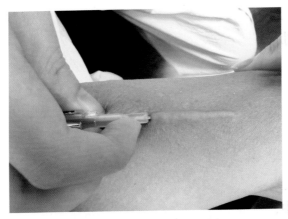

图 2-1-3　浮针在皮下形成隆起

（肖斌斌）

# 第二节　扫　　散

扫散是指浮针操作"进针-退针-运针-扫散"4 个步骤中的最后一个核心环节,也是浮针疗法的特色操作方法之一,指医者以拇指尖固定在皮肤上作为支点,示指和环指一前一后做跷跷板样扇形扫散,使针身牵拉并作用于皮下疏松结缔组织的操作手法。

符仲华教授曾在 2024 年北京广播电视台电视节目"颈肩腰腿痛背后的真正元凶"访谈中提起扫散操作的创立过程:刚刚发明浮针不久,在一次浮针治疗牙痛操作过程中,由于患者疼痛剧烈,而浮针又打在面颊部,此时做提插和捻转都不可行,情急之下,符仲华手持针体做了简单的皮下小幅度摇动,结果患者疼痛居然明显减轻,于是患者请求再次摇动,而后竟然取得了意想不到的疗效。这引起了符仲华的注意和思考,此后经临床多次尝试,反复确认,逐步形成了浮针"扫散"手法。

随着浮针医学理论的发展,扫散动作的重要性愈加显现,原因在于扫散动作实现了浮针对皮下层的作用面积从一条线到一个扇面的飞跃,大大增加了针体对皮下层疏松结缔组织的作用面。扫散既是操作方法的一次创新,也是临床取得快速且显著即刻疗效的重要原因。

## 一、扫散的生理基础

众所周知,浮针的扫散动作作用于皮下层,而其中发挥作用的正是疏松结缔组织。也就是说,疏松结缔组织是浮针疗法作用的靶组织。疏松结缔组织具有连接、支持、防御和修复等功能。其主要包含纤维细胞、巨噬细胞、浆细胞、肥大细胞、白细胞、脂肪细胞等多种细胞,细胞外基质充斥其中,这些细胞的分布无极性。在浮针临床实践中,正是因为疏松结缔组织内细胞分布无极性,所以在病痛上、下、左、右进针疗效区别不大。皮下疏松结缔组织中巨噬细胞、浆细胞、白细胞的防御功能也为浮针疗法的安全开展提供了重要保证。细胞外基质包含大量纤维性成分,包括胶原纤维、弹性纤维和网状纤维。这些纤维具有液晶态性质,可能对浮针疗法机制的研究非常重要。

疏松结缔组织在体内分布极为广泛,存在于人体的器官、组织乃至细胞之间,因此会影响到人体几乎所有器官、组织和细胞。特别是肌肉组织,疏松结缔组织包绕全身肌肉的表面,形成肌外膜,还深入肌组织内部形成肌束膜和肌内膜。肌肉分界处的肌间隔、神经血管束也由疏松结缔组织构成。疏松结缔组织就像一张网,几乎包罗了人体所有组织器官。目前浮针医学认为,疏松结缔组织具有促进肌肉组织修复的生理功能。浮针对于疏松结缔组织的直接干预,对于提高患肌修复能力具有十分重要的意义。和传统的毫针浅刺相比,其干预的面积和力度都超大幅度提高(图2-2-1)。从针具来看,浮针较传统针灸针粗,而且弹性较小,在扫散过程中牵拉了更多的皮下疏松结缔组织,而皮下疏松结缔组织与邻近肌肉的肌膜紧密相连,因此,实际上可以把肌膜与皮下疏松结缔组织看成一体。也就是说,通过扫散牵拉皮下疏松结缔组织时,不仅仅影响了皮下组织,也由表及里地影响了肌肉,改变了肌肉的缺血缺氧状态,从而松解患肌,达到治疗效应。至于牵拉疏松结缔组织究竟是如何修复肌肉组织的,目前有"液晶态理论""引徕效应"等理论,真相究竟如何,还需要浮针人继续探索。

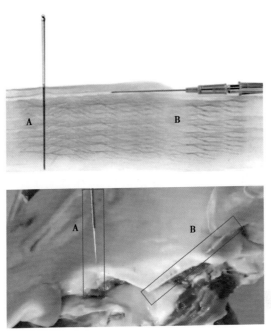

图 2-2-1　传统毫针浅刺(A)和浮针疗法(B)作用层次示意图

## 二、操作方法

1. 扫散前操作　完成浮针"进针 - 退针 - 运针"3 个步骤动作后,注意退后针芯,将软管座上的突起固定于针芯座上的卡槽内。这时针芯的针尖已经不再外露,而是几乎与软套管平齐。此时,已做好扫散前必须完成的准备工作。初学者往往容易忽视这个细节,尤其是在同一进针点改变针刺方向,完成第二次运针后,扫散前很容易忘记将软管座上的突起固定于针芯座上的卡槽内。如果在尚未确认软管座上的突起固定于针芯座上的卡槽内之前就实施扫散动作,可能会使针尖滑动到软管中下段,导致软管最前端处于空管状态,会造成软管弯折,针尖直接戳破软管,扫散时戳破的软管壁会刺激到皮下层,此时患者会产生明显的疼痛不适感,临床上应予充分重视。

2. 扫散的操作　用右手拇指内侧指甲缘和中指夹持针座,示指和环指分别置于中指前后两边。同时用拇指指尖固定住皮肤作为支点(图 2-2-2),示指和环指一前一后做杠杆运动,带动针体做扇形扫散运动(图 2-2-3)[1]。

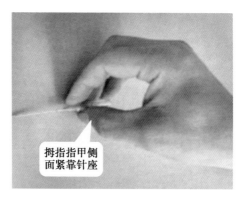

拇指指甲侧
面紧靠针座

图 2-2-2　扫散时大拇指的位置

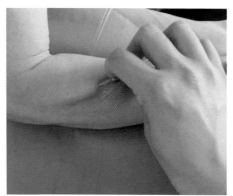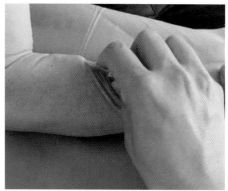

图 2-2-3　浮针扫散手法

---

[1]　符仲华.浮针疗法治疗疼痛手册[M].北京:人民卫生出版社,2011:30-32.

## 三、扫散的方式

临床上扫散的方式分为两种,即平扫和旋扫。前者是针体在一水平面上左右摆动,后者是针体沿着顺时针或者逆时针方向做椭圆运动。平扫较为省力,比较常用,适合大多数情况。旋扫适用于比较顽固的病痛。由于有了再灌注活动的配合,现在大多数情况下用平扫。

扫散的幅度一般为 30°~45°,在保证患者不痛的情况下,范围尽可能大。

## 四、扫散的时间和频率

一般情况下,一个进针点扫散操作时间总共约 2 分钟,扫散次数累计约 200 次,扫散的频率约 100 次 /min。临床上扫散操作和再灌注活动基本同步,一般单次扫散 8~10 秒,约 15 次,即可检查评估患肌是否有改善。

## 五、注意事项

扫散前,要明确扫散的部位以及患肌的部位处于放松状态。放松是患者不痛和取得疗效的关键。

扫散的动作主要由示指和环指完成,尽可能不用腕力。

扫散操作需要医者手法娴熟,要做到"稳、匀、柔",即动作稳定、均匀、柔和,同时也需要患者的积极配合。

在扫散过程中如遇患者感到局部不适、情绪过于紧张、疼痛感明显等情况,应立即停止操作,对患者进行必要的体位纠正、情绪舒缓等调整后,再确定是否继续操作。

扫散过程中注意不要受到教材中针灸理论的影响,不需要讲求补法和泻法。

（陆 瑾）

# 第三节　再灌注活动

随着浮针医学理论的不断发展,浮针临床实践的不断探索,再灌注活动已成为浮针疗法不可或缺的搭档,也成为浮针医学的重要组成部分。本节将介绍再灌注活动的定义与由来、生理病理基础、分类、操作方法以及相关的注意事项等。

## 一、再灌注活动的定义与由来

再灌注活动根据"缺血再灌注"的理念发展而来,指通过采用适度的力量(这个力量可以来自医生手部或身体其他部位,也可以是患者自身发力)使患肌有节律、大负荷、大幅度地收缩或舒张,使得患肌局部或周边的动脉压增加后迅速缩小,患肌血流的速度迅速增快,血流的灌注范围较前增大,从而帮助缺血的肌肉恢复到正常状态的活动方法。

再灌注活动(reperfusion approach,RA)是从浮针操作过程中的辅助动作延伸而来的。2010年之前,为缓解患者的紧张情绪和增加疗效,我们在浮针疗法操作过程中使用晃动类的辅助动作。但是对这里面的道理一直不得而知,始终没有释怀,直到有一天符仲华手握拳头再放开的一瞬间,目睹手掌处皮肤颜色的变化,才豁然开朗。手掌紧握时肌肉收缩,血液被挤出造成局部缺血;手掌放松时肌肉舒张,血液再次回流造成充血。反复这一收缩、舒张的过程就可以加快局部血液循环(图2-3-1)。

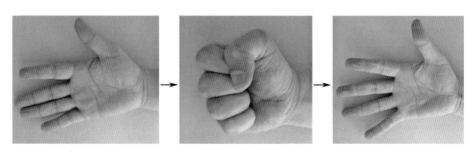

图2-3-1　再灌注活动后手掌血色变化

再灌注被广泛用于溶栓、心脑肺复苏、断指再植、器官移植等领域，但一直没有应用到疼痛领域。通过后文患肌理论章节我们知道，绝大部分软组织慢性疼痛是由肌肉缺血缺氧造成能量危机形成患肌所导致的。缺血缺氧这一现状要得到改善，最简单直接的办法莫过于把新鲜的血液运送过来，再灌注是个好办法。从 2010 年冬天开始，在浮针疗法操作过程中，我们开始广泛使用再灌注活动。

## 二、再灌注活动的生理病理基础

再灌注活动的生理病理基础主要是基于对患肌的认识。Simons 和 Travell 提出能量危机假说，认为肌筋膜触发点（MTrP）的形成是由于各种内外因素，使乙酰胆碱大量释放，肌纤维持续收缩，局部紧张压迫动脉形成缺血缺氧的封闭小区域，封闭区域内的代谢产物不能排出，并刺激更多乙酰胆碱释放，形成一个恶性循环。缺血缺氧的封闭小环境导致能量危机是形成 MTrP 的关键环节。MTrP 是产生肌腹部位疼痛的原因。由此，浮针医学认识到缺血缺氧对于软组织疼痛的重要性。通过大量浮针临床实践，我们认为使用患肌这个概念比 MTrP 更贴切。浮针医学在前辈的基础上总结认为，绝大部分软组织慢性疼痛是由缺血缺氧并处于病理性紧张状态的患肌所导致。浮针医学认为，患肌是存在一个或多个 MTrP 的肌肉。也就是说，患肌是缺血缺氧的肌肉，要改善患肌的缺血缺氧状态，最直接的办法是将患肌的病理性紧张状态解除，然后将大量邻近的新鲜血液运送到缺血部位。那么如何将新鲜血液精确运送到缺血缺氧的肌肉呢？根据肌肉的解剖功能活动，设计精准的再灌注活动作用于目标肌肉的特定肌束，通过肌肉的泵血功能，大负荷的收缩然后舒张，使得邻近部位血液到患肌血流速度大幅度增加，灌注范围增大，最后患肌缺血缺氧的情况得到改善。浮针医学对相关疾病原因的探索，最终落脚在患肌上。针对患肌缺血缺氧状态的认识，是创立再灌注活动的生理病理基础。

## 三、再灌注活动的分类

再灌注活动分为主动再灌注活动和被动再灌注活动。主动再灌注活动是指在没有他人辅助下,患者自主进行患肌收缩和舒张活动。被动再灌注活动是由医生帮助实施或患者健侧肢体协助做患肌收缩和舒张活动,也可以由机械外力协助实施。

临床上大部分情况下是由患者做主动再灌注活动,医者只是根据患肌发出的力量予以相同的力量对抗,并指导患者按照治疗方案完成抗阻过程。被动再灌注活动在临床中也很多见,如医生经常会用手指在患者头部做揉掐动作,这里主要针对枕肌、颞肌等;或在颈部做拿捏动作,这时主要针对斜方肌、头夹肌、颈夹肌等;部分眩晕患者可能根本无法正常活动颈部,此时,需要医生协助做小幅度被动再灌注活动;对于部分腰部疼痛活动困难患者,也会采用一些被动的肢体动作,也属于被动再灌注活动;有时患者刚开始进行浮针治疗,还不了解再灌注活动的动作规范,这时也会先进行被动再灌注活动。

主动再灌注活动和被动再灌注活动疗效孰优孰劣,现在还缺乏深入的研究。所以,大家可以便宜行事。

### 四、再灌注活动的操作要求

1. 操作幅度大　临床操作中,医者根据患肌运动功能设计再灌注活动方案,应注意引导患者做到最大幅度(等张收缩)或最大强度(等长收缩)的患肌活动,让患者尽其所能,而不是操作者强行发力让患者达到医生假定的收缩幅度或强度。注意:此时医生需要的只是根据患者的力量给予同等力量的反作用力进行对抗,医者做对抗时发出的力量不得大于患者自身的力量。

2. 操作速度慢　再灌注活动过程中活动的速度应类似于慢镜头动作,柔和缓慢。当舒张或收缩到最大幅度或最大强度后放松时应注意停顿 1~3 秒。过于快速的活动反而达不到再灌注效果,并且容易造成组织损伤。一个完整再灌注活动的时间大概 8~10 秒。

3. 操作次数少　每次同方向、同角度的操作,也就是同一组患肌的再灌注活动,操作次数不要连续超过 3 次,以免过多操作造成医源性疼痛。对于出现的疼痛,医者要分析是操作不当造成的还是患者本身疼痛。如系操作导致,需及时调整操作手法。

4. 间隔时间长　临床上对病情较轻的病例,通常完成同一组患肌(含同方向、同角度的不同患肌)的再灌注活动即可达到治疗效果。而一些严重的病例,因患肌分布较广,则需要进行两组及以上患肌的再灌注活动。治疗过程中应注意两组再灌注活动之间的间隔不要少于半小时,这样做的目的是让相关患肌得到充分休息,避免患肌过于频繁伸缩造成医源性疼痛。

5. 操作变化多　临床上对于患肌的再灌注活动都是根据患肌的运动功能设计的,但由于每块肌肉的运动功能并不是唯一的,所以确定具体再灌注活动方案前要结合患者职业、生活和学习的习惯动作等情况,避免盲目采取过多无效操作。比如长期伏案工作的患者,胸大肌长期处于被动收缩状态,此时采用肩关节水平外展加压的再灌注活动相较于肩关节内收内旋抗阻可能效果更佳。如果患者是粉刷工人,可能有长期屈曲肩关节的动作,那么采用屈曲肩关节抗阻也是不错的选择。有些司机因经常用脚踩刹车,其股内收肌、腹内斜肌等相关肌群会患肌化,再灌注活动时让其做相应动作伸缩患肌抗阻会更有针对性。总之,根据患肌的运动功能采取多变的再灌注活动可以影响不同的肌纤维,临床效果更佳。

## 五、常用再灌注方法

初学者面对复杂的病症,往往对于如何实施再灌注活动感到迷茫,这一方法的掌握肯定需要经过不断的实践和经验积累。对于常见病、多发病,再灌注活动常用操作方法并不复杂,可以从简单病症先入手,再逐步深入。现将临床上常用的再灌注方法归纳如下[1]:

头面部:咀嚼、打哈欠、闭眼、努嘴、鼓腮、皱鼻、抬眉等动作。

颈部:多用低头、抬头、左侧头、右侧头、左旋头、右旋头六大动作。

肩部:多用耸肩、梳头、背伸、手臂上举等动作。

上肢:前屈、后伸、外展、内收、内旋、外旋等。

腕部:屈曲、背伸、内收、外展、旋转腕部等。

---

[1] 孙健.浮针医学之再灌注活动[M].北京:中国中医药出版社,2022:48.

胸胁部、背部：深呼吸、自主咳嗽、手臂上举等。

腰部：在治疗床上抱头弓腰、腰椎侧屈、大小飞燕、左右扭臀、原地踏步、自主咳嗽等动作。

膝部：屈伸、原地踏步等。

下肢：前屈、后伸、外展、内收等。

足踝部：踮脚、勾脚、足内外翻。

以上罗列的是最常用、最简单的再灌注活动，由于临床病情复杂，操作中要根据疾病所累及的患肌和患者的具体情况灵活应用。

## 六、注意事项

再灌注活动可以类比为整个浮针操作中的"催化剂"（在不改变化学反应的前提和结果时，能改变的是反应速度，没有催化剂的参与，化学反应也能完成，只是速度慢），因此，不是浮针的各个操作都必须借助再灌注活动。

再灌注活动需要医生熟悉肌肉的功能，并根据患者的症情轻重、体质强弱、认知能力等综合判断，灵活应用，并尽可能采取主动再灌注活动。无论是主动还是被动再灌注活动，都应该注意活动幅度和力量均应由小到大逐步增强。对于一些椎体不稳的脊柱相关病和严重的关节疼痛患者，操作过程中应注意提示和帮助患者适当控制脊柱椎体或四肢关节的活动度。对于疑有严重骨质疏松症的患者及肿瘤骨转移患者，应慎用再灌注活动。

有读者担心再灌注活动是否会引发再灌注损伤或者坏死，再灌注活动是通过患肌收缩舒张活动，少量多次引导新鲜血液向患肌再灌注的过程，不同于临床心脑疾病溶栓治疗后的缺血再灌注。经长期临床实践证明，浮针再灌注活动不会造成骨骼肌及其他相关组织的急性缺血再灌注损伤。尽管如此，医者也应在临床中避免再灌注活动时间过长、力量过大，慎而为之，避免发生医源性损害。

## 七、借助工具和场地再灌注活动方法简介

浮针治疗过程中还可以巧妙借助一些生活用具或健身器具来帮助

医生和患者省时省力完成再灌注活动,比如让患者吹气球,完成肋间肌、膈肌、腹直肌等患肌的主动再灌注活动;让患者利用长巾、布带等做成的吊带完成四肢部患肌的主动拉伸抗阻。此外,还可充分利用治疗时的桌面、床面、地面等让患者主动发力,完成患肌拉伸或收缩抗阻的再灌注活动,如此不仅能让医生操作过程省时省力,还能够取得更显著的疗效。

(陆 瑾、赵奇林)

## 第四节　第一现场与第二现场

我们在浮针医学的实践中,认识到患者所描述的病痛的部位,往往只是临床上表现出症状的地方,而通过我们的检查发现,引起临床症状的真正"元凶"另有所在。我们把他们称为第一现场与第二现场现象。这一命名是符仲华最早在广东省中医院带教时提出的,并将此概念运用于浮针医学的临床实践,以形象地诠释病痛表现部位(往往是患者主诉的部位)与其发病根源之间的因果关系,对帮助我们的临床诊断、指导治疗有着非常重要的意义。

以膝关节疼痛为例来分析,膝关节由骨、软骨、半月板、滑囊、肌腱、韧带等组成。很多人把膝关节疼痛归咎于是骨质增生、半月板损伤、骨间隙变窄等骨性变化,这是不对的,因为这些骨性组织没有传入神经,而滑囊、肌腱、韧带这些组织有着较丰富的神经末梢,对缺血较敏感。我们知道疼痛是由缺血造成的,而相关肌肉患肌化后的紧张状态,会影响到膝关节处这些组织的血供,同时紧张的肌肉会使附着于关节处的没有伸缩功能的肌腱更加紧张,加重缺血,缺血状态会被传入神经传递到大脑而感知疼痛。这里疼痛的部位是第二现场,导致此处由于缺血而出现症状的相关患肌才是第一现场。膝关节疼痛如此,其他浮针适应证(如网球肘、颈椎病、椎间盘突出症、股骨头坏死以及大多数局限性麻木、水肿、冷症等)的大部分疼痛皆是如此。

因此,第二现场是指患者出现症状或者主诉的位置,并非真正的病变部位;第一现场是指引起该部位出现症状的部位,通常在肌肉的肌腹部位[1](图 2-4-1)。第二现场现象临床上比比皆是,几乎所有常见的麻木、局部冷症都是第二现场。

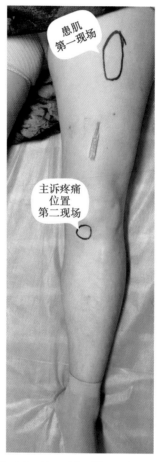

图 2-4-1　第一现场、第二现场示意图

（李幸余）

1　符仲华. 浮针医学纲要［M］.北京:人民卫生出版社,2016:21.

# 第三章

# 浮针医学的基础理论

## 第一节　患肌理论

### 一、患肌的由来

浮针所治疗疾病的病理学基础是什么,对大家明明白白应用浮针治病非常重要。浮针医学认为患肌是浮针治疗疾病的病理学基础。患肌会导致许多临床症状,而疼痛是主要症状之一,本节先介绍疼痛形成的原因。

(一)疼痛形成原因的几种观点

1. 粘连瘢痕说　关于疼痛形成的原因,一直以来众说纷纭,在国内传播较广的学说当属粘连瘢痕学说。局部的软组织粘连形成瘢痕被认为是疼痛的原因,常用的治疗方法是使用针刀等针具松解组织粘连。这一学说被广大中医师接受,因为结节、筋结等说法古已有之,并且在临床当中也易于触诊。在西方医学界也一度这么认为,然而至今为止没有一篇报道证实疼痛相关局部肌组织中有瘢痕存在的病理切片。其实粘连瘢痕说禁不起推敲,理由如下:

(1)使用针刀等针具松解粘连时,由于破坏了原有肌肉、骨膜等组织,应该会形成新的粘连瘢痕,理应更痛或形成新的疼痛。但事实并非如此。

(2)所有不能松解粘连的外治法都应该无效,这与许多外治法所取得的临床疗效不相符合。

(3)如果粘连瘢痕说成立,那么外伤等形成的软组织瘢痕应该也会造成疼痛,与常识不符。

（4）没有病理学支持。

**2. 骨性退变致痛说**　　骨质增生是典型的骨性退变之一,又称骨赘。自从 X 线诊断设备大量应用于临床,骨质增生这个诊断被临床医生大量使用,甚至广大老百姓也耳熟能详。临床医生为了解释病情,拿出 X 线片子指给患者,直观清晰,医患双方都觉得满意。但是有越来越多的证据表明,骨质增生与疼痛之间不能画等号。理由如下:

（1）初早期膝骨性关节炎患者,影像学显示骨质增生异常改变与疼痛并非同步出现,骨质增生往往比疼痛等症状出现滞后 2~3 个月 [1]。

（2）虽然影像学检查可见骨质增生等骨性变化,但影像学表现的严重程度与临床症状的严重程度往往存在相关性较弱甚至不相符的情况 [2]。许多双膝关节 X 线显示骨质增生的患者,常常只表现为一侧膝关节疼痛。

（3）如果骨质增生致痛说成立,那么目前临床上的外治法及口服药物都应该无效,这与临床现象不符。并且经过外治法治疗症状消失后,骨质增生并没有消失。

（4）骨质增生并不是一天长成的,需经过软骨化期、钙化期、初骨化期和骨化期 [3],在这个过程中机体应该已经逐渐适应。

腰椎间盘突出也是典型的骨性退变之一。主流医学认为:腰椎间盘退变的椎间盘纤维环破裂,椎间盘内的髓核组织从破裂处顺势突出或脱出(若纤维环未破裂可表现为膨出),压迫邻近的脊神经根并产生刺激,从而产生以腰痛、一侧或双侧下肢疼痛麻木为主的一系列临床表现。这种观点在学界具有统治地位,然而多年的临床实践告诉我们:这种主流观点并不完美。我们的思考如下:

（1）神经受到压迫,应该产生麻木感,而非疼痛。在医疗实践中,我们用针刺到坐骨神经上会产生沿着坐骨神经走行的麻木感或放电感,

---

[1]　CASE R,THOMAS E,CLARKE E,et al. Prodromal symptoms in knee osteoarthritis: a nested case-control study using data from the Osteoarthritis Initiative [J]. Osteoarthritis Cartilage,2015,23(7): 1083-1089.

[2]　欧阳训彦,郭涛,张豪杰,等. 贵阳市症状性膝骨关节炎疼痛与关节间隙狭窄影像学表现的相关性研究[J].实用骨科杂志,2018,24(5):410-413.

[3]　贺建豪,陈铭. 骨质增生与中医脏腑的相关性探讨[J].光明中医,2022,37(5):777-779.

而非疼痛感。在日常生活中,我们用手拨动肘尖旁尺神经,会出现前臂尺侧麻木放电感,而非疼痛。

(2)坐骨神经是由感觉神经和运动神经组成的混合神经,它们同处一个神经髓鞘中。如果坐骨神经受到压迫产生疼痛,那么为什么没有出现相应的运动功能障碍?临床上见不到真正的运动功能异常,且体格检查大多肌力正常。常见的情况是因为护痛出现的患肢不敢发力。此外,假如我们认为感觉神经干受压会产生疼痛,那么也应该出现其他的感觉功能障碍,如运动觉、位置觉、温度觉、触觉异常。可以这么理解:长时间坐马桶后会麻木、感觉不到脚的存在、运动障碍甚至不知冷热。然而在临床中这种感觉功能异常却很少见。

(3)如果腰椎间盘突出是导致疼痛的原因,那么站位或者坐位时疼痛应该明显,卧位时疼痛应该缓解。但是临床上常见的情况是疼痛随着姿势改变而变化,或者保持一个姿势时间过长而加重,疼痛与姿势不单纯是一一对应的关系。此外,腰椎间盘突出导致的疼痛应该和气温变化关系不大,而临床上常见患者受凉后疼痛加重。

(4)如果是腰椎间盘突出压迫或刺激神经根导致的疼痛,那么一切无法解除压迫或刺激的治疗手段都应该无效,比如非甾体抗炎药应该无效。但事实上,绝大部分腰椎间盘突出患者都是通过保守治疗痊愈的。

3. 神经病变学说 加拿大温哥华华裔颜质灿医生认为,肌筋膜慢性疼痛是由于运动神经(主要是神经根)病变引起的。疼痛学临床也有类似这样一个分类,称为神经病理性疼痛(neuropathic pain)。2011 年国际疼痛研究协会将神经性病理性疼痛定义为"由躯体感觉神经系统病变或疾病引起的疼痛"。这个定义让人感觉摸不着头脑,感觉神经都病变了,怎么还会有疼痛的感觉呢? 因此,甚至有学者认为大多数神经病理性疼痛的一个重要特征是感觉丧失和疼痛的矛盾组合[1]。并且神经病理性疼痛到目前为止并没有一个所谓的诊断标准,也没有特定方法或

1    FINNERUP N B,HAROUTOUNIAN S,KAMERMAN P,et al. Neuropathic pain: an updated grading system for research and clinical practice [J]. Pain,2016,157(8): 1599-1606.

生物标准物可以明确诊断[1]。

通常被认为是神经病理性疼痛的疾病包括带状疱疹后神经痛、糖尿病性周围神经病等。而这在浮针医学看来并不一定。

带状疱疹后神经痛的直接原因是真皮损伤。理由如下：①在疼痛出现之前有皮损的表现；②真皮表浅，非常符合该病痛觉超敏的特征；③由于真皮血供较其他软组织少，因此损伤后恢复慢，形成所谓的后遗神经痛；④如果疼痛是神经病变引发，那么非甾体抗炎药和外治法应该无效，实际上这些药物和外治法也有效果。

糖尿病性周围神经病的真正病因同糖尿病足一样，也是糖尿病血管病变导致的局部软组织缺血引发，而并非所谓"神经病症"。理由如下：

（1）患肢的血供下降，导致周围神经的血供障碍，从而出现麻木、蚁行感、温度觉、触觉障碍等神经症状。

（2）患肢远端的局部温度下降和皮肤发紫分别是动、静脉运行受阻的表现。

（3）如果是周围神经病变，症状范围内的麻木程度应该是一致的，久坐后出现的麻木属于此类。而临床上该病多表现为越到肢端麻木程度越重，即渐变麻木，而患肢血循环下降常出现这类现象。

而糖尿病性周围神经病出现的疼痛表现，则事关患肌。当然这里患肌形成的原因可能也必须追责血管病变。所以该病的临床治疗在浮针医学看来，首先针对血管病变做文章，其次，如果有患肌相关临床症状出现，松肌肉也是必选项。

4. 炎症因子致痛说　炎症因子致痛说在疼痛研究领域影响最大。这也非常符合我们日常所见的红肿热痛现象。进行疼痛造模时，也常用到炎症因子。无论从常识还是推理判断，都认为炎症因子应该作为疼痛的主要因素。

在日常生活中也能看见炎症因子致痛说的反例。比如青春期时长在脸上的痤疮，皮损表现有粉刺、丘疹、脓疱等，还有痛、疖等，但是只要

---

[1]　FINNERUP N B, KUNER R, JENSEN T S. Neuropathic pain: from mechanisms to treatment [J]. Physiol Rev, 2021, 101(1): 259-301.

不挤压、不按压,并不疼痛,哪怕其中的脓液清晰可见。可见炎症因子可以产生疼痛,但也不必然。

### (二)肌筋膜触发点(myofascial trigger point,MTrP)与能量危机假说

前面提到疼痛形成原因的几个主要学说,那么浮针医学是怎么认识的呢?这里必须先介绍一个概念:肌筋膜触发点。在康复学界,MTrP的定义为:各种原因造成的肌电生理的变化,导致受累肌上的某些局限小区域或者局限点较其他区域敏感,在外界较轻的压力下可激发出压痛或者疼痛。MTrP对浮针医学于疼痛机制的理解具有里程碑的意义。在2007—2014年期间,MTrP曾被浮针疗法广泛应用于临床,2011年出版的《浮针疗法治疗疼痛手册》(第1版)一书对此有显著呈现。

MTrP的形成原因有众多学说,经过时间的沉淀,Travell 和 Simons 两人创立的能量危机假说(integrated hypothesis of energy crisis)被学术界广泛接受。洪章仁教授在美国加州大学工作的20余年间,为探索MTrP的机制做出了杰出的贡献。2015年洪章仁教授、周立伟副教授主编《肌肉疼痛》一书,其中对MTrP的研究工作进行了着重书写。

能量危机假说认为,MTrP的成因分为内因和外因。内因是由于遗传、老化等造成神经肌肉功能下降。外因主要是:①短时间内的过度用力,如急性扭挫伤等;②长期重复同一个动作,如油漆工、泥瓦工反复做工等;③长期保持同一个姿势,如伏案工作、躺在沙发上玩手机等。这些内、外因在神经 - 肌肉接头处的兴奋传递过程中,使得运动终板上的乙酰胆碱大量持久地释放,细胞膜持续去极化。在骨骼肌的兴奋 - 收缩耦联过程中,肌质网对钙离子贮存、释放和再聚积等各方面都大量增加,导致肌肉持续收缩,出现局部紧张、弹性下降。在这些复杂的过程中,乙酰胆碱的持久释放、运动终板的去极化、钙离子的运动、肌肉的收缩等环节都需要大量的能量,可谓"屋漏偏逢连夜雨"。这时能量供应出现了问题:上面所说的这些肌纤维的局部紧张、弹性降低,压迫血管(主要是动脉)导致血供减少,形成一个与外界相对隔绝的封闭小区域,这个小区域中代谢产物中生化物质(ATP、组胺、5- 羟色胺、激肽、前列腺素、P 物质、降钙素基因相关肽)不能输出到小区域之外。这些生化

物质又刺激运动终板,使之释放更多的乙酰胆碱,形成新的去极化,如此反复,形成一个恶性循环[1]。(图 3-1-1)

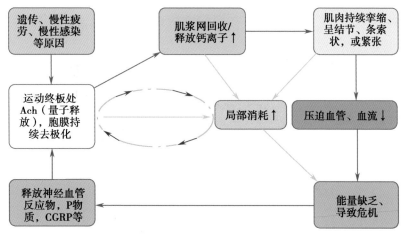

图 3-1-1　能量危机假说

根据能量危机假说可以说明肌腹的疼痛,但并不能解释肌腹以外区域的疼痛。我们根据大量临床实践观察认为,肌腹以外区域的疼痛也是由于肌腹部位的肌纤维紧张造成的,包括两种情况:①肌纤维紧张僵硬挤压穿越其中或紧邻其旁的小动脉,从而使小动脉所管辖区域缺血,导致疼痛;②紧张僵硬的肌纤维牵拉与之相关的筋膜、肌腱、腱膜等,这些被牵拉的组织也出现局部缺血,导致疼痛。

慢性软组织伤痛根据病因大致可分为 3 大类(图 3-1-2):

(1)肌腹疼痛:这类疼痛的原因如能量危机假说所述。疼痛发生在肌腹局部,也就是通常所说的肌痛。深蹲以后股四头肌肌腹局部的疼痛、延迟性肌肉酸痛属于此类。

(2)血管痛(血管受压导致非局部疼痛):患肌挤压穿越其中或紧邻的小动脉,小动脉管径变窄,小动脉所管辖区域出现缺血现象,从而导致非患肌肌腹局部以及与收缩肌纤维邻近组织出现能量危机的现象。因为小动脉受压,这种情况多伴有局部畏寒怕冷。例如治疗腰痛时,因

1　SIMONS D G. Review of enigmatic MTrPs as a common cause of enigmatic musculoskeletal pain and dysfunction〔J〕. J Electromyogr Kinesiol,2004,14(1):95-107.

为腰部的小动脉很多从腹部穿过,所以处理腹部患肌常效果不错。

(3) 软组织痛(肌腹之外的其他软组织疼痛):患肌收缩牵拉与之相关的肌腱、腱膜、筋膜等,使得这些软组织继发紧张,造成局部组织缺血,产生疼痛。这种疼痛可以在肌腹之外的任何区域,但大多在关节局部或肌腱、腱膜、筋膜附着处。

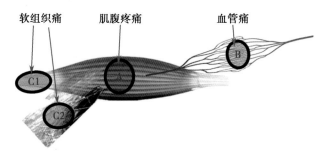

图 3-1-2　能量危机可以引起肌腹及其相关部位疼痛

(三) 疼痛与局部组织缺血假说

受到能量危机假说的影响,让浮针医学的发展认识到缺血的重要性。浮针医学认为疼痛的主要原因是各种因素导致具有感觉神经末梢的局部组织缺血。其实慢性肌肉疼痛部位缺血的现象早已有学者报道[1]。我们认为,疼痛的本质是局部组织缺血引发生命危机向感觉中枢发出的呼救信号。我们可以从指压试验直观地观察到这一现象。步骤如下(图 3-1-3):

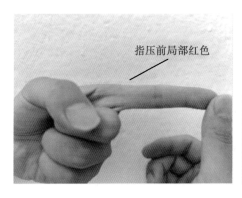

指压前局部红色

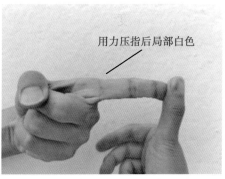

用力压指后局部白色

---

[1]　MAEKAWA K,CLARK G T,KUBOKI T. Intramuscular hypoperfusion,adrenergic receptors,and chronic muscle pain [J]. J Pain,2002,3(4):251-260.

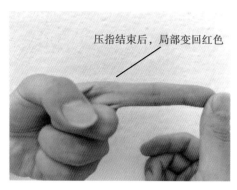

压指结束后，局部变回红色

图 3-1-3　指压试验

（1）用右手拇指尽力按压左手示指，这时马上就能看见左手示指从红色变成白色。

（2）维持 3~5 秒，就能感觉到左手示指局部疼痛，维持更长时间，就能感觉到麻木。

（3）松开右侧拇指，左手示指立马从白色变回红色，与此同时或稍晚一会儿，原来的局部疼痛或麻木立即消失。

这个简单的指压试验证明了局部组织缺血是局部疼痛的原因之一。局部组织缺血一定时间后，就会产生疼痛，局部恢复供血后疼痛消失。实际上这种现象日常生活很常见，只要用力按压任何局部软组织部位产生疼痛感，局部一定变白。回到炎症因子致痛学说，脓疱、痈、疖只要不挤压都不会产生疼痛，而挤压脓疱、痈、疖周围的僵硬组织则会产生疼痛，而此时周围僵硬组织的颜色会由紫红色变成白色。

从微观角度我们认识到能量危机是形成 MTrP 的内在机制，从现实视角我们可以直观感受到局部软组织缺血是局部疼痛的原因。然而在长时间的浮针临床实践中，我们发现 MTrP 并不能反映临床全貌，并不适合成为浮针的指导理论。理由如下：

（1）MTrP 是 myofascial trigger point 这几个词合成的简称。其中 myofascial 是一个合成词，myo- 是肌肉的意思，fascia 是筋膜、肌腱、韧带或骨膜的意思。但是我们知道，筋膜、肌腱、韧带没有肌小节，不具有收缩功能，不可能出现病理性紧张；即使出现病理性紧张，也是由于与之相连或一体的肌腹局部长期紧张收缩导致。而临床中发现几乎所有病理性紧张都出现在肌腹。

（2）trigger 一词是激发、扳机的意思，所谓的激发、扳机现象在临床中不多见，只有在实验中能展示"激发"的特点。继续使用反而会对我们浮针临床造成困惑。

（3）point 具有点的意思，这也与我们临床体会不一致，实际上手下的感觉多是"片状、带状、不规则圆形"等，手下没有"点"的感觉。所谓的"点"对于初学者非常不友好。

此外，MTrP 还依靠压痛去定位寻找。而在临床实践中，依靠压痛定位往往会产生许多错误。因为压力的大小、方向，以及压力下组织特性、患者的耐受度都会影响医生的判断，具有很大的随意性。

基于以上的理由，就有了新词"患肌"的诞生，它是于 2014 年 12 月 12 日通过 QQ 群召集浮针人进行讨论得出的，于是每年的 12 月 12 日也被浮针人称为患肌日。患肌（tightened muscle）定义为"在神经系统正常、患者放松状态下，依旧保持紧张状态的肌肉"。如果要体现与 MTrP 的关系，也可以定义为"患肌是肌腹内至少存在一个 MTrP 的肌肉"。

患肌这一概念的确立对于浮针医学的发展具有无比巨大的推动作用，如果没有患肌概念的推出，也许光一个所谓"点"的寻找就足以劝退大部分初学者，因此怎么强调患肌的意义都不为过：

（1）患肌明确了疼痛类、肌力下降等疾病的病理学载体是肌肉，而非筋膜、肌腱、韧带等软组织。

（2）理解这类疾病时，不再纠结于所谓"病灶点"，而是对应到相关的肌肉组织损伤。

（3）触诊时不再苦苦寻找一个点，显著降低了初学者的门槛、缩短了学习时间。因为找"点"太难了，触诊"立体"的紧张僵硬的肌肉组织简单许多，并且患肌也适合进行治疗前后的对比。

（4）治疗疾病时，靶组织就是患肌，不再纠结于韧带、肌腱等软组织。由于患肌的推出，使浮针具有理论清晰、治疗靶组织明了、易于学习的特点，加速了浮针的推广。同时，浮针医学第一次以肌肉为中心，从肌肉的角度看待疾病，给现代医学提供了一个崭新的视角。

## 二、患肌的特征

通过前面内容的学习,我们知道患肌对于浮针疗法意义重大,那么如何寻找患肌、分析患肌在临床实践中就显得尤其重要。下面我们从患肌的体征、临床表现、触摸与检查、分类等角度进行阐述。

(一)患肌的体征特点

特点 1:在神经系统正常、相关肌肉放松的情况下,医生触摸该肌肉时,指腹有"紧、僵、硬、滑"的感觉,患者局部常有酸胀不适感。

特点 2:该肌肉所跨关节的活动范围减少,时有乏力现象。

特点 1 属于触摸评估,是判断是否为患肌的主要特点,是所有患肌都具备的。无论肌肉收缩范围大小,患肌都能被指腹触摸到。找准患肌是学习浮针的第一关,只要细细体会、用心练习,假以时日,都能练就这一技能。

特点 2 属于关节活动范围评估,常被用于评估肌肉所跨关节活动范围较大的肌肉,对于肌肉所跨关节活动范围较小的肌肉难以适用。在临床实践中,关节活动范围评估较容易掌握,评估结果常能直观得出,也可以用关节活动度量角器进行客观评估,该方法以前常被康复科、运动医学科、骨科等科室使用,现在也被借鉴到浮针医学中。

在浮针医学临床实践中,特点 1 和特点 2 常结合使用。特点 2 可以理解为所谓的一眼定胖瘦,也可以客观量化;特点 1 难以量化,只能凭借指腹感觉认定,较为主观,却是患肌精确评估的主要指标。检查时,常首先使用特点 2 进行大体评估,再运用特点 1 触诊评估。因为特点 2 只有在肌肉所跨关节活动范围较大的肌肉才能直观地显示,对于年老体弱、慢性病患者的运动评估有时难以进行,所以依靠触摸才能在复杂的临床中得心应手,请大家练好触摸的基本功。

例如在颈椎病的触诊前,可以先利用特点 2 让患者做低头、仰头、左侧头、右侧头、左转头、右转头 6 个动作(图 3-1-4)。观察哪个或哪几个动作受限或者会引起疼痛,然后根据功能解剖的知识大致判断哪些肌肉可能处于病理性紧张状态,这一步就是确定嫌疑肌。然后利用特点 1 上手触摸,找出真正处于病理性紧张状态的肌肉。

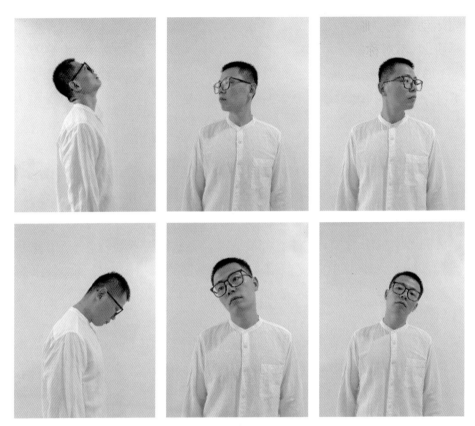

图 3-1-4　颈椎病专科检查常用动作

（二）患肌的临床表现

肌肉与人体各大组织、器官相互协作，共同完成人体各大系统复杂的生理功能，因此患肌引起的症状常表现为各大系统的病痛。乍看起来，这些症状表现复杂没有头绪，但是如果根据解剖学、生理学、组织学知识条分缕析，发现确有规律。我们把所有这些症状分为 5 大类。

1. 患肌直接引起的临床主诉

（1）疼痛主要是患肌引起的，最为常见：这些疼痛可以表现为酸痛、胀痛、牵拉痛、冷痛、麻痛、刺痛、酸胀痛、酸麻痛、坠痛、坠胀痛、抽痛、窜痛、搏动样痛等，还可以表现为紧束感、压紧感、牵扯感、不舒适感等，疼痛程度和范围随着休息、情绪、天气的好坏及劳累程度而波动。很少表现为烧灼感、刀割感等。

（2）功能障碍：主要体现为患肌向心收缩和离心收缩能力下降，协同运动丧失。临床表现为患肌所跨关节活动范围减少,左右机体活动不协调、不对称等。

(3)乏力:患肌肌力减弱,耐力减退,患者常主诉乏力感、无力感、疲劳感、易劳累,常畏惧劳动、容易感冒等。

2. 患肌影响其内部或邻近神经、动脉、静脉而引起的临床表现(图 3-1-5)

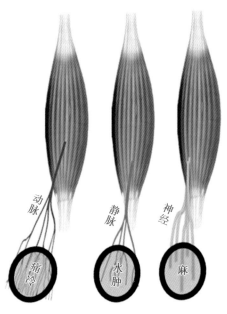

图 3-1-5　患肌影响穿行其中或其旁的其他组织所造成病痛示意图

(1)神经相关:主要表现为麻木,分为均匀麻木和渐变麻木。均匀麻木是临床上最常见的一类麻木,它是由于患肌直接压迫神经所致,麻木常出现在患肌的远心端,麻木范围内的麻木程度基本一致,无渐进性变化。渐变麻木是由患肌造成患肢血循环下降,继而造成神经缺血所致,越到四肢末端麻木程度越重。如果运动神经受损,还可表现为支配区内运动功能减退或消失,并继发肌无力、肌萎缩等。如果肌萎缩日久形成患肌,还可继发所谓"神经痛",而此疼痛实际由患肌引发。

(2)动脉相关:主要表现为患肌的远心端疼痛、畏寒、怕冷,触摸时感觉温度下降,甚至表现为患肢、背部、腹部、腰骶部等冷若冰霜。一般而言,如果患肌影响小动脉,则表现为患肌远心端出现疼痛;如果患肌影响大中动脉,则表现为患肌的远心端出现畏寒怕冷。

(3)静脉相关:主要表现为患肌的远心端出现水肿、瘙痒、皮肤变暗,甚至静脉曲张等。

**3. 肌性内脏病痛** 肌性内脏是指主要由肌组织构成或肌组织在其中起主要作用的一类内脏的命名[1]。比如胆囊是肌性内脏,肝脏是非肌性内脏。根据大量临床观察,肌性内脏病变常与骨骼肌的患肌伴发,至于它们之间的因果关系,我们至今不确定。就目前观察而言,似乎内脏平滑肌影响到骨骼肌的可能性更大。通常我们治疗骨骼肌的患肌后,相应的内脏平滑肌相关症状常同时消失。它们之间的关系谜团解开之时,或许正是外治法作用于内脏病痛的机制解开之时。下面对各系统肌性内脏病痛做简要介绍:

(1)呼吸系统平滑肌:干咳、久咳、少痰、哮喘发作、胸闷气促、呼吸不畅等。

(2)心脏心肌:胸闷、心慌、气短、胸痛、梦多等。

(3)消化系统平滑肌:胃痛胃胀、烧心反酸、胆囊结石、嗳气恶心、食欲不振、消化不良、消瘦、功能性便秘、慢性腹泻、畏惧油腻凉食冷饮、脱肛等。

(4)泌尿系统平滑肌:尿频、尿急、尿不尽、尿无力、尿等待、输尿管结石、漏尿等。

(5)生殖系统平滑肌:女性痛经、月经异常、经血夹血块、老年性阴道炎、子宫脱垂、阴道前后壁膨出、阴道脱垂等。

**4. 抑郁障碍与睡眠障碍** 通过大量的临床观察,我们初步得出结论,认为抑郁与睡眠障碍是患肌的临床表现。理由如下:

(1)我们发现体力劳动者失眠和抑郁的比例似乎很低,缺乏运动并且工作压力大的白领是失眠和抑郁的高发人群。二者最大的区别在于肌肉的健康状态和使用情况。肌肉使用越合理,肌肉的健康状态越好,性格越开朗,睡眠质量越好,不容易出现睡眠障碍和抑郁障碍。

---

[1] 符仲华.肌肉学概要:基于浮针诊疗实践的探索[M].北京:人民卫生出版社,2023:118.

（2）睡眠障碍或抑郁障碍患者查体大都能发现患肌,伴或不伴有疼痛,常有无力感。疼痛或无力感都是患肌的表现。患肌经过治疗后,睡眠障碍或抑郁障碍常有很大改善。

（3）养成定时上床和定时起床的习惯,这种培养肌肉记忆的规律作息方式常常对睡眠障碍或抑郁障碍有效。

**5. 不明原因的一类病症** Simons 和 Travell 等人认为 MTrP 可以引起自主神经功能失调的相关症状,例如异常出汗、持续流泪、持续卡他性鼻炎、过度流涎、心前区不适、竖毛活动,以及本体感受性失调,比如不平衡、眩晕、耳鸣、举起物体时重量感知紊乱等。但据我们的临床观察,目前还没有浮针治疗异常出汗、持续流泪、竖毛活动成功的报道。卡他性鼻炎、过度流涎的成功案例也只是偶有报道,治疗例数不多,还不好确定是否真的为患肌造成,浮针治疗是否真的有效。

浮针治疗耳鸣大约 1/3 有效,本病相关患肌大多为胸锁乳突肌和与头面血供相关的肌肉等。浮针治疗眩晕大多有效,因为大多数眩晕为椎动脉和颈总动脉被其附近患肌压迫,引起脑部供血不足所致。

## 三、患肌的触摸与检查

触摸是浮针疗法的基本功。到目前为止还没有检查患肌的仪器出现,而且每块肌肉的大小、形状、厚薄都不一样,每块肌肉患肌化之后的形态也不一样,每块患肌经治疗后的状态也不一样,因此检查患肌还需靠触摸的功夫,多触摸,用心体会,才能手会心会。

需要注意的是,触摸不是寻找压痛点。在同样的压力下,患肌确实比其他地方更容易出现压痛,但是通过寻找压痛点的方式寻找患肌并不妥当。首先,很多时候触摸患肌并不产生疼痛;其次,只要按压到一定的强度都会产生压痛,不具有特异性。

下面介绍具体的触摸方法:

**1. 触摸的准备工作与体位** 触摸时需保持环境安静和舒适。脱去患肌所在位置衣服,暴露患肌,避免隔着衣服触诊。并向患者说明触摸的意义,以消除患者紧张感,有利于肌肉放松。因为患肌是在目标肌肉放松情况下自发性紧张的肌肉,所以触摸时目标肌肉处于放松状态可以防止发生误判、漏判。

除了以上准备工作,体位是影响患肌判断最重要的因素。一般情况,根据患肌所处位置,取仰卧位或俯卧位是最佳选择,这时全身大多数肌肉都处于放松状态。如果不方便卧位,可以采用不断改变体位的方法,如果不同体位医生手下都是紧、僵、硬、滑的感觉,大概率这块肌肉有问题。例如,患者坐位时需要检查斜角肌,我们可以这样做:①触摸手触摸斜角肌,感受紧、僵、硬、滑程度;②非触摸手轻轻按压患者头顶,让患者一边自然放松,头随非触摸手轻柔地晃动而晃动,一边不断地改变患者头颈的相对位置(图3-1-6)。

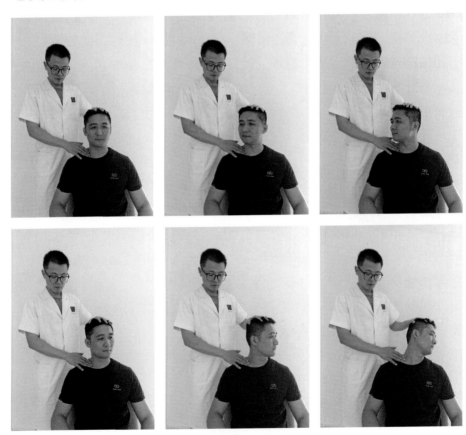

图 3-1-6 患者头部随非触摸手边晃动边改变头颈相对位置

2. 触摸部位 触摸时只触摸肌腹,不要触摸非肌腹部位(肌腱、韧带、腱膜、骨性凸起等),更不是触摸患者所指疼痛部位。因为只有肌腹具有收缩能力,才可以产生患肌。
而肌腱、韧带、腱膜等组织也能产生
紧张状态,但均由紧张肌腹的牵拉
而产生。

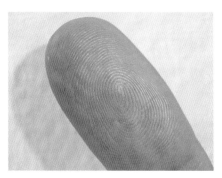

图 3-1-7　手指有螺纹部位

3. 感触位置　感触一定要用手
指指腹有螺纹的地方(图 3-1-7),不
要用指尖。因为指腹有螺纹的地方
触觉最敏感,更有利于患肌的判断。

4. 手指姿势　根据临床实践,使除大拇指以外的八个手指的指腹
并拢排列(图 3-1-8),共同用力,手指不要分开(图 3-1-9),这样可以最大
效率利用指腹进行患肌触诊。如果八个手指的指腹并拢时,小指指腹
部位被迫抬起而指尖触诊到肌肉,也可以六个手指的指腹并拢进行触
诊,手指不要分开(图 3-1-10)。手指不分开的目的是避免遗漏患肌。

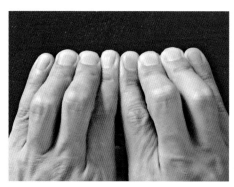

图 3-1-8　八指并拢

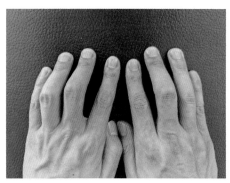

图 3-1-9　触摸的错误示范,八指分开

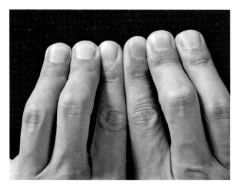

图 3-1-10　六指并拢

5. 触摸方向　首先确定目标肌肉的两端附着点,因为肌腹永远在两附着点的连线上。然后使得指腹连线的方向与目标肌肉两附着点连线平行(图 3-1-11)。这样指腹与肌纤维的接触面积最大。

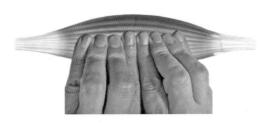

图 3-1-11　指腹连线与肌肉两端附着点连线平行

6. 触摸轨迹　触摸患肌时必须确保患肌肌腹的每个部分都不能遗漏,因此触摸必须遵照一定的触摸轨迹逐一排查。比如触摸腓肠肌内侧头时,可以先从股骨内上髁开始朝肌腹与跟腱结合部方向逐一排查,触诊好 A 部分肌纤维后,再移动到紧邻的 B 部分肌纤维继续排查,最好 A 部分与 B 部分肌纤维有部分重合,以免遗漏;如果患者腓肠肌内侧头体积偏大,可能还有 C 部分、D 部分、E 部分肌纤维需要触诊,以此类推(图 3-1-12)。

7. 用力方向与大小　触摸时用力方向与接触面垂直。用力大小对于新手来说难以把握,用力太轻只能感受到皮肤,用力太重可能感受到的是骨骼。那么多大的力量合适呢? 在指腹对目标肌肉逐渐增大力量的过程中,指甲端刚刚出现弧白线(指甲上方弧形的白线,距离指甲端大约 0.2cm; 图 3-1-13),这个力量比较合适。

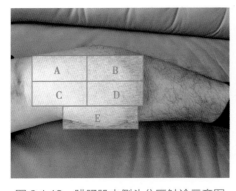

图 3-1-12　腓肠肌内侧头分区触诊示意图

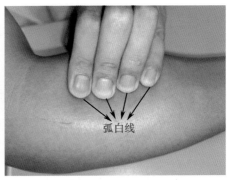

图 3-1-13　下压出现指甲弧白线

8. 相对位移　手指触摸时,一般需要轻微纵向移动(指腹螺纹长轴沿着垂直肌肉的走向,从上到下,从下到上移动)。移动时指腹不要离开皮肤,与皮肤位置相对固定,皮肤也随指腹上下移动(图 3-1-14),让指腹充分感受肌纤维的状态和变化。

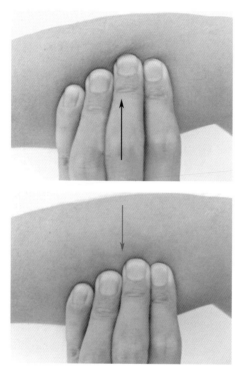

图 3-1-14　手指下压,粘住皮肤,让皮肤上下移动

## 四、第二现场与患肌的分类

根据前文所述慢性软组织病因,分为肌腹疼痛、血管痛、软组织痛。其中血管痛、软组织痛都不发生在肌腹局部,实际上这种不发生在肌腹局部的疼痛临床非常多见,有必要进一步阐述。

浮针医学认为膝关节疼痛的原因不在关节局部,而在关节局部附近的患肌。这种现象称为第二现场现象(在本书的第二章第四节有详述)。第二现场现象在临床中非常普遍,患肌和主诉常不在同一位置,血管痛、软组织痛都属于第二现场现象。这给我们的临床治疗带来困难,但是患肌和主诉之间紧密联系,有规律可循,即第二现场规律:①不在肌腹部位的慢性非感染性疼痛一定是由于患肌引起的;②引发第二现场的患肌至少有一个;③患肌的附着点、患肌延伸的筋膜、患肌旁边或下游的小动脉处于第二现场;④如果患肌和第二现场之间没有直接联系,那么二者之间一定还有其他患肌存在。

我们把那些附着点或延伸筋膜处于第二现场的所有肌肉称为嫌疑肌。除此之外的称为非嫌疑肌。嫌疑肌非常重要,初学者在触摸患肌之前务必列出所有嫌疑肌。然后通过前文所述患肌触摸的方法逐一确定与排除。在浮针诊疗教学中,为了方便区分,将嫌疑肌大体分为3类:局部嫌疑肌、远道嫌疑肌、气血嫌疑肌。

(1)局部嫌疑肌:指该肌肉就在局部或邻近,并与症状发生部位有直接的解剖学联系,例如股骨头坏死患者的臀小肌等。

(2)远道嫌疑肌:指该肌肉不在局部,与症状发生部位只有间接联系,例如股骨头坏死患者的腹斜肌。

(3)气血嫌疑肌:相对年老或体衰的人中,有些主要动脉附近的肌肉影响到动脉血的运行速度或通过量,从而影响整体运行速度,这些肌肉我们称之为气血嫌疑肌,例如胸大肌、胸小肌、较大的呼吸肌及腹主动脉、左右髂总动脉附近的腹直肌、腹外斜肌等。

此外,浮针诊疗过程中我们还发现一些与患者主诉不相关的患肌,松解这些患肌,患者主诉也没有变化,我们把这一类患肌称为非责任患肌。相反,与患者主诉相关的患肌称为责任患肌。很多老年人有许多非责任患肌,我们一般不做处理,或者嘱咐锻炼时不要过度使用这些肌肉,以免出现病痛。

## 五、其他治疗患肌的方法

在我们看来,治疗患肌的方法不止浮针疗法这一种,比如我们认为传统针刺、推拿、艾灸、外用膏药、火罐、刮痧等传统外治法都治疗患肌,只是各家的理论和认知角度不同。但本质上我们相信,同一类疾病各种方法都能治好,不可能针刺用疏通经络法治疗,艾灸用温经活血法治疗,拔罐用疏风散寒法治疗,这种类型的疾病应该有一个共同的病理机制,这个病理机制应该是患肌。所以我们认为这些外治法都是通过治疗患肌起效的。这里我们不对上述我国的传统疗法做过多介绍,因为国内介绍这些传统疗法的书籍非常多,我们主要介绍国外治疗患肌的常用方法。由于患肌在国外的主流学术界未被广泛使用,而由于患肌是至少具有一个肌筋膜触发点(MTrP)的肌肉,因此我们可以认为治疗MTrP 的方法也可以治疗患肌。

（一）注射治疗

1938 年 Kellgren 开始使用注射局部麻醉药的方法来治疗肌肉疼痛,而后 Travell 和 Simons 也把注射局部麻醉药的方法作为治疗 MTrP 的多种技术之一。注射疗法是将药物注射于 MTrP 本身或附近区域。注射疗法逐渐成为西方广泛运用的治疗 MTrP 的技术。然而注射局部麻醉药物存在肌肉坏死、过敏性休克的风险,而后人们开始寻找其他替代药物。这些药物包括生理盐水、肾上腺素、糖皮质激素、肉毒杆菌毒素等。Frost 等人[1] 发现注射生理盐水比注射甲哌卡因更能有效缓解疼痛,这一发现让人产生疑惑。1979 年,Lewit 成为最早尝试不使用麻醉剂甚至生理盐水的针刺医生之一。接着 Hong C Z[2] 和 Jaeger B 等[3] 发现,空针针刺与注射利多卡因等麻醉药物疗效差别不大。这些研究表明,药物不是起效的关键,注射也就是针刺才是起效的关键。后来这种技术被称为干针疗法。

（二）干针疗法

干针疗法目前仍是国外常用的治疗 MTrP 的技术之一。为了避免明显疼痛和组织损伤,干针目前多使用针灸针进行治疗,而逐渐放弃注射针头。经典的干针疗法是将针灸针重复刺入肌肉的 MTrP 区域,引起局部抽搐反应,使得局部肌肉放松。其机制为灭活 MTrP 以缓解疼痛。

但目前干针疗法也缺乏高质量的证据来证明其能通过灭活 MTrP

[1]　FROST F A,JESSEN B,SIGGAARD-ANDERSEN J. Myofascial pain treated with injections. A controlled double-blind trial［J］. Ugeskr Laeger,1980,142(27): 1754-1757.

[2]　HONG C Z. Lidocaine injection versus dry needling to myofascial trigger point: the importance of the local twitch response［J］. Am J Phys Med Rehabil,1994,73(4): 256-263.

[3]　JAEGER B,SKOOTSKY S A. Double blind,controlled study of different myofascial trigger point injection techniques［J］. Pain,1987,30: S292.

而减轻肌骨疼痛患者的疼痛和功能障碍。目前美国物理治疗协会认为,干针的干预目标不再限于MTrP,而是扩大到肌肉组织和结缔组织[1],但西方康复学界对此还没有定论,主流观点认为干针的干预目标仍在于MTrP。因此,目前干针疗法的干预目标及治疗机制仍不明确。

### (三)肌内效贴(Kinesio Taping,KT)

肌内效贴贴于体表特定部位,利用其物理特性,实现与皮肤、皮下组织、肌肉及肌腱等结构的交互作用,产生诸如拉力、弹力、褶皱等作用因素,进而保护肌肉骨骼系统、促进运动功能恢复,是一种非侵入性治疗技术。肌内效贴胶带采用棉质包裹弹性内芯,一般采用热敏丙烯酸黏合剂,以防止乳胶过敏的发生。肌内效贴胶带本身不含药物。

肌内效贴可与其他治疗方法相结合,以起到减轻疼痛、促进或抑制肌肉功能、提供本体感觉反馈、稳定关节等诸多作用[2]。这些作用的机制包括KT作用于MTrP的机制。Skirven等人[3]认为,KT作用于MTrP的机制在于抬高皮肤和软组织下的空间,从而扩大疏松结缔组织的活动空间,有利于血液和淋巴液的循环,打破能量危机的恶性循环,以缓解疼痛,促进组织愈合。

### (四)局部喷洒

Travell等人建议在治疗落枕时,早期在患处皮肤上喷洒氯乙烷并配合拉伸,有助于缓解疼痛[4]。目前西方主流使用的名称为Vapocoolant Spray(冷却喷雾),因为氯乙烷的沸点为12.3℃,常温下蒸发引起皮肤局部快速冷却,从而抑制疼痛感受器敏感性,这样疼痛感就减少了,达到短暂麻醉的效果[5]。冷却喷雾法已成功用于减轻多种类型的肌肉、骨骼疼

---

[1] APTA. Description of dry needling in clinical practice: an educational resource paper [M]. Alexandria: APTA Public Policy, Practice, and Professional Affairs Unit, 2013.

[2] WU W T, HONG C Z, CHOU L W. The kinesio taping method for myofascial pain control [J]. Evid Based Complement Alternat Med, 2015, 2015: 950519.

[3] SKIRVEN T M, OSTERMAN A L, FEDORCZYK J, et al. Rehabilitation of the hand and upper extremity [M]. Amsterdam: Elsevier Health Sciences, 2020: 1529-1538.

[4] TRAVELL J. Rapid relief of acute stiff neck by ethyl chloride spray [J]. J Am Med Womens Assoc, 1949, 4(3): 89-95.

[5] KUNESCH E, SCHMIDT R, NORDIN M, et al. Peripheral neural correlates of cutaneous anaesthesia induced by skin cooling in man [J]. Acta Physiol Scand, 1987, 129(2): 247-257.

痛,包括运动损伤或注射引起的疼痛。在体育竞技和日常运动中运用冷却喷雾缓解疼痛已非常普遍。

（五）非甾体抗炎药

非甾体抗炎药,又称非类固醇抗炎药,是一类具有解热镇痛效果的药物,大剂量使用时也具有抗炎作用。大多数的非甾体抗炎药可抑制环氧合酶 -1（COX-1）及环氧合酶 -2（COX-2）,进而减少前列腺素和血栓素的合成。COX-1 主要合成正常生理功能所需的前列腺素;而COX-2 产生的前列腺素见于炎症部位,可导致炎症反应,产生红肿热痛等症状。一般认为非甾体抗炎药抑制 COX-2,有解热镇痛、抗炎的效果。

常用的非甾体抗炎药分为两种,一种为非选择性 COX 抑制剂（如阿司匹林、吲哚美辛、布洛芬、双氯芬酸、氟比洛芬、萘普生等）,同时抑制COX-1 及 COX-2,使得 COX-1 催化产生的前列腺素对消化道黏膜的保护作用减少,易形成消化道溃疡;另一种为 COX-2 抑制剂（如塞来昔布、美洛昔康、依托考昔等）,专门针对 COX-2 抑制,大大减少胃肠道不良反应,但容易导致血小板聚集形成血栓。

其他治疗患肌的方法包括经皮神经电刺激疗法（transcutaneous electric nerve stimulation,TENS）、低强度激光、体外冲击波、增生注射疗法［如富血小板血浆（PRP）注射疗法］等。

（赵奇林）

# 第二节　气 血 新 论

## 一、气血新论的由来

气血新论的提出并不是神来之笔。浮针自 1996 年诞生以来,最开始只治疗网球肘、颈肩疼痛等疾病,随着适应证的拓展,甚至能治疗一些内科疾病,并短时间内改变舌苔脉象,大家觉得非常神奇。直到浮针发明人符仲华在读博士期间受到 MTrP 产生原因能量危机假说的影响,逐渐认识到浮针所治疗的疾病都与肌性器官或肌肉组织有关。凡是肌肉引起的功能性病痛,浮针基本都能治;而与肌性器官或肌肉组织完全无关的病痛,浮针基本无效。

通过大量浮针临床实践发现,肌肉可以影响的疾病如此之多,比如颈椎病、腰椎间盘突出症是颈、腰部骨骼肌长期劳累引起的;比如功能性便秘、功能性消化不良是胃肠道平滑肌、腹直肌等肌肉长期紧张引起的;比如漏尿、原发性痛经大多也是盆底肌群、腹直肌等患肌引发的;甚至哮喘发生的主要责任应该是支气管平滑肌痉挛,而不是过敏。这些疾病出现在各个系统,以往学者们几乎没有认识到它们的病因其实都是患肌,反而给这些疾病找到不同的病因。

根据患肌理论可知,肌肉功能出现问题,常导致局部血液供应障碍,甚至影响全身的血液循环。首先,心脏泵血依靠心肌的收缩功能;其次,大多数血管尤其是动脉走行于肌肉旁或肌肉内;最后,除毛细血管外,血管本身就是肌性器官。血管功能正常离不开肌肉功能正常,肌肉组织与血管互根互用。肌肉的正常活动,有赖于血管中血液的营养;血液的正常循环,又依靠肌肉的收缩功能推动。机体受遗传、老化、劳累、受伤及理化因素等影响,相关肌肉紧张僵硬,导致肌肉内部或在其旁穿行的小动脉受到挤压,小动脉所管辖区域出现局部缺血,并引发能量危机。能量危机形成的恶性循环导致一系列症状。这里的核心原因是患肌形成。而浮针等各种方法通过松解患肌,使得受挤压的血管解除压迫,继而血供改善,以此解决临床病痛。

通过大量浮针临床,我们观察到"肌肉 - 血液(血循环)"之间生理现象的紧密联系,同时观察到"肌肉 - 血液(血循环)"之间病理变化的紧密联系。这些现象的发现让我们既兴奋又有点惴惴不安,难道普通的我们竟然超越了过去几千年杰出中医前辈的观察,超越了近百年来现代医学的总结?

事实上,我们的确站在 Janet Travell、Dvid G.Simons、洪章仁等前辈的肩膀上,把"肌肉 - 血液(血循环)"的相关生理病理现象的研究向前推进了一小步。然而过去几千年杰出的中医前辈对"肌肉 - 血液(血循环)"的相关生理病理现象没有观察吗？在《内经》的年代,中国古人因为时代所限,是非常善于触摸,善于司外揣内的,古人是如何表达"肌肉 - 血液(血循环)"相关生理病理现象的呢？这个问题我们将在下一节展开论述。

## 二、"气血"约等于"肌肉 - 血液(血循环)"的演变简介

### (一) 气约等于肌肉的功能

中国古代关于气的概念十分丰富。气可以指一种精微物质,是构成世界万物的本原,成为哲学概念；也可以表示一种精神状态、命运等等,成为社会心理学概念；还可以解释自然界的很多现象,比如水蒸气、天气、雾气等,成为自然概念。古人把"气"的概念引入中医学的核心体系。中医学认为,气既是构成人体和维持人体生命活动的最基本物质,又是人体脏腑组织生理功能的体现。人体之气总体上分为阳气、阴气；人体内分布着宗气、胃气、元气、真气；而根据脏腑经络又可将气划分为五脏之气和经气,每个脏器又有其本气。气具有推动、温煦、营养、防御、固摄和气化等生理功能。

在中医学的体系内,虽然气的名称各不相同,表现的功能各异,然而都有其共性,总结下来大约有 4 个:

第一,物质的,这点很好理解。

第二,运动的,运动是气的根本属性,通过升降出入运动以实现气的生理功能。

第三,无形的,气是通过人体脏腑组织的生理功能表现出来的。《素问·八正神明论》云气"不形见于外""俱不能见"。

第四,广泛的,《难经》"气者,人之根本也"。内有脏腑之气,外有经气。从上至下依次分布着宗气、胃气、元气、真气。脉内为营气,脉外为卫气。这都反映了气在人体广泛而普遍的存在。

从生理学角度上考虑,到底什么组织符合气的以上 4 个共性呢？毫无疑问是肌肉组织。

第一,物质的,肌肉、肌组织是物质的,客观存在的。

第二,运动的,肌组织是人体中唯一具有主动运动功能的组织。肌

肉组织的运动产生各种功能。不同类型肌肉产生不同的功能。不同部位、不同系统的相同类型肌肉也产生不同功能。总之，这些肌肉各司其职，相互配合完成人体的各项生命活动。比如心肌的主要功能是泵血；骨骼肌的主要功能是关节运动，同时也可以协助呼吸、帮助排尿；而支气管平滑肌的主要功能是帮助呼吸；胃肠道平滑肌的主要功能是消化食物。面对着这些纷繁复杂的生理功能，同时中医前辈又觉得这些生理功能都具有运动的共性，因此我们推测：很有可能他们用不同的"气"来描述这些不同的肌肉功能。

第三，无形的，这个共性让人很难理解。气既是运动的，又是无形的，让一个无形结构去完成一个具体的运动功能，在笔者刚刚接触中医基础理论时觉得这就是中医的"魅力"所在，但很快释然。我们知道物理学关于光的"波粒二象性"，光是由光子的基本粒子组成的粒子流，这是它的物质性与运动性，光也是电磁波，这体现它的功能性和无形性。"气"也是同样的道理，只不过现代科技还没发现"气"的本质。其实从生理学着手，"气"相当于肌肉的功能。"气"的无形性可以从如下角度理解：

（1）最大的可能是古人认为"气"的这些生理功能是多脏腑完成的，是多种脏腑功能的集合。不出现在某个具体位置，无法触摸无法感知，所以认为"无形"，这是第一层意思。而实际上是因为这些器官由同一种组织所构成，表达了相似的功能。肌组织分布在很多器官上，符合这一特征。

（2）第二层意思：人死后，肌肉不再运动，"气"的所有功能不再呈现，似乎消失了，"气"所依附的肉体也随之消失，之前的种种鲜活似乎如梦幻泡影，古人认为"气"就"无形"了。

第四，广泛的，肌肉组织广泛存在于人体，是人体最大的器官，可以说无处不在。甚至连动静脉壁和皮肤都含有肌组织，因此肌肉或肌组织是广泛的。有人反驳，上皮组织也分布广泛，但是其主要分布于体表和一些器官的表层，与肌组织的分布广泛性不可同日而语。神经组织呢？神经组织不符合运动的这一特性，神经组织只有电生理活动，不具备主动运动功能，结缔组织也不具备主动运动功能，只有肌组织具有主动运动功能。

总结以上观点,我们可以得出一个结论:"气"约等于肌肉,或者说约等于肌肉的功能。我们使用约等于这一表述,是强调我们只能抓住共性,不能包含所有(图 3-2-1)。

# 气 ≈ 肌肉的功能

图 3-2-1  气约等于肌肉的功能

(二)"血"对应血液、血循环

"血"属于医学专属名词。它的含义较为单一,歧义较少。"血"大都指循行于脉中的红色液体物质,是构成人体和维持人体生命活动的基本物质之一,其中脉是血府,根据古人较为浅显的解剖学知识背景,我们推断"脉"即指血管,动脉或静脉。中医的"血"就是现代医学的血液,流动在血管和心脏内的一种红色不透明黏稠液体。

《灵枢·决气》"何谓血? 曰:中焦受气取汁,变化而赤,是谓血",《灵枢·营卫生会》说"中焦……受气者,泌糟粕,蒸津液,化其精微,上注于肺脉,乃化而为血,以奉生身",这两段文字描述了血的生成过程。中焦即脾胃,为气血生化之源,通过肺的赤化作用变为血。对应现代医学中的血液来自脾胃对食物的消化以及肺为静脉血注入氧气的过程。

此外,中医的"血"还有血循环的意思,即"如环无端,周而复始"。所谓活血指的是加速局部或全身的血循环。

(三)气血的关系约等于肌肉与血液(血循环)的关系

生理方面,中医学对气血的关系可以用"气为血之帅,血为气之母"来概括。

"气为血之帅"包含 3 方面的含义:气能行血、气能生血、气能摄血。气能行血是指血液的循行要靠气来推动。现代医学认为,血液的循行动力主要来自心肌的泵血、动静脉血管平滑肌的收缩以及骨骼肌的收缩舒张交替活动。

气能生血是指血液的化生离不开气。血液的化生以营气、津液和肾精作为物质基础,这些物质的生成都离不开气的推动。其中营气和津液都有赖脾胃的运化,即胃肠道平滑肌及相关腹肌的运动。肾精被认为是先天之精,先天之精只能靠后天弥补,依旧离不开脾胃的运化。这里的气主要指胃肠道平滑肌及相关腹肌的运动功能。

气能摄血是指血液能正常循行于脉中离不开气的固摄作用。人体最常见的生理性出血当属月经,月经一般持续 3~7 天自行停止。这一凝血过程离不开动静脉血管平滑肌及子宫平滑肌的收缩。这里的气主要指动静脉血管平滑肌及子宫平滑肌的收缩功能。

"血为气之母",一方面指气存于血液之中而行血,即血以载气。气不能离开血而存在。若气不附于血中,则将飘浮而无根。也即肌肉功能的正常依赖血的滋养,血液循行到哪里,肌肉的功能发挥到哪里。

另一方面是指气的化生以血为物质基础,血能生气。肌肉的运动功能所需营养依靠血液营养,同时代谢废物也依靠血循环运载出去。

病理方面,中医学认为气血共同导致的病理变化主要包括:气虚血瘀、气滞血瘀、气血两虚、久病多虚多瘀。

(1)气虚血瘀、气滞血瘀:气虚血瘀主要指气的功能下降推动无力,造成血液瘀滞,性质属于客观的气功能不足,临床表现为无力、少气懒言、瘫痪、麻木、窜痛等。气滞血瘀主要指气的功能不能发挥导致推动无力,继而出现血液瘀滞,性质属于客观的气的功能不能发挥,非不足,临床表现为胸胁胀满疼痛、癥瘕积聚等。无论是哪种情况,其实都可以理解为肌肉处于患肌状态,压迫穿行于其中或其旁的血管,导致血液供应不足,出现相应的症状。

(2)气血两虚、久病多虚:气血两虚临床表现为神疲乏力、少气懒言、眩晕心悸、失眠多梦、面色淡白或萎黄。神疲乏力、少气懒言、失眠都是患肌的表现,眩晕心悸、面色淡白则是患肌局部缺血或患肌压迫动脉导致动脉管辖区域供血不足的表现。久病多虚从气血新论角度看,实际类似于久病造成的气血两虚。

(3)久病多瘀:从气血新论的角度分析,患病日久出现患肌,患肌不止压迫动脉,也会压迫静脉,同时静脉回流也依靠肌肉的收缩功能。总之,新鲜的血液进不来,代谢废物无法排出,局部形成瘀血。

综上所述,无论从生理角度,还是病理角度,气血的关系约等于肌肉与血液(血循环)的关系。

## 三、气血新论的意义

中医学当中关于"气"的概念种类繁多,容易引起思路混乱,并不利于中医学的发展提高、交流普及。气血新论这一理论虽然还不完善,但开创性的意义是显著的。我们透过肌肉这一抓手,将浮针临床发现的"肌肉 - 血液(血循环)"之间的生理病理联系同中医气血理论相结合,发掘完善了气血理论。气血新论使得中医气血理论被赋予具象化的框架,"气"与肌肉功能相互联系,"血"与血液、血循环相互联系。中医气血理论能够被现代医学所理解,同时传统中医的智慧也可以期待现代医学对"肌肉"的理解。

气血新论的意义如同桥梁,主要体现在以下 4 个方面:

(1)有助于打通内治法与外治法,增强二者的融合度。中医内、外治法理论差异巨大,貌似一家人却不进一家门。中医内科大夫关注脏腑更多,使用草药更多;针灸大夫考虑经络更多,使用针灸更多。气血新论或许可以从源头上解决这一问题。

(2)有助于融通中医和西医的理论。通过气血新论,中、西医似乎有了共同话题。西医理解中医会有茅塞顿开的感觉;中医理解西医,明白了西医的薄弱环节,从而取得自己的优势。

(3)有助于贯通古今,推动中医学的发展。有助于响应国家对中医药发展的期待——守正创新。气血新论有助于世界人民理解中医,理解我们古代先贤的智慧,理解中国人的思考方式。

(4)有助于联通医疗与保健养生,尤其对理解传统医学和气功等传统保健方法的关系有帮助。气血新论有助于老百姓理解传统养生方法,而去除神秘主义、宗教文化的渲染,例如气血操就是较好的保健方法,简约有效。

## 四、气血操

气血操又称为"四项懒腰 PLUS"锻炼法,是在浮针治疗肌肉病痛的长期临床实践中逐渐摸索出的一套简单高效的运动疗法。它具有4方面的内涵：①拉伸肌肉，主要是拉伸躯干的纵向肌肉及下肢后侧肌肉；②深呼吸，除了吸收大量的新鲜空气、排出肺内浊气外，还能使与呼吸相关的胸腹部肌肉及内脏器官得到较大幅度的运动；③改善血循环，通过肌肉运动及深呼吸运动，促进了全身的血循环，并通过深呼吸吸入大量的氧气，提高血液的含氧量，改善血循环质量；④改善情绪，我们通过大量的临床实践发现肌肉状态与情绪互相影响，放松肌肉有助于改善焦虑、抑郁情绪，目前运动疗法已被广泛应用于焦虑抑郁的辅助治疗[1]。

具体实施方法（图3-2-2）：

步骤一：双脚开立与肩同宽，双手交叉在胸前，掌心向上，上举过前额，这时需要深吸气，时长约为5秒（如果有能力，可以超过5秒）。

步骤二：当交叉的双手到达前额前上方后，反转掌心向上，同时左脚向左前方迈步，眼睛跟随双手，身体尽可能向左前上方用力伸展（此时右侧胁肋部有轻微拉伸感），动作缓慢，充满拉伸感，这时需要缓慢持久地用鼻子深呼气，呼气时伴随打哈欠，哈欠音从胸部、嗓子深部发出，直至呼气完毕，时长大概8秒（如果有能力，可以超过8秒）。

步骤三：步骤二结束后，将手交叉重新置于胸前，掌心向胸，并回步，做3次自然呼吸，大概10秒。

然后重复步骤一、二、三，只是方向由左前上方改为右前上方。左后上方、右后上方的动作与上两个步骤基本一样，一般不迈步，只是方向不同。通常半小时内不重复进行该锻炼。

气血操锻炼到位标准：面红微汗，有如释重负之感。

适应人群及场景：不论年龄大小，无论是久坐办公的脑力劳动者，还是体力劳动者，都可锻炼。不仅可以用于养生保健，也可用于许多疾病的辅助治疗。在浮针临床我们推荐患者使用，取得不错的效果。

---

1　DEHDARI T，HEIDARNIA A，RAMEZANKHANI A，et al. Effects of progressive muscular relaxation training on quality of life in anxious patients after coronary artery bypass graft surgery［J］. Indian J Med Res，2009，129（5）：603-608.

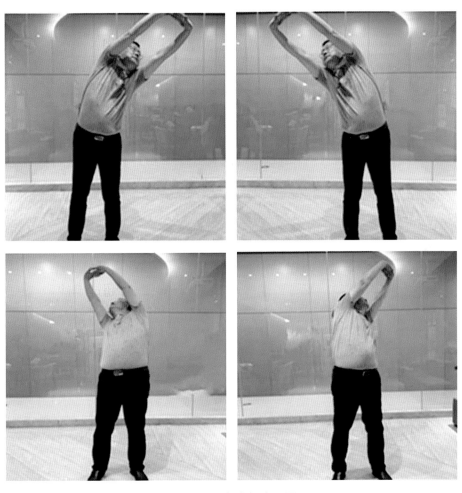

图 3-2-2　气血操步骤图

（赵奇林）

# 第四章

# 浮针疗法的生理基础与作用机制

## 第一节　肌肉的解剖

肌肉,作为浮针治疗的目标,随着《肌肉学概要:基于浮针诊疗实践的探索》的出版,肌肉在浮针医学中的重要性,已经得到了充分的阐述,本节简略概述肌肉与浮针医学的关系。

提起肌肉,一般分为平滑肌、心肌和骨骼肌。3 类肌肉有着不同的显微结构,同时完成不同的功能。骨骼肌主要分布于躯干和四肢,受躯体神经支配,由人的意志所控制,称为随意肌;平滑肌主要分布于内脏的中空器官及血管壁,心肌分布于心壁,平滑肌与心肌受内脏神经调节,不直接受意志的管理,称为不随意肌。

### 一、肌肉的形态结构

本节论述的肌肉以骨骼肌为主,骨骼肌在人体内分布极为广泛,有 600 多块,约占体重的 40%。骨骼肌是运动系统的动力来源,肌肉的两端,绝大多数附着于骨骼,少数附着于皮肤。

骨骼肌的形态多样,按其外形大致可分为长肌、短肌、扁肌和轮匝肌 4 种,位于躯干的肌肉大都扁平宽阔,位于四肢表层的肌肉多为长形,而其深层则为阔形。

骨骼肌有红肌与白肌之分。红肌主要由红肌纤维组成,较细小,收缩较慢,但作用持久;白肌主要由白肌纤维组成,较宽大,收缩较快,能迅速完成特定的动作,但作用不持久。每块肌肉大都含有这两种纤维。一般来讲,保持身体姿势的肌肉含红肌纤维多,快速完成动作的肌肉含白肌纤维多。

## 二、肌肉的显微结构及与结缔组织的关系

### 1. 一定要明确肌肉显微结构的 2 个名词

(1)肌纤维：是指一个肌细胞，是肌细胞另一个名字，每条肌纤维内含有数百条肌原纤维，肌纤维直径为 10~100μm，长度为 1~500mm。

(2)肌原纤维：是由各种各样的蛋白丝构成的复合体，是肌肉的收缩单元，直径为 1~2μm，长度与肌纤维细胞等同，约为 1~500mm。

骨骼肌从宏观到微观依次为骨骼肌、肌束、肌纤维、肌原纤维。骨骼肌由肌束组成，肌束由肌纤维组成，肌纤维是蛋白质纤维束。肌束膜又包裹着肌束，这些膜支持着肌肉的相关功能，即抵抗被动拉伸和分布外力到肌肉。

### 2. 与结缔组织的关系

肌细胞周围被肌内膜包裹。肌细胞汇集成束称作肌束，肌束被肌束膜包裹，有神经末梢、毛细血管和毛细淋巴管穿过肌束膜，为肌细胞提供神经支配与营养支持。众多肌束构成肌肉，肌肉外被肌外膜，肌束间有神经、血管、淋巴管穿行。肌内膜、肌束膜和肌外膜等合称肌膜。肌膜是致密结缔组织，与皮下结缔组织紧密相连。肌肉中穿行的血管、神经、淋巴管等，向深部肌细胞和浅表皮肤及皮下组织提供神经营养支持，以完成信息传输、物质与能量新陈代谢等生命活动。

皮下疏松结缔组织与肌肉紧密相连。疏松结缔组织不但包绕全身肌肉的表面，形成肌肉的外膜，还深入到肌肉内部形成肌束膜和肌内膜。各个肌肉分界处的肌间隔筋膜也由疏松结缔组织构成，是皮下层的延续，肌间隔筋膜甚至深入深层包绕神经血管束，所以可以通过治疗与肌肉紧密相连的皮下疏松结缔组织而达到刺浅而治深的效果。

通过临床实践总结，浮针医学认为，疏松结缔组织不仅具有支持、连接、防御、保护、营养和修复等功能，还有着非常重要的生理"活性"功能，疏松结缔组织有原始的生理功能，能够促进其他组织尤其是肌肉组织的修复。因此，我们认为，浮针疗法通过牵拉皮下疏松结缔组织起作用。

### 三、肌肉的生理与病理

1. 肌肉的生理功能　收缩是肌肉的主要生理功能,关于肌肉收缩功能的产生,现阶段研究最多的是由电信号所致的肌肉收缩。其过程可简述如下:神经冲动经过运动神经纤维传至神经末梢(也称轴突末梢)→神经末梢分泌乙酰胆碱→乙酰胆碱与终板上的受体结合产生动作电位→突触前膜去极化→电压门控通道开放→钙离子内流→钙离子与肌钙蛋白结合→肌动蛋白与肌球蛋白(也称肌凝蛋白)结合→ATP 分解为 ADP 产生能量→肌丝滑动→肌肉收缩。当动作电位不再传达,钙离子就会被吸收回肌质网储存,肌球蛋白移回原位,肌动蛋白与肌球蛋白结合部位被盖住,肌肉停止收缩。肌肉要放松回原状时,同时需要 ATP 分解为 ADP 产生能量。因此肌肉收缩产生力和运动的同时,能够产生热量,肌肉产生的总热量是机械功和热量两部分的总和。

2. 肌肉的功能解剖　与浮针医学密切相关的肌肉的功能解剖主要包括肌肉附着处(起点和止点)和肌肉功能。

肌肉附着处:很多同行特别是康复界提及肌肉,多用起、止点来标记肌肉,接近身体正中轴或肢体近侧端的附着点常被称为“起点”,反之被称为“止点”。起点和止点是相对的,一定条件下可以互换,比如当移动骨被固定时,在肌的收缩牵引下,原来的止点就变成了起点。基于此,浮针医学更多应用肌肉附着处来说明,骨骼肌的收缩多为简单的线性关系,运动的本质是起、止点的相对位移。两点决定一线(图 4-1-1)。附着的两点清楚了,其运动轨迹与功能也就非常明确。

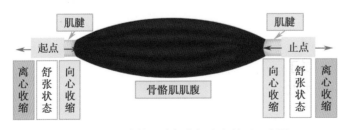

图 4-1-1　肌肉的运动起点与止点关系示意图

肌肉功能:肌肉的功能非常复杂,能够完成各种各样的活动,但基本原理却很简单,有点像计算机的原理。计算机几乎无限复杂,但都是通过1和0这两个数字(对应的就是电信号的开和关)实现的。1和0两个数字就相当于肌肉的起点和止点。了解了起、止点及其相互间关系,肌肉的功能就豁然开朗,不用死记硬背了。

例如,要了解胸锁乳突肌的功能,首先要分析其起止点,胸骨头起点在胸骨柄上部,锁骨头起点在锁骨上侧内1/3,颞骨止点在乳突外侧,枕骨止点在上项线外侧1/2(图4-1-2)。将两指分别置于单侧胸锁乳突肌的起止点,两指做向心位移,单侧胸锁乳突肌向心收缩,产生低头动作、下颏越过中线向对侧后上方移动;两指做离心位移,单侧胸锁乳突肌离心收缩,头部抬起、下颏转向同侧后上方(图4-1-2)。如果将双手中指同时放在双侧止点、双手示指同时放在双侧起点,两侧同时向心位移,双侧胸锁乳突肌同时向心收缩,产生低头动作;双侧同时离心位移,双侧胸锁乳突肌同时离心收缩,产生仰头动作。

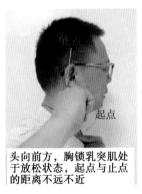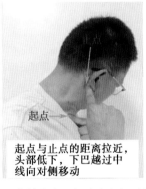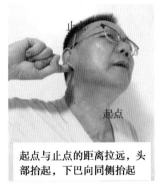

头向前方,胸锁乳突肌处于放松状态,起点与止点的距离不远不近

起点与止点的距离拉近,头部低下,下巴越过中线向对侧移动

起点与止点的距离拉远,头部抬起,下巴向同侧抬起

图 4-1-2　胸锁乳突肌起止点与运动关系示意图

3. 浮针相关的肌肉病理　单块肌肉的活动很有规律,病变后所致病症也很有规律。发病部位主要在肌肉本身及其附着部位、毗邻器官。附着部位病症属于该肌肉患肌化后牵拉与之相关的肌腱、筋膜引起,附着部位病症称为肌肉本身病痛。毗邻器官病症由该肌肉患肌化后影响穿行其中或其旁的动静脉血管、神经、淋巴管等所致,邻近器官病症也称为肌肉后病痛。仍以胸锁乳突肌为例,该肌肉病变后主要产生以下

几大类病症：

肌肉本身病痛：胸骨、锁骨、乳突、项等部位的酸胀疼痛等，如落枕、头痛。

肌肉后病痛：①毗邻器官——颈总动脉、咽喉、气管等处的病症，如头昏、声音嘶哑、呼吸困难、耳鸣等；②肌内血管神经受累，局部冷、胀及视物模糊、眼干目涩等。

每一块患肌产生的病痛，无非如此——肌肉本身病痛及附着部位、毗邻器官、肌内血管神经受累等致肌肉后病痛。完全可以据之推理。很多学员学习功能解剖时死记硬背，看到肌肉有众多功能就心生恐惧，再看该肌肉所引发的病症又多又复杂，看起来也没有什么规律，顿感压力。实际上，只要记住起、止点，所有的功能和诱发的病症都可以推导出来，需要记忆的东西并不多。

4. 肌性器官　除了临床中经常处理的骨骼肌，浮针医学提出一个新的概念，即"肌性器官"。它是指以肌组织为主要组织构成的内脏器官，如以心肌为主构成的心脏，以平滑肌为主构成的气管、支气管、血管、淋巴管、消化道、泌尿生殖道、胆囊等。

浮针医学将"肌性器官"的英文定为"muscular visceral organ"，目前国外对此描述不多，从网上查找"muscular visceral organ"以及"muscular organ"均未检索到词条，类似描述也不多，所以说，现阶段这个理论及临床的国内外研究不多，并未引起相应的重视。

浮针医学对这类器官设置一个专有的名称，因为其在组织构成和临床上都有一些共性：①这些脏器罹患病痛时常常影响到其周边的骨骼肌，例如胃病常影响到腹直肌和竖脊肌等，这应该就是针灸学上俞募配穴法的内在逻辑；②这些脏器的功能状态常常容易受到情绪、气候、温度等影响，尤其是支气管、胃肠道、子宫等表现得尤为明显；③这些脏器的功能性病痛，针灸、中药等常取效较快，而非肌性器官（如肝脏、肾脏等）的病痛，使用中医治疗方法常需假以时日。

5. 肌肉与神经系统　神经系统和肌肉之间的关系是复杂的，特别是很多临床中的疼痛症状，大部分医学同行都将其归结到神经系统病变。由于患肌章节对疼痛的病理有所阐述，本节稍加阐述肌肉与神经系统的关系。

神经组织由神经细胞和神经胶质细胞构成。神经细胞又称神经元,是神经系统的功能单位,主要功能是感传刺激、中枢整合和传递冲动;神经胶质细胞的功能是对神经元支持、保护、营养、绝缘等,为神经冲动的传递提供良好的外部环境。

从生理上讲,神经系统和肌肉共同工作以维持适当的肌肉功能,神经系统向肌肉发送冲动,触发舒缩,产生运动。肌肉运动让血液输送到神经,使得神经正常代谢,保持其生理功能。神经系统和肌肉之间的相互作用对于肌肉的正常表现、健康和恢复是必不可少的。

在病理学上,神经系统和肌肉之间的关系被破坏,可导致各种健康问题。例如运动中枢或相关神经损伤可导致肌肉无力和功能丧失,重症肌无力即是免疫系统攻击神经-肌肉连接处,进而引起肌肉无力和疲劳。对于此类疾病,迄今还是没有解决多少问题,至少对疼痛的研究还是一片混沌,导致人们高度依赖阿片类药物。笔者认为,造成这个困境的主要原因是人们对疼痛成因的认知有误,对神经系统功能的理解有误。

结合临床表明,神经本身并不会产生疼痛感。神经损伤主要产生 3 种情况:①短期内产生麻木感;②长期造成知觉缺失或减退;③运动中枢或运动神经损伤,造成辖区运动功能消失或减退。

此外,必须明确一点,成年人的神经系统,不管是外周神经还是中枢神经,无论是胞体还是树突、轴突,一旦死亡,尤其是当神经细胞已经坏死后,不管西医还是中医,现阶段都无明确有效方法。神经细胞的寿命很长,有些可以伴随我们一生,但是若遭遇外伤等不测事故,就难以恢复,因为神经细胞修复能力很差。因此,当完全性截瘫或脊髓灰质炎等病症发生时,医学常无能为力。

但是,有些神经细胞损伤后仍有可能恢复。例如机械性压迫神经造成的状况,如肿瘤、创伤后畸形、关节炎等,当压迫超过正常神经的耐受力时,神经即产生病变。但是大多数压迫是肌紧张造成的。神经被压迫后的组织学改变取决于压力及持续时间。相对表浅或外层的神经常先遭殃,这应该是腕管综合征的患者示指和中指往往比拇指先有症状的原因。不过，神经组织学改变以及症状的产生，是机械因素导致的，还是缺血因素导致的，仍存在争议。

需要提醒的是，临床上经常有人提到神经卡压综合征或皮神经卡压综合征，尤其在提到四肢不明原因疼痛时，常常认为是神经卡压或皮神经卡压。实际上，神经卡压是很早就有的病名，英文称 nerve entrapment syndrome，指的是腕管综合征类的病症，主要出现的症状是麻木或运动障碍。对于皮神经卡压综合征（cutaneous nerve entrapment syndrome），有些论文还专门论述，认为腹皮神经卡压综合征是一种由腹肌神经分支卡压引起的疼痛综合征，还将这个综合征分为腹神经卡压综合征（abdominal cutaneous nerve entrapment syndrome）、外侧神经卡压综合征（lateral cutaneous nerve entrapment syndrome）、前皮神经卡压综合征（anterior cutaneous nerve entrapment syndrome）[1-4]。不过，这些论文都没有提出严格的证据，我们并不同意这些观点，因为外周神经的功能是传递躯体运动、躯体感觉、自主神经、内脏传入神经的信号等，这些神经是轴突，轴突本身并没有感受器，也没有感觉神经末梢。这些神经或皮神经的损伤只能导致麻、感觉下降或感觉缺失，不能引发痛觉在内的浅感觉，就好像交通灯的线路出现故障，会导致交通灯完全或部分失去交通灯指示功能，但不能在该出现绿灯的时候出现红灯，除非电脑（中枢）出了问题。

（贺青涛）

1　NICOLLE F V，WOOLHOUSE F M. Nerve compression syndromes of the upper limb [J]. J Trauma，1965(5)：313-318.

2　APPLEGATE W V. Abdominal cutaneous nerve entrapment syndrome (ACNES)：a commonly overlooked cause of abdominal pain [J]. Perm J，2002，6(3)：20-27.

3　ISHIZUKA K，YOKOKAWA D，MORIM T，et al. Lateral cutaneous nerve entrapment syndrome (LACNES) [J]. Am J Med，2021，134(9)：488-489.

4　SCHELTINGA M R，ROUMENR M R. Anterior cutaneous nerve entrapment syndrome (ACNES) [J]. Hermia：The journal of hernias and abdominal wall surgery，2018，22(3)：507-516.

# 第二节  肌肉、动脉之间的相互关系

浮针医学认为,肌肉是浮针治疗效果最显著的组织,浮针只治疗肌肉相关的疾病。其实归根结底还在于"肌肉相关",肌肉作为枢纽与动脉、静脉、神经、淋巴管、肌腱等组织互相影响,产生了一系列作用,包括生理方面和病理方面。本节将从肌肉与动脉的生理关系和病理关系两方面着手进行介绍。

## 一、肌肉与动脉的生理关系

动脉血管壁包括3层结构,由里到外分别是内膜、中膜和外膜。内膜由单层扁平上皮组织、结缔组织和少量平滑肌构成,表面光滑便于血液流动。中膜主要由肌组织构成,具有收缩能力。外膜主要由疏松结缔组织构成,疏松结缔组织以成纤维细胞为主,具有修复能力。由此可知,动脉血管本身的构造离不开肌组织。

动脉的生理功能主要包括存储血液、运送血液、输送氧气能量、止血,另外,还有很重要的供暖功能。这些生理功能的实现离不开肌肉组织。动脉生理性止血过程的第一步就是血管收缩,我们知道肌组织是人体唯一具有主动收缩功能的组织。没有肌组织的收缩功能,止血功能的实现难以想象。存储血液、运送血液、输送氧气能量、供暖功能的实现,本质上是血液循环功能。血循环的动力来自心脏泵血、胸膜腔内负压、骨骼肌收缩、动脉血管平滑肌收缩。毫无疑问,心脏泵血源于心肌的收缩功能。胸膜腔内负压来自胸廓肌性扩张力和肺的弹性回缩力之间的互相作用。古代先贤所述"肺朝百脉、肺主治节"正是表达这一内涵。骨骼肌收缩也是实现血液循环的重要帮手。行走于肌肉旁或穿行于肌肉中的动脉主要靠肌肉(主要是呼吸肌)节律性收缩、舒张来实现推动血液循环的功能。胸主动脉、腹主动脉本身具有强大的平滑肌组织,也可以有节律地舒缩而推动动脉循行。综上,动脉的生理功能主要是依赖肌肉(肌组织)的收缩功能实现的。

肌肉(肌组织)的生理功能主要是收缩,通过收缩功能实现运动、保持姿势、稳定关节、产热等具体作用。收缩功能的实现依赖运动单元具体实施,简单来说,就是运动神经细胞发出指令,通过神经 - 肌肉突触传导到肌纤维 - 肌细胞,最终由肌细胞完成收缩。整个过程中需要能量和氧气的供应,而能量和氧气供应离不开血液供应。同时肌肉收缩、舒张过程中产生的代谢产物也由血循环排出。由此可知,肌组织(肌肉)与动脉在生理层面上互根互用,互相扶持,宛如手足。

## 二、肌肉与动脉的病理关系

本节主要讨论处于病理性紧张状态的肌肉,即浮针医学体系下的"患肌",肌营养不良、炎症性疾病、肌强直等肌肉器质性病变不在本书的讨论范围。患肌可能是心肌、平滑肌或骨骼肌。

据我们观察,心肌发生病变出现胸闷、心悸等心脏不适症状,常使邻近的胸大肌、胸小肌、肱二头肌等邻近骨骼肌成为患肌,治疗这些骨骼肌患肌常可迅速缓解心脏不适症状。当然,有没有可能反过来是骨骼肌患肌影响心肌呢? 似乎很少见。那么有没有可能心肌病变引起心脏泵血功能下降,也就是动脉的血循环功能下降,导致邻近骨骼肌缺血缺氧形成患肌? 至于治疗这些骨骼肌患肌如何影响心肌并缓解心脏不适症状的机制,我们还不得而知,此外,心肌影响邻近骨骼肌可能的原因也是我们的推测,但这确实是我们临床观察到的现象,这里分享给大家,请各位专家批评指正。

动脉血管平滑肌影响动脉的血液循行,这是毫无疑问的。腹主动脉等较大动脉本身强大的肌组织具有推动血液循行的作用。如果动脉血管平滑肌出现问题,会影响到动脉内血液的循行,比如雷诺病就是因为动脉血管痉挛导致手指苍白和发绀,而红斑性肢痛症是因为手足小动脉阵发性扩张引发皮肤发红及灼痛。这些疾病都涉及动脉血管平滑肌的病理性功能性病变,都影响到动脉内血液的循行。

胃肠道平滑肌出现病变主要影响动脉存储、运输的血液质量,也就是影响血液的营养功能。脾胃为后天之本、气血生化之源。胃肠平滑肌病变表现为消化吸收功能差,自然血液里的营养成分不足。更进一步,血液营养成分不足使得肌肉收缩能力下降,出现运动乏力、易倦怠甚至怕冷。胃肠平滑肌病变会患肌化[1](使得某些肌肉成为患肌)相邻的骨骼肌,如腹直肌、股四头肌、胫骨前肌、胸大肌、胸锁乳突肌等肌肉,这些相邻的骨骼肌又会压迫到穿行其中或其旁的动脉并出现相应的临床症状。临床上常通过治疗这些相邻的骨骼肌来影响胃肠道平滑肌以治疗这些胃肠道病症。其他如呼吸道平滑肌、泌尿道平滑肌等也会不同程度影响到动脉的生理功能,这里不再展开。

肌纤维的持续收缩、紧张压迫动脉是 MTrP 恶性循环的关键环节。这是患肌形成的原因,也是疼痛的原因。这里的肌纤维压迫动脉发生在患肌的封闭小区域内部。

患肌的封闭小区域外部发生着同样的事情。骨骼肌是动脉血管的主要外环境,骨骼肌成为患肌时,动脉就像软管一样会受到患肌的挤压。尤其小动脉,在肌肉旁或其中穿行,容易受到患肌的影响。小动脉管径变窄导致血供减少,继而出现小动脉所管辖区域缺血缺氧现象,导致非肌腹局部软组织怕冷或者疼痛,这是本书第三章第一节提到的血管痛(血管受压导致非局部疼痛)。患肌收缩并牵拉相关的肌腱、腱膜、筋膜等软组织,使这些软组织紧张并发生局部软组织缺血,这是本书第三章第一节提到的软组织痛(肌腹之外的其他软组织疼痛)。

当然,动脉炎、动脉粥样硬化、动脉栓塞等动脉器质性病变也会导致动脉血液供应障碍,继而影响到肌肉的生理功能,但无论是前文所述的动脉功能性病变,还是动脉器质性病变,都不是影响动脉状态和生理功能的主要原因,临床上更常见的原因是肌肉的病理性紧张状态。

肌肉与动脉无论在生理还是病理层面都有着千丝万缕的联系,同样,肌肉与静脉、神经、淋巴管的生理病理关系与此类似。

(赵奇林)

---

[1] 符仲华,甘秀伦.气血新论:基于浮针医学的中西汇通[M].北京:人民卫生出版社,2021:89.

# 第五章

# 浮针疗法的临床操作

## 第一节　浮　针　器　具

### 一、浮针针具

#### (一) 浮针的结构

浮针针具分别由针芯及针芯座、软套管及管座、保护套管 3 部分组成（图 5-1-1）。

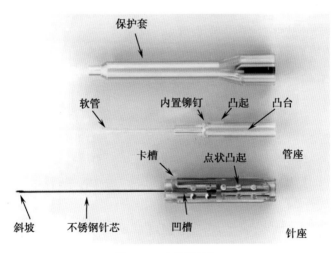

图 5-1-1　浮针针具

1. **针芯**　针芯由不锈钢针和硬塑料的针芯座两部分组成，该部分使浮针达到足够的刚性以快速进入人体，并完成运针及扫散动作。不锈钢针的针尖呈斜坡形，针芯座的其中一面分布有点状凸起，该面与针尖斜坡一致，在扫散时起到防滑作用。针芯座前端有一纵向凹槽，凹槽前端有一个横向卡槽,用于扫散时固定软套管。

2. **软套管及管座** 软套管用以内包不锈钢针,通过内置的铆钉固定在塑料管座上,管座上有一凸台,与针芯座上的凹槽及其卡槽相配套。进针时管座上的凸台置于凹槽底部,针尖露于软套管外,扫散时该凸台放置于卡槽内,针尖进入软套管内。

软套管的主要作用:

(1)软管座和针芯座通过凸台、凸起、凹槽和卡槽吻合为一体,有利于进针、运针和扫散时的稳定。

(2)扫散时不锈钢针针尖完全退入软套管,可避免针尖伤及血管等其他组织,引起刺痛。

(3)因其具有足够的柔软度,治疗结束后可以留置于皮下数小时,不会刺伤血管和其他组织,不影响正常活动。

3. **保护套管** 为保护针芯和软套管不与他物碰撞产生磨损,同时也为了有利于保持无菌状态,而采用保护套管。治疗完毕后,针芯不能随意丢弃,必须重新放回保护套管内,以防止刺伤医师和他人。

(二)浮针规格与使用保存

1. 浮针针具规格(表5-1-1)

表 5-1-1　浮针针具规格

| 针具分部 | 长度 /mm | 直径 /mm |
| --- | --- | --- |
| 针芯 | 52 | 0.6 |
| 软套管 | 49 | 1.05(外径) |

2. 使用与保存　浮针针具是无菌产品,供一次性使用。包装破损后请勿使用,打开包装后检查浮针表面是否光洁,有无毛糙及加工缺陷,软管是否透明。浮针针尖是否锋利,有无毛刺和弯钩等缺陷。若发现上述问题,请勿使用,并通报厂家或经销商处理。

针具请在干燥、无热源的地方保存。

二、进针器

浮针进针器为浮针进针协助工具,可以帮助医生将一次性使用浮针迅速刺入皮下,确保进针部位的准确,进针过程的安全,降低针刺的痛苦。

进针器由 4 部分组成,分别是底座、控制按钮、进针器传动杆和固定槽。(图 5-1-2)

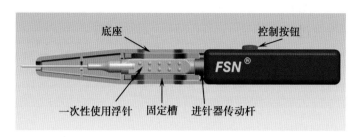

图 5-1-2 浮针进针器

# 第二节　浮针疗法的操作规范

## 一、针刺前准备

### (一) 治疗床和体位的选择

建议选择可以升降的治疗床。升降床的优点:①方便肢体活动不利的患者上下床;②方便医者治疗时保持舒适的体位;③方便治疗时随时根据需要调整床的高度。此外,治疗床四周应预留足够空间,方便医生治疗。

体位的选择主要考虑两方面因素:一是方便医生触摸患肌和浮针操作;二是利于患者处于放松状态,这对患肌的触摸尤为重要,如果患者没有完全放松,可能导致对患肌的误判,影响后续治疗,患者完全放松也可以减少治疗过程中疼痛的发生。临床上常用的体位包括以下5 种:

1. 仰卧位　主要适用于头、胸腹部和上下肢部位的进针点。
2. 侧卧位　主要适用于身体侧面和上下肢部位的进针点。

3. 俯卧位　主要适用于头、脊背、腰臀部和下肢背侧的进针点。

4. 坐位　主要适用于颈肩部、上背部、上下肢部的进针点。

5. 俯伏坐位　适用于后枕部、上颈部进针点。

(二) 医患沟通

1. 医生首要通过谈话、观察表情等方法,确定患者是否过于紧张。

2. 在患者过于紧张的情况下,不要针刺,可向患者讲解治疗原理和治疗过程安全性,或借助现场其他患者讲解治疗感受,也可以将大量的小孩子浮针治疗时坦然自若的视频放给患者看。

3. 治疗前不要夸大治疗效果(一定有效),不要传递负面情绪,应给患者正能量,建立正确的医疗观。

## 二、操作步骤及要求

(一) 进针点选择

临床依据以下原则确定进针点:

1. 多数情况下进针点选择在患肌周围,距离患肌 3~5cm 处,上、下、左、右或斜取皆可。

2. 患肌分布范围小、患肌少,进针点宜近;患肌分布范围大、患肌多,进针点宜远。

3. 区域内存在多个患肌,进针点的选择要从远到近。先利用手电筒效应(进针点与患肌距离越远,浮针疗法的效应越差,但影响的范围越大;相反,距离越近,效应越好)针对大部分患肌进行治疗(所谓"远程轰炸"),然后针对残余患肌进行针对性治疗(所谓"近处狙击")。

4. 进针点避开浅表血管、瘢痕、骨性凸起、凹陷、破损等部位。根据回避效应,这些部位可能会影响浮针疗效。

(二) 消毒

进针部位消毒,用 75% 酒精棉球或棉签常规皮肤消毒。进针器消毒,目前常用的做法是预估每日患者数量,准备充足的进针器,预先将其前端浸泡在 0.1% 苯扎溴铵溶液中,从溶液中取出晾干即可使用。确保同一个患者使用同一进针器。进行上、下半场治疗时,一般在使用前用 75% 酒精棉球擦拭进针器前端消毒。浮针针芯在上半场治疗后盖上保护套管,下半场操作时一般不需要另行消毒。

（三）进针

将去除保护套的一次性使用浮针毛点面向上(此时针尖斜面也朝上),放入进针器传动杆,向后拉入固定,右手中指托住进针器底座,示指扣在红色按钮上,拇指置于进针器上面。将进针器前端放置在消毒过后的进针点皮肤上,进针器与皮肤的角度尽可能小。左手中指置于进针点后方皮肤上,两手配合相对用力前推下压使进针点附近皮肤成一堵墙的感觉,将进针器前端与进针点的皮肤呈垂直角度,左手示指置于软套管上面(未触及,防止针刺时针芯反弹),右手示指按动按钮,将浮针快速刺入皮下层。(图 5-2-1)

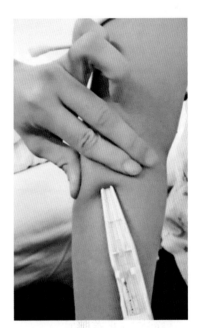

图 5-2-1　浮针进针示意图

因为在真皮层有大量的神经末梢,进针的速度越快患者越不会疼痛,使用进针器可让浮针迅速穿透真皮层,减少进针的刺痛。一般情况下浮针可以直接进入皮下层,这时患者没有酸胀的感觉。

如果浮针针尖直接进入了肌层,患者有酸胀的感觉,医生持针的手指能够感觉到阻力,这时就退出肌层,回到皮下层。退针时将右手拇指、示指和中指移到针体的上方提拉针柄,并用左手拇指、示指和中指的指腹感受针尖移动时肌肉的松紧程度,然后轻柔缓慢提拉针身,使针尖离开肌层退至皮下。

浮针在皮下的标志:①医生在提拉浮针的过程中有落空的感觉;②医生能够看到针尖在皮下隆起。这时,若松开手指对针体的提拉,针身随即倾倒,若在肌肉层则不易倾倒,活动肌肉则浮针随之活动,并且出现胀痛或刺痛感。

（四）运针

运针时,单用右手持针,使针体沿皮下向前缓慢推进,推进时将针体稍稍抬起,使针尖略微翘起而不深入肌层。运针时可见皮肤呈线状隆起。如果在运针过程中,患者突感刺痛或者医生突感阻力,多半是因为针尖刺到血管壁,应迅速将针稍退,然后向上或向下调整针尖方向,再缓慢推进。通常以软套管全部埋入皮下为度,若在小关节附近进针,软套管可部分埋入皮下。

在整个运针过程理想状态下,医生手下应该感觉空软松滑,毫无阻力,如入无人之境。患者也没有酸胀痛麻的感觉,只是感觉有针体在皮下滑行。依据我们的临床观察,这时扫散放松患肌的效果最佳,患者的体验感最佳。但是如果医生已经尽量调整针尖方向,还是感到有稍许阻力,甚至患者感到疼痛,也无须担心,总体来说效果相差无几,只是患者的体验感稍差。

(五)扫散

见第二章第二节。

(六)留管及取管

留管操作:扫散完毕,抽出针芯放回保护套管内,用医用胶布贴附整个软管座,将软管座固定在皮肤上,以固定留于皮下的软套管。固定后可以让患者稍微活动软管附近关节,并询问患者是否感觉不适,如有不适感,可使软管稍微退出,再次询问患者可否接受。如果用尽办法调整,患者仍觉不适或者害怕,可以取消留管。

留管时间:结合临床实际情况,一般建议留管 4~8 小时为宜。一般来说,留管时是白天某个时间段,这时可以建议患者如果没有特殊不适,洗澡前或者睡觉前自行取出,或者由家属代劳。医生也可根据天气情况、患者的反应和病情性质决定留管时间的长短。若天气炎热,易出汗或患者因胶布过敏等因素造成针口或者局部皮肤瘙痒,留管时间不宜过长。对于慢性疾病,建议留管 24 小时即可,至于更长时间的留管,据我们初步观察,意义不大。

留管期间注意事项:留管期间保持局部清洁干燥,防止感染,特别是糖尿病患者需要注意;留管期间可适当活动,但活动范围不宜过大,以免影响软套管的固定;若留置于皮下的软套管移动后触及血管,导致刺痛或者出血,即刻取出软管;留管局部有瘙痒感觉时,多为胶布过敏所致,可改用止血贴等其他类型物件固定。

取管:取管时一般以左手拇指、示指按住针孔周围皮肤,右手拇、示两指捏住软管座,缓慢将软管取出,用消毒干棉球按压针孔,防止出血。如出现皮下出血可 24 小时后热敷,并向患者说明情况。

(七)治疗间隔时间和疗程

间隔时间:慢性病一般每日治疗 1 次,连续治疗 2~3 天,此后可逐渐延长治疗间隔,2~3 天做 1 次治疗。其余视疗效调整治疗方案。至于连续治疗几天或间隔几天效果更佳,目前尚无临床研究数据支持。

疗程:一般来说浮针疗法没有严格的疗程概念,主要根据患肌的恢复情况确定治疗的次数。原则是一次能解决问题,绝不拖到第二次治疗。达到同一治疗效果,治疗次数越少,患者获得感越强。根据惯例,一般以 3 次作为 1 个疗程。

## 三、异常情况及处理

1. 皮下淤血　微量皮下出血及局部的小块青紫可自行消退,一般不必特殊处理,需向患者做好解释工作,以消除患者不良情绪或恐惧心理。若局部肿胀、疼痛明显,青紫面积较大而影响到功能活动时,需局部冷敷止血,24 小时后再热敷及局部轻轻按揉,以促进淤血消散。

2. 晕针

(1)晕针预防:做好解释沟通工作,消除患者紧张情绪,选用合适体位,治疗时手法轻柔。若患者饥饿或疲劳,应嘱咐饮水进食、休息片刻后再予针刺;对过于紧张者,尽可能选择卧位进针,并避免患者看到浮针针具。治疗过程中医生应注意观察患者神色,询问患者感觉,一旦患者有头晕、面色发白、胸闷、心慌、疲倦面容等晕针先兆,应立即停止治疗,及早采取处理措施。

(2)晕针处理:立即停止治疗活动,出针,使患者平卧,保持空气流通,注意保暖,轻者休息片刻,饮用适量温水或糖水后即可恢复正常。若患者病情较重,出现不省人事,呼吸微弱,血压下降,应及时采取急救措施。

## 四、注意事项

1. 浮针治疗前应简要向患者解释浮针的操作和特点,消除患者对浮针的恐惧感和疑虑。

2. 对于老年体弱、初次治疗、恐惧扎针者宜尽量采用卧位治疗。

3. 对怀孕女性腹部、腰骶部禁止浮针治疗;其他部位依据病情慎用浮针治疗。

4. 在局部涂抹过红花油、按摩乳等刺激性外用药物,或者用过强力膏药、强力火罐及刮痧的局部,在短时间(3 天)内不宜浮针治疗;若外用药、膏药、火罐等治疗后,局部皮肤状态已经恢复正常,适用浮针治疗。

5. 局部短期(2 周)内接受过封闭或针刀治疗者不宜用浮针治疗。

6. 急性炎症、发热、血友病的患者不宜用浮针治疗。

(李 旗)

# 第三节 浮针"三辨"

浮针医学充分汲取了现代基础医学养分,形成许多新观念、新理论、新知识,充实了浮针医学理论宝库,形成了逐渐丰富、科学的浮针医学体系。其中浮针医学的"三辨"理论是浮针医学的重要理论之一,也是浮针临床实操的指导依据。浮针医学"三辨"指的是辨病、辨肌、辨势。

## 一、辨病

辨病就是辨析疾病的性质。对于浮针疗法而言,首先辨别该病是否为肌肉相关疾病,是否能查找到该疾病相关的患肌,也就是说,判断是否为浮针疗法的适应证。通过主诉、现病史、既往史、手术史、外伤史、体格检查、肌肉学专科检查、辅助检查等确定患者患的是否为肌肉相关的病。尤其是对于初学者,浮针适应证的选择非常重要,早期可以选择"腰肌劳损、腰椎间盘突出症"等浮针疗法强适应证(肌肉本身病痛)开始上手,慢慢积累经验。至于肌肉前病痛、肌肉后病痛等疾病需要丰富的临床经验,以及详细全面的问诊、体格检查、必要的辅助检查,判断疾病的性质,排除非肌肉相关疾病,避免误治失治,造成麻烦。

如果确定是浮针的适应证,还需要对某些特殊疾病的发生、发展、转归有一个总体把握。举例,肩周炎常见临床表现:

1. 肩部疼痛   起初肩部呈阵发性疼痛,多数为慢性发作,以后疼痛逐渐加剧,或钝痛,或刀割样痛,且呈持续性,气候变化或劳累后常使疼痛加重。疼痛可向颈项及上肢(特别是肘部)扩散,当肩部偶然受到碰撞或牵拉时,常可引起撕裂样剧痛。肩痛昼轻夜重为本病一大特点,若因受寒而致痛者,则对气候变化特别敏感。

2. 肩关节活动受限   肩关节向各方向活动均可受限,以外展、上举、内旋、外旋更为明显。随着病情进展,由于长期废用引起关节囊及肩关节周围软组织的粘连、肌力逐渐下降等,使肩关节各方向的主动和被动活动均受限,特别是梳头、穿衣、洗脸、叉腰等动作均难以完成。严重时肘关节屈伸功能也受影响,屈肘时手不能摸到同侧肩部,尤其在手臂后伸时不能完成屈肘动作。

3. 压痛   多数患者在肩关节周围可触到明显的压痛点,压痛点多在肱二头肌长头肌腱沟处、肩峰下滑囊、喙突、冈上肌附着点等处。

4. 肌肉痉挛与萎缩   三角肌、冈上肌等肩关节周围肌肉早期可出现痉挛,晚期可发生失用性肌萎缩,出现肩峰突起、上举困难、后伸不能等典型症状,此时疼痛症状反而减轻。通过询问患者肩部疼痛特点及肩关节活动的变化趋势,判断该患者肩周炎所处病程阶段(上升期、平台期、下降期)。如果处于上升期则需要告诉患者浮针只能暂时控制症状,必要时需要配合非甾体抗炎药治疗;治疗间隔也可适当拉长;一开始接触患者时就告知患者病情,降低心理预期,即使效果欠佳患者也能理解。在平台期则告知患者,浮针治疗可以减轻疼痛,改善肩关节活动度,其治疗次数可能会增多。在下降期,浮针可以速战速决,解除肌肉痉挛,消除患者肩痛,使肩肘关节活动恢复正常。

再比如类风湿关节炎、强直性脊柱炎、股骨头坏死等疾病,治疗周期长、费用高,预后不佳,患者身体及心理状况欠佳。这时需要告知患者及其家属此疾病的发生发展规律、治疗周期以及预后情况,让患者心中有数,患者与医生站在一个战壕,共同战胜疾病。

最后,如果怀疑不是浮针的适应证,甚至是急难重症,应在立即完善相关检查的同时,及时请相关专科医师会诊,根据专科医生的建议进行相应治疗或安排转科、转院治疗。

## 二、辨肌

当一种疾病明确诊断,并确定为浮针适应证时,我们就要寻找目标——患肌。患肌的特点:第一,肌肉附近关节的活动范围减小;第二,神经系统正常、相关肌肉放松时,医生触摸患肌,指腹有紧、僵、硬、滑的感觉,患者局部有酸胀不适感。

辨肌是我们临床实操最重要的步骤之一。首先根据患者主诉、第二现场规律、患肌的特点,罗列出所有可能的嫌疑肌,然后利用患肌的体征特点,通过触摸评估确定嫌疑肌。明确患肌后,根据肌肉附着点及走行,确定患肌的功能,我们就可以开始进行扫散、再灌注活动、远程轰炸等治疗。

辨肌重在辨,如何辨?通过辨势我们找出了主要责任患肌,再"顺瓜摸藤"找出其他协同肌、拮抗肌,据"主次矛盾"将患肌排序,抓住主要矛盾,治疗时突出重点,也可以指导患者做一些相应的功能康复锻炼。在考虑某一肌肉时,要连同思考一起工作的肌群,并要考虑主动肌和拮抗肌的关系。

我们在浮针治疗过程中可以一边治疗,一边进行患肌评估,直至患肌症状消失,方可进行下一组患肌治疗,以此类推。如症状未完全缓解,再按照协同肌、拮抗肌、远端协同肌的思路继续查找相关患肌治疗。具体处理患肌的思路及步骤,我们在后续的浮针五部曲章节会详细介绍。

## 三、辨势

辨势是医生基于浮针治疗前后患者的主诉症状及伴随症状的变

化,来判断治疗效果及疾病发展的势头,以确定下一步治疗方案的思考行为。浮针临床中大多数患者都是立即见效,但是疾病的转归、康复、预后是个非常复杂的过程,首诊即时见效,就说明其诊断、治疗思路是正确的。如果治疗效果不佳,我们需要寻找效果不佳的原因。如果症状有所反弹,但一次比一次情况好,疾病向着好转的趋势转变,我们就应该更加坚定信心,效不更法,直至疾病治愈,这就是所谓辨势。

从浮针的视角来说,比如来了一个腰腿痛的患者,开始治疗之前,我们可以观察他的站姿,分别从冠状面、矢状面、水平面,看其有无膝关节过伸,骨盆有无前后倾,有无圆肩、驼背、双肩不等高、肩胛骨高低不等,脊柱有无侧凸;从走路姿态来看,膝与足是否在正确位置,在整个步态当中,双下肢各时相是否对称,有无跛行及异常步态;如后伸腰部,是否有后伸腰部受限、伸髋代偿、伸髋受限、屈膝代偿,这些都是可以在正式治疗之前获得的信息。

辨势与中医四诊所体现的内容大致相同。追问主诉,判断大致疾病,通过其相应部位,罗列出可能的嫌疑肌、诱发因素,什么时间、动作、姿势加重,什么时间、动作、姿势缓解,搜集有价值的信息,综合分析,看其中有无关联,询问既往治疗及疗效,再了解一下健康史、职业史、过敏史等,如此在心中就有了清晰的答案。

浮针医学在临床诊疗工作中重视辨病、辨势、辨肌的三辨原则,更是结合了中医"望、闻、问、切"的诊疗手段,把患者当成一个整体来看待,而不是"一叶障目,不见泰山",这时候不采用任何现代高科技手段也可以来诊治疾病,为患者提供及时有效的帮助。如对"腰椎间盘突出症"的患者,在辨病也就是诊断明确的基础上辨势,如果患者腰痛、后伸受限,主要考虑竖脊肌;如果侧弯受限,主要考虑腰方肌;如果旋转受限,主要考虑腹斜肌;如果弯腰受限,主要考虑髂腰肌、腹直肌等。在评估到以上"嫌疑肌"的时候,通过浮针特有的检查方法"触摸",查找到真正的"患肌",也就是引起疼痛的主要原因。对相关患肌进行正确治疗,就可以取得近期和远期的效果。

(邓仲元)

# 第四节　浮针五部曲

浮针五部曲是重要的浮针思维,每个浮针从业者都应该熟练掌握。

1. 远程轰炸　当治疗前评估相关协同肌有比较多的患肌时,或者局部操作不方便时,必须学会首先使用远程轰炸,高效地消除患肌。例如在腰椎间盘突出症(不包括腰椎间盘脱出,如出现大小便失禁、下肢肌力下降的病例)的处理中,常规在小腿进行远程轰炸能够以一当十,显著提高治疗效果,让患者紧张感大为降低,下肢多处的患肌一同得到治疗。当然远程轰炸对再灌注的要求更高,需要我们花费更多的时间和精力。只有做好充分的扫散、再灌注,才能达到远程轰炸的目的,迅速改善和解除病痛。

要达到远程轰炸的目的需要注意以下关键点:诊断明确、患肌触摸到位、扫散及再灌注充分。有了远程轰炸,很多疾病的症状和体征往往会快速消失。

2. 定点狙击　经过一轮较为彻底的远程轰炸后,大部分患肌会被消灭,还有一部分顽固的患肌在负隅顽抗,这时候会派"狙击手"等近距离消灭患肌。有时候敌军的友军也是影响战果的重要因素,所以这一步的目标是找到主动肌、协同肌,全面消除患肌。

临床上有很多复杂的问题,比如骶尾部疼痛,治疗比目鱼肌后骶部疼痛症状没有完全消失,这时我们就要找到该处附近的相关肌肉并进行定点狙击。比如腰方肌,这块肌肉发生病变常被误认为是脊柱的小关节炎、腰椎间盘退变、坐骨神经痛或者棘突炎,处理腰方肌常常可使骶尾部的疼痛消失得无影无踪。

3. 处理拮抗　我们做一个动作不仅靠主动肌的单独作用,还有拮抗肌的监督协调作用。拮抗肌的作用是使我们的主动收缩动作更精细准确,是非常重要的,因此要把拮抗肌修复到正常。

比如腹部肌肉,尤其是下腹部的肌肉所导致的后背的关联痛,通常呈水平播散且范围很广。如果深呼吸时感觉背部疼痛会加重,则提示腹部可能存在触发点,在这种情况下,我们处理完毕这些触发点问题,便会取得非常满意的临床效果。

4. 远端协同　我们要把人体动作看作一组肌肉协同完成的结果,因此,远端协同肌也是我们的目标。比如腕管综合征,常常要联想到锁骨下肌,治疗时必须一并处理该肌肉,才能达到立竿见影的效果。

5. 抽血化验　当我们前四步都做得很充分,患者医嘱遵守良好,病情依然反复甚至加重时,我们还要考虑血环境不良这个重要影响因素。肌肉的修复需要新鲜高能的血液提供支持,当患者血液的数量和质量出现问题时,都会影响正常的新陈代谢,影响患肌康复。例如甲状腺功能减退的患者恢复速度会大大减缓,这时候做甲状腺激素测定或甲状腺彩色超声就会告诉我们答案。合并有炎症感染的病例恢复速度也大大降低,我们应该完善血常规、C反应蛋白、血沉等方面的检查。

综上所述,我们必须认真学习和领会浮针医学五部曲的深刻内涵,提高浮针医学临床思维水平,加速利用浮针诊疗疾病的步伐,从而惠及更多百姓。

(邓仲元)

# 第六章

# 浮针适应证及禁忌证

## 第一节 浮针适应证

浮针为什么会有如此广泛的适应证,初看起来让人不得其解,但仔细分析便会发现其所治疗的病患都与肌肉相关,而肌肉组织分布广泛,像骨骼肌、平滑肌、心肌的肌肉内或周边有丰富的神经、动脉、静脉等。这些肌肉由于损伤、劳累、炎症、寒冷、自身免疫疾病、老化等原因,使得其全部或一部分出现病理性紧张(患肌形成),就会造成相关组织缺血而引起临床病痛。像大多数的疼痛类疾病,比如头痛、颈椎病、肩周炎、椎间盘突出症、腰腿痛等;内科疾病,比如哮喘、胃痛、胆囊炎等;妇科疾病,比如乳腺增生、盆腔炎、痛经等;还有一些如面瘫、冷症、漏尿等杂症。

我们知道,浮针治疗虽然作用于皮下疏松结缔组织,但靶器官是患肌,为让大家理清思路,了解肌肉在疾病发生发展中的作用和地位,我们把适应证分为:

1. 肌肉前病痛(指受上游病痛的影响出现患肌而使得机体相关部位功能异常)。

2. 肌肉后病痛(指由患肌影响到穿行其中或行于其旁的动静脉、神经、淋巴管等出现的相关部位或组织的病痛)。

3. 肌肉本身病痛(指患肌本身直接造成的病痛)。(表 6-1-1、图 6-1-1)

表 6-1-1　浮针适应证

| 肌肉前病痛 | 哮喘、强直性脊柱炎、痛风、肩关节周围炎、帕金森病、类风湿关节炎、面瘫等 |
| --- | --- |

| 肌肉后病痛 | 股骨头缺血性坏死、乳腺增生、副乳、黄斑变性、"富贵包"、局部水肿、头昏眩晕、心慌胸闷、冷症、糖尿病足、局部麻木等 |
| --- | --- |
| 肌肉本身病痛 | 颈椎病、失眠抑郁、慢性咳嗽、踝关节扭伤、头痛、漏尿、网球肘、习惯性便秘、膝关节疼痛、呃逆、前列腺炎、腰椎间盘突出症、颞下颌关节紊乱等 |

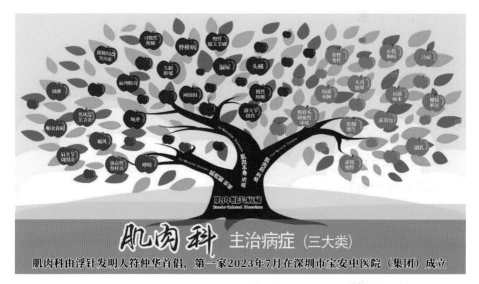

图 6-1-1　浮针适应证

（李幸余）

## 第二节　浮针疗效的影响因素

浮针疗法作用部位明确(皮下疏松结缔组织),解决问题单一(患肌),因此浮针治疗后往往可以立刻见效。但并不是所有的患者用浮针治疗都可以达到这么好的效果,也可能即刻效果比较好,但远期效果欠佳,还可能会存在复发因素。浮针疗效的影响因素很多,但我们依然可以总结出一些规律性的内容。

## 一、治疗前影响浮针疗效预测的因素

浮针治疗前对疗效的预测主要依据以下几个方面：

1. **不同组织损伤效果不同** 在临床中很多疼痛类疾病，被诊断为软组织损伤，但所谓的软组织损伤或者软组织伤痛对应的疾病名称众多，诊断、鉴别诊断更是名目繁多。这些疾病的诊断或者鉴别诊断对浮针来说没有那么重要，但是我们需要知道哪些组织与疼痛相关，如肌肉、骨骼、软骨、肌腱、韧带等，但这些组织损伤，浮针治疗的效果差别很大。肌肉容易恢复，肌腱、韧带恢复速度慢，骨骼、软骨几乎就没有变化。不过，很多时候大家把并非骨骼、软骨的病痛或并非由骨骼、软骨病变引起的病痛当作是骨骼、软骨引起的了。

其实对上述组织损伤疗效的差别，大家也不需要死记硬背，只需要知道，血红色的组织浮针治疗效果较好，而白色的组织器官恢复比较慢或者根本就没有作用。因为血红色的组织器官血运相对丰富，而浮针的作用恰恰是通过改善组织供血来起作用的。白色的组织器官血运不丰富，通过浮针治疗无法很好地改善局部的血液循环，因此浮针治疗效果相对较差。

浮针医学的理论认为，如果是单纯的肌肉局部缺血问题，浮针的效果一般是非常好的，但如果是真正的神经损伤，浮针治疗往往是无效的。然而，临床上很多被命名为神经痛的疾病，我们发现，其实并不是真正的神经痛，浮针治疗效果不错，这个需要大家鉴别。

我们认为，神经是把感觉神经末梢所收集的信号传导到中枢的通路，也是将中枢的动作命令传导到运动或自主神经末端的通道。疼痛，尤其是慢性疼痛，主要是具有感觉神经末梢的人体软组织由于局部缺少动脉血造成生命危机所释放出的呼救信号，也就是说，没有感觉神经末梢的器官或组织就不可能有疼痛。例如脑出血、脑梗死也不会造成脑子里疼痛，虽然局部有无数的神经细胞。

不同组织、不同程度的缺少动脉血造成不同类型、不同程度的疼痛。肌肉组织缺血产生酸痛胀痛，疼痛位置经常改变，在受凉或天气变化时加重。肌腱、韧带缺血造成刺痛，疼痛位置固定。肌肉、肌腱缺血造成的疼痛常常与关节活动相关。真皮缺血造成痛不可触,烧灼样疼痛、放电样疼痛,与关节活动无关。

因此,神经在正常情况下,才有传导痛觉信号的可能,如果感觉神经不正常了,就不会产生疼痛。通俗地说,神经功能正常才有疼痛,不正常了就没有疼痛。临床上的三叉神经痛、带状疱疹后神经痛、舌咽神经痛、患肢痛等等,并非真的是神经损伤造成,也不是痛觉过敏造成。

2. 病变范围不同效果不同　患者病变范围对浮针治疗的疗效影响较大。一般而言,病变范围大、患肌多、疼痛模糊不清、似有似无,这种情况浮针治疗效果差。而病变范围局限、面积较小、患肌较少、疼痛明确且剧烈,这种情况一般浮针效果相对较好。

3. 不同病程效果不同　基于浮针医学的经验,我们发现,患者病痛发生越急、时间越短,浮针治疗效果往往越好;而迁延日久的慢性疼痛,浮针疗效一般相对较慢。

比如急性软组织损伤,浮针多数可以一两次搞定,但并非绝对,需要大家对软组织损伤进行分类。软组织损伤一般分为两类,一类是有急性渗出的,另外一种是没有急性渗出的。有急性渗出的,尤其是在一小时之内渗出持续加重的,这种情况浮针效果往往不好。而如果没有急性渗出或者渗出已经结束,浮针治疗效果要好很多。这种情况在急性踝扭伤上特别明显。所以大家要注意治疗的时机,判断是否仍有渗出,时机不对,可能症状要加重。

虽然一般来说,慢性疼痛效果要差于急性疼痛,但是不同性质慢性疼痛的效果也差别较大,比如慢性烧灼样疼痛往往远期效果相对较差,而慢性酸胀疼痛效果要相对好很多。

因此,虽然急性疼痛一般效果优于慢性疼痛,但病程长短和疗效的关系并不能一概而论。

4. 不同身体状态效果不同　浮针不通过药物起效,也不会对器官结构做出改变,但却疗效卓著,主要是因为调动了人体自身的自愈能力。可以说,浮针只是适当地刺激或者激发了人体内在的自我调节能力,浮针只是外因,内因是人体自身。换句话说,浮针的疗效很大程度上要依靠人体的身体状况。

一般来说,身体素质越好,浮针疗效越好。比如一个神采奕奕、容光焕发的人,虽然有局部疼痛,但一般效果较好;若患者精神萎靡、有气无力、唉声叹气,浮针效果很可能不会很好。

年龄也会影响浮针疗效。一般而言,老年人身体状况相比于年轻人要差,所以同样的疾病,年轻人可能 1~2 次就可以痊愈,而年纪大者可能需要更多的治疗次数。因此,如果对于年轻人的病痛,浮针治疗 2~3 次仍没有很好的效果,我们就有必要重新审视疾病的诊断是否正确。

## 二、影响浮针疗法即刻效果的因素

浮针疗法最大的优势,就是有卓越的即刻效果,对其适应证,浮针疗法很少见没有即刻效果的。如果即刻效果不佳,可以从以下几个方面考虑。

1. 诊断错误　浮针疗法能治疗的疾病非常单纯,就是肌肉相关的疾病,如果不属于肌肉相关的疾病,效果肯定不好。所以出现效果不好,首先要审视诊断是否正确。比如颈源性眩晕,我们认为,很多都是患肌导致的,浮针效果往往比较好。但是有些人把与患肌无关的眩晕也归为颈源性眩晕,这类眩晕一般和劳累关系不大,天气变化、受凉也往往不加重,活动颈部眩晕变化不明显,这种眩晕就不是浮针疗法的适应证。

2. 体位选择不当　体位选择与浮针的疗效关系密切。体位选择不当,患者容易紧张,无论心理还是局部肌肉都不容易放松,患肌就很难消除,还可能出现晕针的情况。首诊患者尤其是紧张的患者,卧位比坐位更容易放松,但多次治疗以后,对浮针已经比较了解,不紧张了,便可以选择更合适的体位。比如颈椎病患者,坐位可能更方便一些。但对于颈椎棘突附近的患肌,俯卧位可能会更方便一些。还有部分患者在特定体位下出现疼痛,我们可以在这种体位下针刺或者进行扫散和再灌注活动,效果会更加明显。

3. 进针点的选择不佳　浮针疗法与包括传统针灸在内的其他外治方法相比,不是很在意进针点的位置。一般要求进针点离开患肌一定距离,针尖指向患肌即可,进针点理论上有无数个。但是,有些因素会影响进针点的选择,进而影响浮针的疗效,比如进针点与病痛的距离(距离越远覆盖患肌越多,但对患肌的缓解作用也相对变弱)、针尖指向、患肌大小等方面。比如我们要求针尖务必指向患肌,但如果面积较大的患肌或者患肌较多,进针点距离患肌太近,浮针疗效无法覆盖更多的患肌,这种情况要么使进针点稍远离目标患肌,要么根据患肌缓解的情况,调整针尖的指向进行鸡爪式进针,争取疗效覆盖所有目标患肌。

4. 扫散动作不规范　扫散动作是操作手法的核心,对于松解患肌至关重要。高明的浮针医师,往往可以通过规范的扫散,使患肌更快、更好地消失,临床治疗效果会更迅速、诊治患者效率更高。但很多人往往不重视浮针的扫散,认为只要摇摆浮针,牵拉皮下筋膜就可以起效。殊不知,稳定、均匀、柔和地扫散,不仅患者痛苦很小,也更容易让患肌放松。初学浮针的人,一定要勤加练习,浮针的即刻效果才能更好。

5. 患者本身的身体状态　和治疗前疗效预测的因素相似,患者本身的状态对疗效非常关键。像全身浮肿、发热或者基础体温过低的人,浮针效果往往不好。

如果看到平时浮针效果好的人,突然出现即刻效果很差,可能是因为感冒后体温升高。

6. 患者没有很好的配合　对于活动到某些特定位置或者保持特定体位才出现疼痛的患者,在浮针治疗时,需要患者很好的配合。浮针扫散时,需要患者活动到疼痛的位置,做和缓的小幅度活动。但是对于听力下降、交流不畅、不愿配合的患者,浮针疗效会相对较差。

### 三、浮针针刺次数与疗效的关系

对适应证,浮针"一次有效,多次显效或者临床痊愈"。少数情况下,浮针治疗一次,疾病就可以痊愈。但更多的疾病,尤其是慢性疾病,需要浮针治疗的次数较多。

一般而言,如果第一次浮针治疗可以把疼痛的程度减到 0 的话,多数情况下疼痛程度会有所反弹。在第二次浮针治疗前,患者疼痛的程度往往介于第一次治疗前后之间。进行第二次治疗后,会再次达到或者超过第一次治疗后的即刻效果。但第三次治疗前,疼痛又很容易反弹到第二次治疗前后之间的程度。总体而言,浮针疗效随着治疗次数增多而增加。

这种反弹的程度,取决于患者的身体素质、休息情况、睡眠质量、病程长短、疼痛性质、身体状态、再灌注活动情况等。

### 四、影响浮针远期疗效的因素

很多疾病,浮针治疗后即刻效果非常好,但很多疾病在浮针治疗后,疾病复发比较明显,甚至很多不了解浮针的人认为,浮针只有即刻疗效,没有远期疗效。如果不了解影响浮针远期疗效的相关因素,就无法预测复诊的远期疗效,也不能给患者制定针对性的医嘱,对于患者出现反弹的情况,也给不出合理的解释,不仅患者可能不认可,甚至部分浮针初学者对浮针远期疗效的信心也不坚定了。

我们把影响浮针疗效的因素简单分为以下几类:机械性因素、感冒或者受凉、睡眠情绪欠佳、血环境不良和营养物质缺乏等。

#### (一) 机械性因素

所谓机械性因素,就是日常的生活或者工作习惯,对已经松解的患肌再次造成损害的情况。

很多的疾病,浮针治疗以后,我们都建议大家休息。很多人可能认为,休息就是不去上班,在家里打麻将、刷视频、看电视、打扑克、玩游戏。这些活动,看似很休闲,但由于很容易让大家沉迷,往往会长时间让肌肉保持紧张,很容易造成肌肉损伤。

还有很多人,工作时长时间使用电脑,但是电脑使用不规范,也非常容易导致远期疗效不好,症状反复。所以我们建议不长时间连续使用电脑;适当抬高电脑显示屏,使眼睛看屏幕的视角约为 15°,肘关节、腰与髋关节、膝关节的角度保持约 90°。

很多医生要求腰椎间盘突出症甚至所有腰痛的患者睡硬板床。其实睡相对较硬的床的目的是加强腰部支撑,避免腰椎过度受力,以减轻腰部相关肌肉的异常收缩或者牵拉,使患肌可以得到休息,避免复发。如果平时睡的床是软硬相对合适的,则没有必要去除床垫直接睡硬板上面。床硬度的突然变化,会使大家很不适应,影响睡眠,对疾病的恢复会更不利。当然,如果确实床垫过软,腰部肌肉得不到支撑和休息,换成软硬合适的床垫还是很有必要的。

枕头的高度也要注意。枕头过高或者过低,都容易引起颈椎病。一般来说,习惯仰卧的人,枕头以本人一拳高为度;习惯侧卧的人,枕头高度以本人一拳半为度。但人们在睡眠时会经常变化体位,因此枕头高度并无统一标准,需因人而异,也要结合自身的生活习惯,但务必以第二天颈部不僵硬不难受为度。

现在的电子产品越来越普及,上网、刷短视频越来越便利,也越来越吸引人。很多人会在床上或者沙发上长时间刷手机,很容易因为肌肉紧张出现患肌引起颈肩腰腿痛。床是用来睡觉的,所以在卧室摆放电视对睡觉没有任何好处,还给身体带来疼痛。

一般认为,散步对身体有益,但长时间的散步对于腰膝关节疾病患者未必有益。如果非要散步,可以采取倒走或者"Z"字形走法,使肌肉轮番收缩,而不致劳损部分肌肉。

太极拳,尤其是架子较低的太极拳,膝盖附近的肌肉负荷过大,对于膝关节或者腰椎疾患的患者不推荐训练。

总之,避免长时间保持一个姿势、长时间重复一个动作。当然,也要避免短时间内瞬间用大力,比如打篮球时瞬间跳起等。这些情况都容易损伤肌肉。

(二)感冒或者受凉

我们在浮针临床中发现,感冒会对浮针疗效有较大影响,患者恢复速度会大大减慢。病毒侵袭人体导致感冒症状,往往会出现全身的肌肉酸痛,影响全身肌肉的功能状态。而浮针治疗的靶点是肌肉,肌肉的功能状态不良,浮针治疗效果自然要打折扣。所以出现感冒症状的患者,要提前告知患者效果可能会慢一些。如果在浮针治疗后,肌肉病痛有所缓解,但又突然加重,这时候要注意是否感冒了。因此,出现复诊加重的患者,不妨先量一下体温,排除一下感冒。

受凉后加重,这个相对好理解一些。中医说"寒性收引",受凉以后,肌肉、血管更容易紧张、挛缩,原本已经松弛的患肌会再次紧、僵、硬、滑起来,这时候就非常容易出现症状反复。因此,盛夏季节,腰腿痛等肌肉疾病,吹空调是大忌。直接吹空调不行,盖着被子吹空调也不行,电扇也是如此。如果实在太热,适当开窗或者用芭蕉扇,自然风相对好一些。

（三）睡眠、情绪欠佳

我们在长期的浮针临床中发现,睡眠质量对于浮针疗效有很大的影响。深度的睡眠,可以使身体肌肉充分休息、放松,血液循环可以更加畅通的供应到各组织和各细胞的内环境,使其保持良好的新陈代谢,可以很好地修复肌肉的缺血缺氧,使肌肉功能保持相对较好的功能状态。肌肉功能恢复到正常状态,患者的病痛就可以更好地改善。

还有,长时间的睡眠不良,会导致患者出现焦虑或者抑郁,严重影响患者症状的恢复。相反,长期抑郁焦虑的患者有很大概率会出现睡眠障碍。所以,我们可以用浮针等手段帮助患者改善睡眠及焦虑抑郁的情绪,并让患者适当锻炼,使肌肉保持适度紧张、松弛的交替状态,从而益于改善血循环。

（四）血环境不良

对于很多慢性疼痛患者,骨科专家可能关注骨性变化或者神经卡压,麻醉科医师则更习惯从神经和药理角度分析这些病症,而浮针医学则认为肌肉常常是这些病痛的直接原因。

肌肉是红色的,提示其血供非常丰富,正常的血液供应是肌肉从病理状态恢复到生理状态的关键。但如果血液本身不正常,存在营养不良、炎症或者代谢异常,就会延迟肌肉的恢复,这种现象并不罕见。

虽然这么多年来,我们一直在关注血液状态和疾病恢复的关系,发现了很多临床现象,也总结了很多规律,但一直没有一个合适的名词来概括这种现象。2016年广东省中医院孙健教授来南京浮针医学研究所进修时,谈及此事,建议用"血环境不良",符仲华深以为然,欣然采用了这种提法。

血环境不良,我们翻译为 unhealthy blood environment,是指使病痛恢复速度减慢的血液指标、成分异常和营养物质不足等。

常见的血环境不良主要分以下几类:

1. **慢性感染** 慢性感染性炎症后,肌肉往往处于酸痛的状态,常使患肌难以松弛,或者松弛后容易复发。包括病毒性感冒,还包括链球菌感染。病毒性感冒一般有明显的症状,链球菌感染常常没有显著的症状,不容易被发现,临床中需要注意排查。

慢性非感染性炎症,尤其是局部关节囊出现积液的,这种情况,浮针治疗后往往恢复较慢,需要事先给患者进行交代。

血常规中白细胞、中性粒细胞、红细胞沉降率、C反应蛋白(包括超敏C反应蛋白)、抗"O"等都是判断炎症的指标。

2. **贫血** 贫血或者低血糖都会造成机体代谢功能下降,进而影响肌肉功能的恢复,影响浮针治疗肌肉疾病的效果。红细胞计数、血细胞比容、平均红细胞体积等异常会影响肌肉功能恢复的速度。

3. **内分泌及代谢性疾病** 甲状腺功能低下对肌肉代谢和肌肉功能恢复有很大的影响。甲状腺功能低下,其实就是机体代谢缓慢、低下的一种表现,基础体温低,脏器功能普遍低下,肌肉的损伤修复也会缓慢。

我们在临床上也碰到十几例顽固性患者,浮针治疗效果不好,检查后发现甲状腺功能减退、亚临床甲减或者桥本甲状腺炎,请大家注意。

糖尿病或者高尿酸血症患者的机体代谢都处于紊乱状态,这不仅促使肌肉的患肌化,还会使得浮针治疗的效果变差,病情更容易反复。

4. **自身免疫系统疾病** 通过对类风湿因子、抗环瓜氨酸肽抗体、HLA-B27、抗核抗体、抗核抗体谱等指标的检查,可以帮助发现类风湿关节炎、强直性脊柱炎、系统性红斑狼疮、干燥综合征、皮肌炎等自身免疫系统疾病。对于临床上遇见的症状总是反复的患者,不要忘记这些检查。对于自身免疫系统疾病,浮针疗法常可获得一定疗效,但症状常反复发作,这时如果明确自身免疫系统疾病诊断,对医生来说可以明确疾病预后及疾病发展规律,以便有的放矢。

(五)营养物质缺乏

对于浮针治疗后病症反复明显,我们排除了机械性因素等可能影响浮针疗效的复发因素后,可以检查一下维生素或者矿物质是否缺乏,或者适当补充一下。虽然很多时候可能查不到异常,但补充一些维生素、矿物质、高蛋白的食物,可能有助于疾病的恢复。尤其针对实在查不清楚原因的顽固性病痛、慢性疼痛患者,慢性消耗性疾病患者,慢性心脑血管病患者及节食过度者等。

(白田雨)

# 第三节　浮针的禁忌证及注意事项

虽然浮针疗法安全可靠,但是由于个体差异和机体的具体情况,很多时候在使用浮针时,需要注意禁忌证以及注意事项,这样才能在保证安全的前提下,发挥浮针快速见效的优势。

1. 所有的感染性疾病,浮针都难以建功。

2. 自身免疫性疾病在免疫反应状态活动(主要指标:红细胞沉降率、C 反应蛋白高于正常值)的情况下,也难以建功。

3. 神经细胞已经死亡的情况下,例如完全性截瘫、小儿麻痹症等,浮针完全无效。

4. 真皮的病症,如白癜风,浮针无效。

5. 不要企图用浮针改变内分泌的功能。

6. 有传染病、恶性肿瘤、严重心脑血管疾病,病情不稳定,生命体征波动者,身体极度虚弱者,不要用浮针治疗。

7. 存在严重凝血功能障碍或者出血倾向严重,针刺后出血不止概率较大的患者,比如血友病患者,以及局部皮肤敏感,或者控制不良的糖尿病患者,一般谨慎选择浮针,慎重留管,谨防感染。

8. 针刺部位皮肤有感染、破溃、瘢痕、肿瘤,该部位不能做浮针。

9. 孕妇尤其是怀孕 3 个月以内孕妇的腰骶部和小腹部,不宜针刺。

10. 病变部位或全身存在急性感染的情况,比如病毒性感冒、类风湿关节炎急性期,如果体温高于正常,这种情况一般不建议针刺。

11. 活动度较大的关节处谨慎针刺,尤其需谨慎留管,以免影响关节活动以及软管脱落。腰带处或者女性胸衣处,谨慎留置软管。

12. 局部或全身使用激素类药物,尤其是激素导致身体浮肿时,一般浮针效果欠佳。比如局部做过激素封闭治疗,以及红斑狼疮、类风湿关节炎等自身免疫性疾病使用大量激素冲击治疗,致身体浮肿,一般浮针效果欠佳,需谨慎选择浮针治疗。

13. 局部接受过外治疗法刺激,比如外用红花油、膏药及刮痧、拔罐,致局部肌肉功能出现明显变化,这种情况短时间内不宜浮针治疗,需等局部肌肉功能恢复。

14. 患者症状时有时无,患者存在严重焦虑或者抑郁,浮针效果有可能不好。

(白田雨)

# 第七章

# 头面部疾病

## 第一节　紧张性头痛

　　紧张性头痛,又称紧张型头痛或肌收缩性头痛,是指双侧枕部或全头部的紧缩性或压迫性头痛。约占头痛患者的 40%,是原发性头痛中最常见的类型[1]。

### 一、临床表现

　　紧张性头痛的疼痛部位多为头部双侧,主要在后枕部、头顶部、前额、颞侧太阳穴周围或全头部。部分患者伴有颈肩肌肉僵硬、疼痛。常由学习工作压力过大,情绪过于紧张,焦虑、抑郁或睡眠障碍等因素诱发。或因为以某种姿势长久地工作或维持不良姿势等,导致头颈肩部肌肉持续慢性长时间地收缩,而处于病理性紧张状态,进而引起紧张性头痛。

　　紧张性头痛多表现为轻中度疼痛,一般不会影响日常生活及工作。头痛性质多为钝痛、胀痛,有压迫感、木胀感和束带样紧箍感。头痛会在白天某个时间开始,持续时间长短不一,可为 30 分钟到几天,日常活动常不受影响。

### 二、诊断与鉴别诊断

　　根据患者的临床表现,排除颅内疾病引发的头痛和五官疾病引发的头痛后通常可以确诊。颅内疾病引发的头痛临床不少见,例如脑出

---

[1]　贾建平,陈生弟.神经病学[M].8 版.北京:人民卫生出版社,2018:180-181.

血、颅内占位性病变、脑膜炎等；五官疾病引发的头痛多见于青光眼、鼻窦炎等[1]。临床需注意，这两类头痛不属于浮针治疗范畴。

紧张性头痛还需与偏头痛及丛集性头痛相鉴别，详见表 7-1-1。

表 7-1-1　紧张性头痛与偏头痛、丛集性头痛的鉴别

| 鉴别要点 | 偏头痛 | 紧张性头痛 | 丛集性头痛 |
|---|---|---|---|
| 家族史 | 多有 | 可有 | 多无 |
| 性别 | 女性远多于男性 | 女性多于男性 | 男性多于女性 |
| 周期性 | 多无，部分女性与月经周期有关 | 多无 | 多有，有丛集性发作期，频率为隔日 1 次至每日 8 次 |
| 持续时间 | 头痛持续 4~72 小时 | 头痛持续 30 分钟至 7 天不等 | 头痛持续 15~18 分钟 |
| 头痛性质 | 搏动性 | 压迫性、紧箍样或钝痛 | 锐痛、钻痛、难以言表 |
| 头痛程度 | 中重度 | 轻中度 | 重度或极重度 |
| 活动加重头痛 | 多有 | 多无 | 多无 |
| 伴随症状 | 多伴有恶心、呕吐、畏光、畏声 | 多无，可伴有食欲减退，对光线、声音轻微不适 | 同侧结膜充血或流泪、鼻塞、流涕，眼睑水肿、额面部流汗，瞳孔缩小或眼睑下垂 |

## 三、病因及发病机制

关于紧张性头痛的发病机制，目前认为"周围性疼痛机制"和"中枢性疼痛机制"与紧张性头痛发病有关。"中枢性疼痛机制"可能是引起慢性紧张性头痛的主要机制，目前认为由于脊髓后角、三叉神经、丘脑、皮质等功能和 / 或结构异常，对触觉、电和热刺激的痛阈明显下降，产生痛觉过敏而头痛。神经影像学研究证实慢性紧张性头痛患者存在灰质结构容积减少，提示紧张性头痛患者存在中枢神经系统结构改变。

---

[1]　符仲华.浮针医学纲要［M］.北京：人民卫生出版社，2016：239.

"周围性疼痛机制"在发作性紧张性头痛的发病中起重要作用,由于颅周肌肉或肌筋膜结构收缩或缺血缺氧、细胞内外钾离子转运异常、炎症介质释放增多等导致痛觉敏感度增高,引起颅周肌肉(或伴肌筋膜)紧张或疼痛。

浮针医学将紧张性头痛归属于浮针适应证的肌肉本身病痛,认为无论丛集性头痛、偏头痛还是紧张性头痛的直接原因都在肌肉,头部、颈肩的肌肉紧张是造成紧张性头痛的主要原因,头部的固有肌肉,比如枕额肌、颞肌等,都是扁、平、薄的,虽难以通过触摸评估,但可根据以下原因推测是肌肉为患。

1. 症状与天气变化有关,只有具备收缩功能的器官或组织才受天气变化影响,而肌肉是人体唯一具有收缩功能的组织。

2. 受凉、劳累、情绪波动、失眠等因素常常诱发加重头痛。

3. 绝大多数头痛部位都在头部肌肉处,头顶虽没有肌肉,但是帽状腱膜连接着枕额肌(或分别称额肌、枕肌),枕额肌紧张可以诱发头顶疼痛(第二现场)。

4. 浮针、针灸、推拿等都有效,而这些疗法主要作用于肌肉。

## 四、浮针治疗思路

根据患者的临床表现、头痛的具体位置,结合第二现场规律(头痛部位多数为第二现场)、浮针三辨、浮针治疗五部曲,将嫌疑肌分为 3 大类。

1. 局部嫌疑肌　枕额肌、颞肌、枕下肌等。

2. 远道嫌疑肌　斜方肌、头夹肌、胸锁乳突肌、头半棘肌、肩胛提肌等。这些肌肉的附着点在上项线(后枕部)或颞骨乳突周围,而这些解剖位置是紧张性头痛发生的位置。

3. 气血嫌疑肌　腹直肌、胸大肌、肱二头肌、比目鱼肌等。

通过浮针治疗,结合再灌注活动使这些患肌舒缓,从而达到治疗目的。治疗过程中配合的再灌注活动是根据患肌的生理功能设计的,部分患肌的再灌注活动详见治疗示例。

## 五、浮针治疗方法

结合临床表现,根据罗列的嫌疑肌,通过触摸确定患肌后,治疗体位可以选择坐位或者仰卧位、侧卧位。结合浮针治疗五部曲,浮针进针点选在患肌周围3~5cm处,再灌注活动根据患肌的生理功能设计实施。

1. 斜方肌　治疗体位可选择坐位或俯卧位。坐位治疗时再灌注活动设计:肩胛骨先后伸(肩胛骨向脊柱靠拢),然后上提肩胛骨(猫头鹰式);头颈同侧屈抗阻;头颈同侧屈曲时上提肩胛骨(打电话时头夹手机动作)。

2. 头夹肌　治疗体位可选择坐位或俯卧位。坐位治疗时再灌注活动设计:头颈后伸抗阻;头颈转向同侧抗阻;头颈同侧屈抗阻。

3. 胸锁乳突肌　治疗体位可选择坐位、仰卧位或侧卧位。仰卧位治疗时再灌注活动设计:转脸向对侧,同时头部抬离床面;头颈同侧屈抗阻;屈曲头颈抗阻。

视频 7-1-1　　　　视频 7-1-2　　　　视频 7-1-3
斜方肌治疗示例　　头夹肌治疗示例　　胸锁乳突肌治疗示例

## 六、预后及注意事项

(一) 预后

根据我们的临床观察,浮针治疗后多数紧张性头痛可迅速缓解,但因其常因天气变化、工作压力大、情绪波动、劳累、熬夜、失眠等诱发或加重,因此,浮针治疗后,日常工作生活需要加以注意。在去除诱发因素的情况下,常预后较好。

(二) 注意事项

1. 注意头颈部保暖,特别是早晚气温较低时,天气变化应及时增减衣物。

2. 不要长时间维持一个姿势,比如不要长时间使用手机、电脑等,使用电脑时注意肘部不要悬空,可放置在电脑桌上或椅子扶手上。

3. 对于因情绪紧张或工作压力而诱发的患者,建议及时纾解心理压力,避免情绪波动。

4. 在早晨起床后或长时间维持一个姿势(如长时间伏案工作或久坐)之后坚持做气血操,可令肌肉缓、气血行。

## 七、典型病案述评

吕某,男,40岁,2022年10月23日初诊。

主诉:间断头痛20余年,加重2个月。

现病史:自述自幼时记事起就有头痛,最初只是颞侧疼痛,发作频率较低,每年1~2次,程度较轻。20岁左右时头痛频率增加,2~3天至1周左右发作1次,头痛的部位多数在双侧前额、颞侧、后枕部,疼痛性质为持续闷胀痛或紧箍样痛,持续时间24小时左右,服药(脑清片)后4~5个小时可缓解。眠差、受凉、饮酒、情绪波动、感冒等都可诱发。日常生活工作不受影响。睡眠质量较差,浅睡、易醒,醒后可以再次入睡。医院相关检查未发现异常结果。严重时疼痛NRS(数字分级评分法)评分在5~6分,伴恶心,无呕吐,强光下有不适感。舌质淡,苔白腻。二便可。9月时整月都在头痛,但日常工作不受影响。偶伴颈肩僵硬、疼痛,颈部转侧不受限。就诊时头痛,位置在颞侧、后枕部、前额,主要表现为闷胀钝痛,NRS评分5分,无鼻塞、咽喉痛等呼吸道症状,无头晕呕吐,伴颈肩不适,头颈转侧不受限。

既往史:否认高血压及糖尿病病史。

辅助检查:口述颅脑CT无阳性结果。

浮针专项检查:腹直肌(2级),肱二头肌(2级),枕额肌(2级),胸锁乳突肌(3级),颞肌(2级),头夹肌(3级),斜方肌(3级)。

诊断:紧张性头痛。

治疗:采用一次性浮针在患肌周围选择进针点,常规皮肤消毒后,使用进针器将浮针刺入皮下浅筋膜层,运针后退针入管,然后扫散,根据患肌的生理功能设计再灌注活动,根据浮针操作五部曲依次处理上述患肌,最后留置软管约 6 小时。

即时效果:浮针治疗后,颞侧及后枕部闷胀痛改善,NRS 评分 2 分。

医嘱:注意休息,不要熬夜,减少使用手机时间,注意头颈部保暖。建议坚持规律的运动,比如慢跑,在每天早晨起床或劳累后可练习气血操等。

在经过 9 次浮针治疗后(根据患者的反馈 5~7 天治疗 1 次),患者的头痛程度逐渐减轻,发作次数逐渐减少,至第九诊时反馈头痛较少出现,偶有发生且持续时间短,NRS 评分 1~2 分。

2023 年 8 月 9 日患者陪同朋友来诊,问及其近况,告知头痛自浮针治疗后未反复,困扰患者 20 年之久的头痛临床痊愈。

(于 波)

# 第二节 干 眼 症

干眼症是指由于泪液分泌减少或泪液蒸发过多引起的与眼部不适和 / 或视觉症状相关,并可能引发眼表疾病的一组泪膜异常的疾病[1]。

## 一、临床表现

干眼症患者主要临床表现为眼干、眼痒,眼部异物感、烧灼感、刺激感,视疲劳,常以上述症状为主诉就诊。目前临床常用于干眼症的检查包括泪膜破裂时间、泪液分泌试验、眼表染色、泪液功能、泪腺功能、泪液渗透压等。另外,干眼症是一种多因素疾病,明确病因及诱发因素对于采取针对性措施治疗干眼症具有十分重要的意义,因此接诊时应尽量获得详尽的病史[1]。

---

[1] 梁庆丰.眼科临床指南解读:干眼[M].北京:人民卫生出版社,2022.

不良的生活习惯、导致干眼的全身性疾病、口服药物等是干眼症的常见因素；老龄、绝经期前后、糖尿病、低湿度环境、吸烟、饮酒、肉毒素注射、眼部化妆、眼部美容手术等是干眼症的危险因素。

## 二、诊断与鉴别诊断

根据患者的临床表现，排除过敏性结膜炎、感染性结膜炎、视疲劳等眼科疾病即可确诊。除此之外，干眼症还应与干燥综合征进行鉴别。干燥综合征是一种眼干、口干和全身性免疫障碍共同存在的疾病，临床上约有 10% 的明显眼干患者患干燥综合征，应及时筛查出以眼干为首诊主诉的干燥综合征患者。怀疑与甲状腺相关的眼病不属于浮针治疗范畴，可建议患者去甲状腺病专科门诊诊查。

## 三、病因及发病机制

干眼症的发病机制非常复杂，多种因素都在其发生发展中起到作用。眼表和分泌泪液的腺体作为一个整体单位来发挥功能，这个功能单位患病或功能代偿可以导致泪膜不稳定或不能很好地维持泪膜的完整性，从而引起眼部刺激症状以及对眼表上皮的损伤。国际泪膜和眼表协会于 2017 年权威发布的报告中特别指出，泪液渗透压增高和泪膜稳定性下降是干眼发生的两个核心因素，且这两个因素在水液缺乏型干眼症和蒸发过强型干眼症中同时存在。在水液缺乏型干眼症中，尽管泪液蒸发率正常，但由于泪液分泌减少，同样可以造成泪液渗透压增高和泪膜稳定性下降；而对于蒸发过强型干眼症，尽管泪液分泌正常，但过强的泪液蒸发可造成泪液渗透压增高和泪膜不稳定。因此，该报告认为，水液缺乏和泪液蒸发过强仅是干眼症发生的两个起始因素，随着干眼症的发展都会伴随着泪液渗透压的升高，因而泪液高渗透压是干眼症发生的核心因素[1]。

浮针医学将干眼症归属于浮针适应证的肌肉后病症。我们认为，虽然水液缺乏和泪液蒸发过强是干眼症发生的两个起始因素，泪液高

---

[1]  梁庆丰 . 眼科临床指南解读：干眼［M］. 北京：人民卫生出版社，2022.

渗透压是核心因素,但我们更倾向于认为干眼症的发生与肌肉状态关系密切,理由:

泪腺的动脉血来自泪腺动脉,泪腺动脉主要来源于眼动脉,眼动脉来源于颈内动脉,如果与颈动脉走行关系密切的肌肉处于病理性紧张状态,将会引起肌内器官——颈动脉的血管动力学发生改变,使供应相应器官的血量减少,从而导致泪腺动脉对泪腺的血液供应出现问题,引起泪腺分泌的功能性问题,或泪腺的水液缺乏,或泪液蒸发过强,进而引起干眼症状。

### 四、浮针治疗思路

根据患者的临床表现,结合第二现场规律、浮针三辨、浮针治疗五部曲,将嫌疑肌分为 3 大类。

1. 局部嫌疑肌　颞肌、额肌、眼外肌等。
2. 远道嫌疑肌　胸锁乳突肌、斜角肌等。
3. 气血嫌疑肌　腹直肌、胸大肌、胸锁乳突肌、斜角肌、枕下肌等。

通过浮针治疗,结合再灌注活动使这些患肌舒缓,从而达到治疗目的。治疗过程中配合的再灌注活动是根据患肌的生理功能设计的,部分患肌的再灌注活动详见治疗示例。

### 五、浮针治疗方法

结合临床表现,根据罗列的嫌疑肌,通过触摸确定患肌,在患肌周围 3~5cm 处选择进针点。

1. 枕下肌　治疗体位可选择坐位或俯卧位,进针位置可选择从上项线向下,针对枕下肌,进针时注意避开毛囊(见图 7-2-1),以减少刺痛,再灌注活动采取主动颔首或小幅度摇头动作。

2. 胸锁乳突肌　治疗体位可选择坐位或仰卧位。仰卧位再灌注活动设计:转脸向对侧,同时抬头;头颈同侧屈抗阻;屈曲头颈抗阻。详见视频 7-1-3。

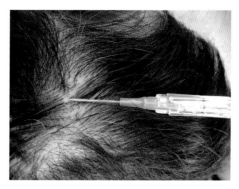

图 7-2-1　头皮进针演示（避开毛囊）

**3. 斜角肌**　治疗体位可选择坐位或侧卧位,治疗时嘱患者用鼻子快速吸气 1~2 次,目的为上提第 1、2 肋骨进行斜角肌再灌注活动,或头颈同侧屈的同时做耸肩动作。

视频 7-2-1
枕下肌治疗示例

视频 7-2-2
斜角肌治疗示例

## 六、预后及注意事项

（一）预后

根据我们的临床观察,浮针治疗后多数干眼症状常可很快缓解,但因诱发因素众多（常与电子产品的过度使用、精神紧张、不良的生活习惯、干燥的工作环境等有关）,因此,在浮针治疗后,日常工作生活仍需要加以注意。在去除诱发因素的情况下,常预后较好。

（二）注意事项

1. 加强营养,均衡饮食,多进食富含维生素的食物,例如水果、蔬菜、动物肝脏等。

2. 注意用眼适度,不要长时间使用手机、电脑等。

3. 如果浮针治疗效果不理想,建议进行眼科相关诊疗,排查眼部器质性病变。

4. 可经常做眼保健操,轻柔按摩眼睛周围的肌肉,或经常做眼睑热敷,热敷温度建议在40℃左右。

5. 多进行户外运动,建议每天在早晨起床后或长时间伏案工作之后坚持做气血操,可令肌肉缓、气血行。

## 七、典型病案述评

宋某,男,63岁,2019年3月9日初诊。

主诉:眼睛干涩、视物模糊1月余。

现病史:2012年在威海市某医院诊治糖尿病期间确诊青光眼,2014年排除青光眼诊断。2018年10月在医院眼科做眼底检查,未发现阳性结果。1月余前,长时间使用手机后出现眼睛干涩,伴视物模糊,确诊为干眼症。无头晕头痛,伴眼眶周围发胀,颈肩僵硬疼痛。夜间休息时眼睛无症状。在光线强或者有风的天气时,上述症状明显。

既往史:糖尿病病史16年余。否认高血压病史。

辅助检查:口述眼科相关检查无阳性结果。

浮针专项检查:腹直肌(2级),颞肌(2级),胸锁乳突肌(3级),斜角肌(2级),枕下肌(2级),斜方肌(2级),头夹肌(2级)。

诊断:干眼症。

治疗:采用一次性浮针在患肌周围3~5cm处选择进针点,常规皮肤消毒后,使用进针器将浮针刺入皮下浅筋膜层,运针后退针入管,然后扫散,根据患肌的生理功能设计再灌注活动,根据浮针操作五部曲依次处理上述患肌,最后留置软管约6小时。

即时效果:眼睛干涩缓解。眶周无症状。

医嘱:注意用眼卫生,不要长时间使用手机。

四诊(2019年3月19日):眼睛干涩较少发生,且程度很轻。过度用眼时出现眼睛视物模糊,适当休息可改善。用滴眼液后上述情况偶有改善。睡眠好的情况下,眼睛干涩可缓解。继续治疗,患肌检查:斜方肌(2级),颞肌(2级),胸锁乳突肌(2级),斜角肌(2级)。针对治疗并配合相应再灌注活动。

六诊(2019年4月8日):昨天眼睛视物模糊明显,室内、室外无明显差别,目内眦分泌物较多,考虑与旅游疲劳相关。治疗颞肌(1级)、枕下肌(2级),眼睛视物模糊立刻缓解;下半场继续评估治疗胸锁乳突肌(2级)、斜角肌(1级),治疗结束后眼睛视物清晰,无模糊感。临床痊愈,电话随访。

2022年10月24日带朋友来就诊,问及其眼睛近况,告知自浮针治疗后状况良好,未反复。

(于 波)

# 第三节 眩晕、头昏

眩晕、头昏、头晕是门急诊患者最常见的主诉之一,这3个症状患者常常难以区分,甚至很多医生都分不清楚。在现行教科书中,眩晕作为典型主诉症状之一,内涵最为丰富,包含了头昏、头晕的论述。但是为了便于浮针从业者进行临床鉴别,本节把这些症状区分为眩晕和头昏两大类。眩晕和头昏患者部分归因于患肌导致的脑部缺血,两者的治疗、注意事项和预后类似,因此合并讨论。

## 一、临床表现

眩晕主要表现为睁眼时周围物体旋转,闭眼时自身旋转,伴步态不稳。在主观上表现为眩晕,在客观上表现为平衡障碍。眩晕的病因涉及多个学科,包括耳鼻喉科、神经内科、神经外科、眼科、骨科、精神病科等。

头昏主要表现为头部昏沉,头重脚轻,头部紧束感、沉重感,或者表现为头部麻木空虚感,伴视物模糊及无力等症状。有些患者把这一类症状表述为头晕。

## 二、诊断和鉴别诊断

眩晕和头昏两症,根据患者的临床表现和主诉即可明确诊断。本节主要讨论眩晕及头昏两症中浮针疗法的适用范围,所以我们重点围绕非浮针适应证进行鉴别诊断,即主要与耳源性眩晕、中枢性眩晕、全身疾病性眩晕、眼源性眩晕进行鉴别诊断。

1. **耳源性眩晕** 主要包括梅尼埃病和良性阵发性位置性眩晕(耳石症)。耳源性眩晕多突然发病,可因头位变化而发作,感觉自身或周围环境旋转,伴耳鸣、耳聋、眼震等。梅尼埃病一般持续20分钟至数小时,超过24小时者少见。耳石症一般仅持续数十秒,可以通过手法复位立即解除症状。这类疾病应该前往耳鼻喉科治疗。

2. **中枢性眩晕** 多缓慢起病,有晃动感,多无旋转感,发作多与头位变动无关,伴有中枢神经系统症状及各种不同类型的眼震,病程持续较长,常常持续数十天,多见于颅脑血管病变、占位性病变、感染性病变等,颅脑CT、MRI可资鉴别。

3. **全身疾病性眩晕** 表现不一,如漂浮感、麻木感,甚至眼前发黑等。多见于严重贫血、心脏病、低血糖、低血压、神经症等疾病。

4. **眼源性眩晕** 多表现为视力减退、屈光不正、眼肌麻痹等,眩晕是其症状之一。

当诊断资料不全时,在取得患者理解的前提下,可行浮针疗法进行诊断性治疗。

## 三、病因及发病机制

排除上述疾病导致的眩晕,主流医学认为眩晕和头昏是由各种原因造成的脑动脉供血不足引发的,多和颈椎病相关。很多医生认为,颈椎退行性病变压迫椎动脉导致眩晕或头昏。但是这种推测似乎经不起推敲,因为:①从解剖学角度看,椎动脉从颈椎两侧的横突孔穿过,而非从椎间孔穿过,颈椎X线不能显示横突孔,且椎间孔退行性病变并不能代表横突孔的退行性病变,只有椎间盘横向十分严重突出才能压迫椎动脉;②如果真是横突孔退变造成压迫,那么所有不能改变横突孔退变的保守疗法应该无效,而事实并非如此[1]。

---

[1] 符仲华.浮针医学纲要[M].北京:人民卫生出版社,2016:266.

浮针医学认为,眩晕和头昏属于肌肉后病痛范畴,多因为椎动脉和颈总动脉附近的肌肉病理性紧张痉挛,形成患肌,从而影响脑部血供。影响椎动脉和颈总动脉的肌肉主要包括斜角肌、胸锁乳突肌、枕下肌等,而头部紧束感和沉重感主要来自头夹肌、斜方肌和额枕肌病理性紧张。

有研究[1]表明,颈源性眩晕患者的椎动脉经过浮针疗法干预,立即就有显著变化。根据泊肃叶定律计算显示,经浮针疗法干预后,颈源性眩晕患者的椎动脉迅速扩张。图 7-3-1 中所示病例 1 和病例 2 的供血量分别是治疗前的 2.73 倍和 1.43 倍。

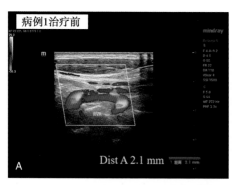
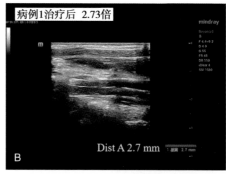
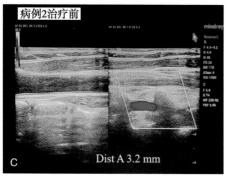
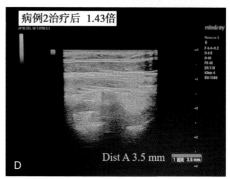

图 7-3-1　浮针疗法迅速扩张颈源性眩晕患者的椎动脉

## 四、浮针治疗思路

根据患者的临床表现,结合第二现场规律、浮针三辨、浮针治疗五

---

[1]　HE Q T,HUANG H Y,LIANG H Y,et al. Subcutaneous stretching enlarges adjacentvertebral artery instantly in patients with cervicogenic dizziness:two case reports [ J ]. Medicine,2023,102(5):32643.

部曲,将嫌疑肌分成 3 大类。

1. 局部嫌疑肌　斜角肌、胸锁乳突肌、枕下肌、头夹肌、斜方肌和额枕肌等。

2. 远道嫌疑肌　颈夹肌、肩胛提肌等。

3. 气血嫌疑肌　胸大肌(伴有心悸、胸闷等症状者需要考虑)等。

## 五、浮针治疗方法

根据罗列的嫌疑肌,通过逐一触诊嫌疑肌以确定患肌,在患肌周围选择进针点,配合扫散和再灌注活动,再灌注活动是根据患肌的生理功能设计的。下面列举部分患肌的再灌注活动:

1. 斜角肌　坐位或仰卧位。同侧侧头抗阻,同侧转头抗阻,深呼吸然后用力咳嗽。

2. 枕下肌　坐位或俯卧位。仰头抗阻。

3. 头颈夹肌　坐位或俯卧位。同侧侧头抗阻,同侧转头抗阻,仰头抗阻。

视频 7-3-1
斜角肌、枕下肌、头颈夹肌治疗示例

## 六、预后及注意事项

(一) 预后

该病经浮针治疗后常立刻见效,总体来说远期效果也让人满意,但也需患者遵守医嘱和注意事项,才能久久为功。

(二) 注意事项

1. 眩晕和头昏患者需要改变工作、生活和娱乐方式,如不能长时间伏案办公、打麻将、看电视等,不能长时间低头看书、玩手机、打毛衣等。

2. 如果必须长时间工作,建议每一小时便活动放松颈部肌肉,比如做颈椎操,叮嘱患者锻炼颈部时,转头动作不要转圈,要按前、后、左、右的方向依次进行,速度宜慢。

3. 每天早、中、晚进行气血操练习对疗效保持有利。

4. 如非必要(如颈部软组织挥鞭伤),不建议常规佩戴颈托,以免造成颈部肌肉不能活动。

## 七、典型病案述评

刘某,女,34岁,2022年4月20日初诊。

主诉:头晕伴颈部酸痛反复发作1年余。

现病史:患者于1年前因长期伏案工作出现头晕不适,以昏沉感为主,偶有头部空虚麻木感,伴颈部酸痛、视物模糊。伏案工作及劳累后症状加重,休息后稍减轻。随即前往当地医院就诊,颈部X线张口位显示寰枢关节失稳。医院嘱减少颈部活动,行理疗、口服肌肉松弛药、佩戴颈托等治疗。颈部酸痛较前好转,但头晕改善不明显。神情焦虑,睡眠尚可,二便可,食纳尚可。

既往史:否认高血压及糖尿病病史。否认手术外伤史。

婚育史:已婚,育有1女1子。

浮针专项检查:①局部嫌疑肌:胸锁乳突肌(4级),斜角肌(4级);②远道嫌疑肌:肩胛提肌(4级);③气血嫌疑肌:无。

辅助检查:颈部X线张口位、正侧位显示颈椎退行性改变、寰枢关节失稳。

诊断:颈源性眩晕。

治疗:针对上述患肌,先在胸骨柄下端进针,对准斜角肌及胸锁乳突肌,然后在肩胛骨内角处进针,对准肩胛提肌进行治疗,同时配合相关患肌的再灌注活动。

即时效果:患者感头部清爽,眼睛明亮许多,颈部酸痛较前减轻。

医嘱:不必佩戴颈托,每小时做颈椎操一遍,避免颈部长时间保持同一个姿势。每天早、中、晚3次练习气血操等。

经过10次浮针治疗(每2天1次),患者已无头晕不适,颈部无酸痛感。

2022年10月12日随访,患者诉上次治疗结束后,头晕未再发作,工作繁忙时颈部偶有酸痛感,行颈椎操及气血操后缓解,平时已注意避免颈部长时间保持同一姿势。

(赵奇林)

# 第四节　耳　　鸣

耳鸣是指在没有外部声源的情况下,主观上感觉耳内或头部有声音。这种声音可以是高频,也可以是低频,有时甚至是难以形容的噪声。耳鸣可能是间歇性的,也可能持续存在。

## 一、临床表现

耳鸣是耳科临床最常见的病症之一,通常表现为主观上感到的各种异常声音,包括蝉鸣声、嗡嗡声、咔嗒声、搏动声等,尤其到了夜深人静的时候,患者常不堪其扰而焦躁不安。可伴有听力减退、耳胀、耳闷、眩晕、失眠、焦虑等一系列症状。

## 二、诊断与鉴别诊断

耳鸣本身是一个临床症状,根据患者的主诉即可诊断,耳鸣的分类有很多种,最常用的是分为原发性耳鸣与继发性耳鸣。当耳鸣作为一种独立的疾病存在时,可以称为"原发性耳鸣";当它作为其他疾病的症状而存在时,称为"继发性耳鸣"[1]。

在浮针临床上,最重要的是判断患者所发生的耳鸣是否在浮针疗法的适应证范畴之内。浮针疗法对于耳鸣可作为一种诊断性治疗,患者经浮针治疗后,如果耳鸣症状很快解除,大概率是患肌影响内耳供血导致的原发性耳鸣,但不排除部分较为严重、病程较长的原发性耳鸣,尤其是伴有听力受损者,浮针的疗效有时并不十分理想。很可能浮针只对于耳鸣有一定疗效,却难以令听力恢复。

对于继发性耳鸣,医者需要评估原发病对于听觉系统和耳周边肌肉组织影响的程度。通常来说,由颅脑肿瘤、贫血、皮肤黏膜感染等引

---

[1]　刘蓬.耳鸣的诊断思路[J].中国听力语言康复科学杂志,2020,18(1):64-67.

发的耳鸣,均不在浮针适应证范畴。有一部分继发性耳鸣是由于原发病影响到肌肉组织造成的,这种情况通过浮针治疗仍可一定程度上得到改善。比如颈椎病、寰枢关节半脱位、失眠、偏头痛、高血压病、外耳道炎,往往诱发胸锁乳突肌、斜方肌、斜角肌、颈夹肌、二腹肌等颈部或耳周肌肉患肌化,浮针治疗既可以缓解原发病症状,也可以使耳鸣的症状得到缓解。因此,耳鸣是否为浮针适应证,临床上还需要具体情况具体分析。对于疗效不明显的患者建议做相关检查以明确诊断(表 7-4-1)。

表 7-4-1 原发性耳鸣与继发性耳鸣的鉴别诊断

| 诊断 | 耳鸣 | 听力下降 | 兼症 | 专科检查 | 其他相关检查 |
|---|---|---|---|---|---|
| 原发性耳鸣 | 有 | 有 | 头痛、眩晕、体虚、劳累 | 纯音听阈测试、声导抗测试、耳蜗电图、耳声发射、脑干听觉诱发电位 | 浮针专科检查、疑似原发病相关检查 |
| 颈椎病 | 有 | 有 | 颈肩部胀痛不适、活动不利、眩晕、头痛 | 同上 | 浮针专科检查、寰枢关节X线片、颈椎核磁检查 |
| 高血压病 | 有 | 有 | 紧张、焦虑、头痛、头昏、眩晕、目胀 | 同上 | 浮针专科检查、测量血压、心电图检查、心脏彩超检查、头颅CT |
| 外耳道炎 | 有 | 有 | 可见外耳道弥漫性充血、肿胀,重者外耳道狭窄,并流出浆液或黏脓性分泌物,可伴有耳痛 | 同上 | 浮针专科检查、分泌物培养+药敏试验 |
| 颅脑肿瘤 | 有 | 有 | 头痛、头昏、头面麻木 | 同上 | 头颅CT、核磁等相关检查 |
| 贫血 | 有 | 有 | 头痛、头晕、晕厥、皮肤黏膜发白、毛发指甲改变 | 同上 | 血常规、贫血六项、肝功能、便常规、便潜血以及疑似原发病相关检查 |

### 三、病因及发病机制

耳鸣的发病原因有很多种,可能是单一因素,也可能错综复杂,最常见的是外部噪声、耳垢堆积、内耳毛细胞受损等。此外,情志过激、焦虑、压力、听力损失、中耳感染、内耳疾病、药物副作用等均可能导致耳鸣。

需要注意的是,如果耳鸣症状持续存在或加重,患者应该及时就医。因为一些严重的疾病,如听神经瘤、梅尼埃病等,也可导致耳鸣。在就医时,医生可能会进行听力测试、影像学检查等明确耳鸣的发病原因。

目前主流医学认可的发病机制包括:

1. 相邻神经元之间兴奋性同步排放 受病变影响的神经元与兴奋性神经元存在兴奋性同步排放,此假说能解释听神经病变产生耳鸣的机制。

2. 毛细胞超量阳离子内流 耳蜗毛细胞出现自发性过量钾离子和钙离子内流,引起其全部突触同步释放神经递质。此假说可解释噪声性聋及药物性聋伴发耳鸣产生的机制。加斯特罗伯夫(Jastreboff)1990年提出,耳鸣在听觉中枢对听神经末梢微弱信号的察觉和处理过程中产生,且与自主神经系统和边缘系统密切相关[1]。

浮针医学认为,由于耳鸣发病原因的多样性,该病可属于浮针适应证的肌肉前病痛,也可以是肌肉后病痛。我们推测,耳鸣的发病和耳周、头颈部及其他相关患肌有很大的关系,这些患肌可能单一作案,也可能是其他患肌的帮凶。人类的耳朵对称分布于头部两侧,紧邻颅脑、颞颌关节、颈项、枕颞、乳突、鼻咽部等区域,这些区域通常由于长期姿势不良或暴露于噪声之下,导致患肌出现并长期存在,势必会引起颈椎病、高血压病、头痛、失眠等病症。当患者遇到寒冷、不良情绪等诱发因素后,将会进一步加重患肌对机体相关系统的影响,可能从不同渠道影响到内耳毛细胞的供血,导致耳鸣的发生或加重。

浮针医学认为,耳鸣的发病和这些患肌息息相关,理由如下:

---

[1] 孙虹,张罗.耳鼻咽喉头颈外科学[M].9版.北京:人民卫生出版社,2019:2.

1. 内耳的血液主要来自椎基底动脉或小脑前下动脉分出的迷路动脉,因此内耳的血供主要来自颈总动脉和椎动脉。颈总动脉和椎动脉容易受颈项部患肌影响,进而影响头颈部血液循环和耳压,继而影响到耳内毛细胞供血,诱发耳鸣。

2. 临床上发现,绝大多数耳鸣患者都伴有一侧或双侧颞部、枕部、颈部、耳后等部位肌肉不同程度的肌紧张,这部分患肌和听觉系统内各路通道如外耳道、中耳、咽鼓管等紧密相连。经过浮针治疗,这些患肌得到了松解,耳鸣症状常明显减轻。

3. 耳鸣症状经浮针治疗如果迅速有效,就可以排除其他组织为患的可能性,说明这例耳鸣是由于肌肉组织造成的[1],因为浮针只治疗与肌肉相关的疾病。

4. 耳鸣的症状时轻时重,受天气、情绪、劳累程度的影响大,所以很有可能是患肌致病。

## 四、浮针治疗思路

根据患者的临床表现,判断患肌的具体位置,结合第二现场规律、浮针三辨、浮针治疗五部曲,将嫌疑肌分为 3 大类。

1. 局部嫌疑肌　耳后肌、二腹肌、胸锁乳突肌、头夹肌等(图 7-4-1),这些肌肉附着点在枕区、耳郭、颞骨、乳突、舌骨周围,可以影响头颈部血液循环和耳压,尤其当椎动脉的供血变差时会进一步影响到耳内毛细胞供血,诱发耳鸣。

2. 远道嫌疑肌　斜方肌上段、斜角肌、颈夹肌等,这些患肌与继发性耳鸣相关。比如颈椎病、头痛、眩晕、失眠等,这些疾病日久会患肌化耳周肌肉,并通过影响椎动脉等间接导致耳部供血不良,诱发耳鸣。

3. 气血嫌疑肌　胸大肌、腹直肌、肱二头肌等。对于局部嫌疑肌处理后症状改善不明显的患者,以及伴有头昏头痛、心慌胸闷、血压波动的患者,应进一步考虑处理气血嫌疑肌,最大程度改善患者整体气血循环状态。

---

1　符仲华.肌肉学概要:基于浮针诊疗实践的探索[M].北京:人民卫生出版社,2023:171.

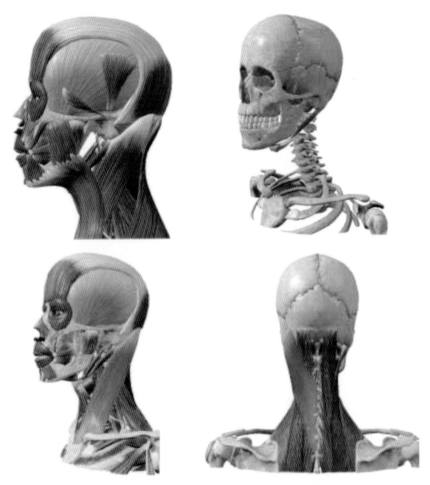

图 7-4-1　耳后肌、二腹肌、胸锁乳突肌、头夹肌

（图片源自 3Dbody）

## 五、浮针治疗方法

结合临床表现，通过触摸明确患肌，在患肌周围选择进针点，注意尽量选择血管分布较少并且可以同时治疗多个患肌的进针点，再灌注活动主要依据患肌的生理功能做拉伸或收缩抗阻。注意头颈和耳部活动幅度不宜过大，动作不宜过猛。额枕肌、颞肌、耳后肌、二腹肌等患肌由于十分扁平、浅薄或细长，临床往往需仔细触摸才可感知。

具体操作方法如下：

1. 耳后肌、二腹肌　坐位或侧卧位,从肩部外侧进针,嘱患者做较大幅度张口闭口的再灌注活动。注意张口幅度不宜过大。

2. 斜角肌　坐位,从肩部外侧进针,嘱患者做低头抗阻再灌注活动。

3. 胸锁乳突肌　坐位或仰卧位,从肩部外侧进针,嘱患者面部转向对侧(下颏过中线),同时抬头抗阻;或头颈向对侧侧屈抗阻;或头颈屈曲抗阻。

视频 7-4-1　　　视频 7-4-2　　　视频 7-4-3　　　视频 7-4-4
耳后肌治疗示例　二腹肌治疗示例　斜角肌治疗示例　胸锁乳突肌治疗示例

## 六、预后及注意事项

### (一) 预后

耳鸣的治疗往往比较棘手,根据我们的临床观察,追溯耳鸣患者发病史对判断预后非常重要。部分耳鸣患者有强噪声暴露(如近距离的金属撞击音、爆竹声、音响声等)或受掌击等外力猛烈作用,或饮酒、病毒性感冒等经历,导致耳鸣耳聋或耳鸣同时伴有听力下降,这部分患者的耳鸣症状往往在浮针治疗后得以较好控制,但听力损伤仅部分恢复或完全得不到恢复。这部分患者往往因超强音的刺激或外力作用导致了听神经细胞的不可逆损伤,恢复极其困难。还有部分患者因情绪紧张焦虑或血压持续偏高而导致严重耳鸣,应着重缓解其焦虑情绪,待情绪缓解后耳鸣亦可以得到显著缓解。耳鸣的诱发因素较多,常因天气变化、工作压力大、情绪波动或劳累、熬夜、失眠、饮酒等引发或加重,因此,浮针治疗后,日常工作生活仍需要注意防范。在去除诱发因素的情况下,通常预后较好。

### (二) 注意事项

1. 注意避免强噪声暴露,尽量不去大型烟花、大型婚礼、摇滚音乐会、KTV 包间等场合。

2. 保持耳部清洁,有耳部不适应及时专科治疗。

3. 注意避免长时间使用电脑、手机,且使用过程中姿势要正确。

4. 情绪紧张或工作压力为诱发因素的患者,应及时心理干预,避免情绪波动。

5. 注意定期测量血压,预防高血压,保障充足的睡眠。

6. 平时可配合做气血操。

## 七、典型病案述评

徐某,男,70 岁,2022 年 8 月 6 日初诊。

主诉:右耳耳鸣伴颈部不适 10 年,耳鸣加重伴听力下降 2 年。

现病史:患者右耳耳鸣 10 年余,耳鸣为持续性,伴阵发性加剧。颈部不适,眩晕,劳累时上述症状明显加重。近 2 年耳鸣症状明显加重,并伴有听力下降。耳鸣严重时可诱发眩晕头痛和恶心呕吐。患者就诊时眩晕发作,颈部不能正常转侧活动,不能卧床平躺,治疗时只能采取坐位,面容十分痛苦。

既往史:左侧外伤性耳聋病史 30 余年,有颈椎病史近 20 年,否认高血压及糖尿病病史。

辅助检查:颈椎 MRI 检查提示第 4、第 5 颈椎间盘突出。颈椎 X 线张口位示寰齿间隙不对称,齿状突稍偏歪。

查体:颈部生理曲度变直,颈部"富贵包"样凸起,颈部肌肉明显紧张僵硬。颈部活动障碍。

浮针专项检查:颞肌(2 级),耳后肌(2 级),二腹肌(2 级),胸锁乳突肌(3 级),斜角肌(4 级),斜方肌(5 级),腹直肌(3 级)。

诊断:①继发性耳鸣;②颈椎病;③寰枢关节半脱位。

治疗:主要针对双侧上斜方肌,其次是双侧胸锁乳突肌、冈上肌,分别结合患者颈部后伸抗阻,颈部向左、向右侧头并抬头抗阻,抬肩抗阻等再灌注活动。

即时效果:患者耳鸣症状稍微缓解,听力未见改善,眩晕症状有较明显改善。查体见斜方肌上段僵硬紧张程度明显减轻,颈部活动较前自如。

医嘱：注意休息，不要熬夜。避免到强噪声的环境中去，如果不得已可佩戴耳塞防护。避免颈部长期保持一个姿势，如长时间使用手机、看电视等。注意头颈部保暖。避免发火等情绪过激状态。推荐练习气血操、颈椎保健操、耳鸣保健操等。

由于每次治疗后都有显著的即刻疗效，加之对于右耳听力保护意识较强，患者一直坚持治疗，每半月 1 次（患者住在偏远地区，医师每半月前往基层医院坐诊）。治疗期间患者症状亦有数次比较大的反复，主要表现为颈部活动受限，严重时耳鸣加重，伴有眩晕和呕吐，但总体向好。经过 1 年半的浮针治疗，患者的耳鸣和眩晕程度逐渐减轻，发作频率逐渐降低，听力逐渐恢复，并且疗效逐步得到稳定。

2024 年 4 月 6 日患者最后一次来诊，问及其近况，告知近 3 个月耳鸣已基本消失，偶然会有头昏头晕。

（陆 瑾）

# 第五节　颞下颌关节紊乱病

颞下颌关节紊乱病，是对临床上以张口困难、咀嚼疼痛、颞下颌关节弹响、功能障碍为主要表现的一组症状的统称，又被称作颞颌关节痛、颞下颌关节炎或颞下颌关节紊乱综合征。

## 一、临床表现

该病是口腔颌面部常见病之一，20~30 岁多见，多在一侧发病，少数可累及对侧[1]。临症状表现并不复杂，主要表现在局部，绝大多数存在不同程度的关节弹响，张口和咀嚼运动时关节周围肌肉群疼痛，无红肿发热。疼痛位于耳前深处，疼痛的性质为隐痛、钝痛或短暂刺痛，在关

---

[1] 张志愿. 口腔颌面外科学［M］. 北京：人民卫生出版社，2020：227-228.

处可有深触痛。疼痛程度为轻度或中度,咀嚼说话、咬牙可诱发或加重疼痛。同时伴有下颌运动异常、开口度异常,表现为开口过小或过大,开口时口形异常,有时开口出现绞锁现象。个别患者会有头痛、头晕、耳鸣、耳闷、眼花、眼胀以及吞咽困难、咀嚼肌酸胀等。

## 二、诊断与鉴别诊断

根据其病史及临床表现可以确诊,开口受限要注意区别于化脓性关节炎、关节结核、肿瘤占位、牙科疾病等。必要时可借助 X 线及核磁共振检查。

颞颌关节局部疼痛主要和三叉神经痛相鉴别,详见表7-5-1。

表 7-5-1 颞颌关节痛与三叉神经痛的鉴别要点[1]

| 疾病 | 范围 | 疼痛性质 | 关节受限与否 | 诱发因素 |
| --- | --- | --- | --- | --- |
| 颞颌关节痛 | 局限 | 常为酸痛,疼痛程度常随关节位置变化而变化 | 关节有弹响,关节活动范围异常 | 张口、咀嚼或触压局部产生疼痛 |
| 三叉神经痛 | 一般较大 | 一过性的剧痛,时发时止;发作时常为持续性灼痛,有扳机点现象,常不能触碰 | 关节活动一般不受影响 | 触碰、进食甚至风吹可诱发剧烈的疼痛 |

## 三、病因及发病机制

本病是一组包括咀嚼肌功能紊乱、颞下颌关节结构紊乱、无菌性炎性疾病及骨关节病等病因尚不明确疾病的病症总称,一般认为与精神紧张、失眠、情绪焦虑、牙齿咬合、两侧关节不对称、关节负荷过重过劳、偏咀嚼、张口过度、损伤及寒冷等相关。上述原因可致两侧关节的不平衡,引发非关节源性疼痛以及不同类型的关节盘移位而出现临床上的症状。

## 四、浮针治疗思路

颞下颌关节病变与大多数关节病变(如膝关节疼痛、网球肘等)一

---

[1] 符仲华.浮针疗法治疗疼痛手册[M].北京:人民卫生出版社,2011:124.

样,患者指出的病痛所表现部位是第二现场,该病按肌肉学分类属于肌肉本身病痛。由于某种或多种重叠因素使相关肌肉如咬肌、翼肌、颞肌等患肌化,紧、僵、硬、滑的患肌压迫穿行其间的血管,使血运供应部位缺血而产生疼痛,同时紧、僵的患肌还可牵拉所附着的关节,导致其功能异常(如开口过大、过小,口形异常等)。患肌才是第一现场,是我们浮针治疗的靶组织,正是它们引发了第二现场的病症。

1. 局部嫌疑肌　咬肌、颞肌、翼肌。

2. 远道嫌疑肌　胸锁乳突肌、斜角肌、枕下肌、二腹肌。

3. 气血嫌疑肌　胸大肌、腹直肌、膈肌。

## 五、浮针治疗方法

治疗颞肌时可取健侧侧卧,在耳上头皮处向前下进针扫散,嘱患者咬牙,同时用手掌大鱼际按压颞肌处进行再灌注。治疗咬肌、翼肌、胸锁乳突肌、斜角肌可于颈侧部向前上方进针扫散,做咬牙、张口错颌、侧头抗阻、对侧转头等再灌注活动。患肌较多时也可先从同侧前臂肱桡肌处向上进针扫散,远程轰炸,扫散的同时根据患肌的功能行再灌注。

1. 斜角肌　可于肩胛上向内前进针扫散,做对侧转头抗阻、同侧侧头抗阻再灌注。(图 7-5-1 上左)

2. 颞肌　可于耳上向前进针扫散,嘱患者咬牙,同时用手大鱼际挤压颞肌行再灌注。(图 7-5-1 上右)

3. 胸锁乳突肌　可于胸骨上部向上进针扫散,做对侧侧头颈前屈抗阻再灌注,也可正位屈颈、坐位对侧转头抗阻。(图 7-5-1 下左)

视频 7-5-1
斜角肌、颞肌、胸锁乳突肌、咬肌治疗示例

4. 咬肌　于颈侧部,针尖向前对向咬肌进针扫散,让患者咬牙、张口,操作者用手大鱼际压迫咬肌行再灌注。(图 7-5-1 下右)

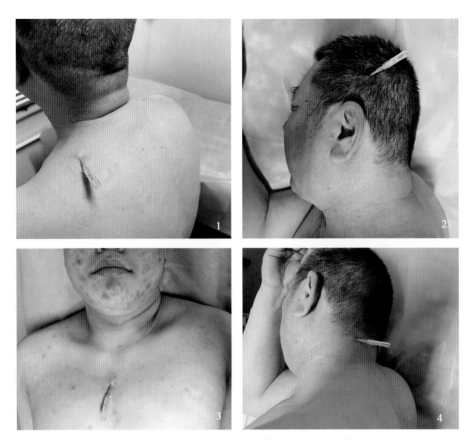

图 7-5-1　浮针治疗进针部位

## 六、预后及注意事项

### （一）预后

本病浮针治疗大多有很好的近期效果，但如果是牙科方面的器质性疾病，必须去除病因才可能有良好的远期效果。

### （二）注意事项

浮针治疗时注意避开面部的血管和腺体。嘱咐患者消除不利的精神及心理因素，不要大开口及频繁张闭口，避免寒冷刺激，特别是注意面部的保暖。忌食硬物，纠正不良习惯，如单侧咀嚼、干活咬牙、嚼口香糖等。

## 七、典型病案述评

李某,女,7岁,2022年5月8日初诊。

主诉:左侧耳前疼痛伴张口受限1周。

现病史:于1周前吃凉、硬食物后出现左侧耳前疼痛,同时口不能大张。查:神清,语言含混,勉强用力张口时耳前疼痛加重,颞颌下关节处有触压痛,局部无红肿及发热。诊断为"颞下颌关节炎"。经外院服药(药名、量不详)、热敷治疗无好转,寻求浮针治疗。

既往史:体健。

辅助检查:无资料。

浮针专项检查:①局部患肌:左侧咬肌(3级),颞肌(2级);②远道患肌:胸锁乳突肌(2级),斜角肌(2级)。

诊断:颞下颌关节紊乱病。

治疗:依据小患者特点,耐心解释,消除其恐惧心理,使用一次性浮针于同侧前臂肱桡肌处向上进针远程轰炸,均匀扫散的同时做咬牙、张嘴、对侧转头、同侧侧头等再灌注动作,咬牙张嘴的同时用手大鱼际按压颞肌和咬肌处。

即时效果:一组治疗结束后,疼痛、张口困难等症状消失。

医嘱:注意休息、保暖,不要吃冷硬食物,不要嚼口香糖。

1周后回访,恢复良好,无异常感觉。

病案点评:本例良好的效果,证明浮针治疗该病有着明显优势,充分体现了浮针安全、速效的特点。其次,小患者病程较短,患肌范围较小,且正值生长期,气血较充足,也是其能够快速痊愈的原因。所以浮针临床要注意,一些年龄大、病程长、气血差的患者,疗程要相对长些。

(李幸余)

# 第六节　周围性面瘫

面瘫又称面神经麻痹。临床上根据病因把面瘫分为中枢性面瘫和周围性面瘫。中枢性面瘫常见于脑血管病,为上运动神经元损伤所致,病变在一侧中央前回下部或皮质脑干束,病变多具有不可逆性。浮针对中枢神经系统病变常疗效不佳,故中枢性面瘫不在本节的讨论范围。周围性面瘫为面神经核或面神经核以下部位的面神经因各种原因损伤导致。根据临床观察,浮针治疗周围性面瘫常有不错的临床效果,读者可能会对此产生疑惑,下文中会阐述理由。

## 一、临床表现

周围性面瘫任何年龄均可发病。通常急性起病,大多数发于一侧面部,双侧者甚少。发病前多有受凉史,前驱症状常表现为起病前几天有同侧耳后、耳内、乳突区或面部疼痛感,甚至外耳道和鼓膜上出现疱疹。主要表现为口角㖞斜,吹口哨或发笑时尤为明显。还表现为鼓气漏风、流眼泪、漱口漏水,甚至流涎,不能皱额、蹙眉、闭目、露齿、吹口哨等。有时出现舌前 2/3 味觉障碍、听觉过敏、耳郭和外耳道感觉迟钝。这些症状常在 7 天内进行性加重。体格检查可见患侧面部表情肌无力,额纹变浅或消失、眼裂扩大、鼻唇沟变浅或平坦、口角下垂、面部被拉向健侧。

周围性面瘫患者通常在起病后 1~2 周内开始恢复,大约 80% 的患者在几周及 1~2 个月内基本恢复正常[1]。难治性面瘫患者,常可伴发瘫痪肌挛缩、面肌痉挛或联带运动。

## 二、诊断与鉴别诊断

周围性面瘫根据病史、典型的临床表现和神经电兴奋试验、肌电

---

[1] 吴江,贾建平 . 神经病学 [ M ] . 3 版 . 北京:人民卫生出版社,2015:132.

图、面神经电图表现,不难诊断。本病首先与中枢性面瘫进行鉴别诊断,中枢性面瘫额肌、眼轮匝肌不受累,故额纹正常,同时伴有偏瘫、偏身感觉障碍等脑血管病表现,颅脑 CT 及颅脑 MRI 可帮助鉴别诊断。

其次,还要与能引起周围性面瘫的其他疾病相鉴别。比如吉兰-巴雷综合征,常伴肢体对称性瘫痪及两侧周围性面瘫同时发病。莱姆病为伯氏疏螺旋体感染导致的面神经麻痹,多有蜱虫叮咬史,伴慢性游走性红斑或关节炎史。糖尿病神经病变,多伴动眼神经、展神经麻痹等其他脑神经麻痹。继发性面神经麻痹,由腮腺炎、中耳炎、腮腺肿瘤、脑桥小脑肿瘤、多发性硬化、颅底脑膜炎等累及面神经导致,多伴有原发病的特殊表现,可供鉴别诊断。

最后,需要与外伤性面瘫和医源性面瘫进行鉴别诊断。外伤性面瘫多由于颞骨骨折导致,有明确外伤史可资鉴别。医源性面瘫多由于脑桥小脑三角区和侧颅底手术造成,如听神经瘤切除术,有明确手术史可鉴别。

### 三、病因及发病机制

主流医学认为,周围性面瘫早期是因为面神经非特异性炎症所致,但具体病因不确定。有可能是受凉、上呼吸道感染、带状疱疹病毒感染后,供血面神经的微血管痉挛收缩,导致局部面神经水肿、髓鞘肿胀,甚至轴突变性的病理变化。磁共振常可显示水肿变性的面神经。而面神经所处的面神经管和茎乳孔不具有伸缩性,加剧了这一病理变化。因此,一般认为针灸等方法是通过消除面神经水肿起作用的。然而临床常见面瘫急性期前来就诊效果不错,而顽固性面瘫常效果不佳,难道针灸等方法针对顽固性面瘫消除面神经水肿的效果不佳? 但也有很多临床经验表明,热敏灸、刺络疗法、浮针等疗法针对顽固性面瘫效果不错,因此,我们推测针灸等方法治疗周围性面瘫的作用机制应该不单单是消除面神经水肿。而且根据组织胚胎学推理,面神经损伤后如果一段时间不能修复,那么后面修复的可能性大大降低,时间越长越难修复。综上,我们认为针灸等方法治疗顽固性面瘫的作用机制可能不是促进面神经修复。

关于起效的机制,根据浮针医学理论,我们推理周围性面瘫早期阶段,面神经因炎性水肿影响邻近肌肉,使其患肌化。此时浮针即可针对相关患肌介入治疗,通过浮针早期介入消除患肌,改善局部血液循环,促进面神经修复,这是浮针起效机制之一。通过促进面神经修复可以减少后续因为面神经受损形成患肌的数量与严重程度,缩短病程。面神经炎性水肿造成面神经损伤后,多在短时间内很快恢复,但在恢复期间,面神经支配的面部表情肌不得不长期处于瘫痪状态,也就是被动保持同一个姿势,最终形成患肌。这时浮针介入,针对这些患肌进行治疗,是浮针起效机制之二。特别是顽固性面瘫患者,更是如此。浮针治疗的不是面神经,而是面瘫发病后形成的患肌(图 7-6-1)。

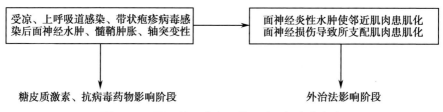

图 7-6-1　周围性面瘫病理发展阶段与治疗方法

浮针医学认为,周围性面瘫属于肌肉前疾病的范畴。

我们更进一步推理,上文鉴别诊断中提到的外伤性面瘫、医源性面瘫以及其他疾病导致的周围性面瘫,如果病理机制是面神经水肿、髓鞘肿胀、轴突变性等可逆性病理变化,而非面神经断裂或部分断裂,那么疾病后期遗留的表情肌瘫痪,也属于浮针的治疗范畴。我们观察,面神经断裂或部分断裂多表现为急性面瘫,不属于浮针的治疗范畴;而如果外伤后或手术后表现为迟发性面瘫,多属于浮针的治疗范畴。以上这些推理目前还无法证实,大家可以在临床和科研中谨慎验证。

## 四、浮针治疗思路

根据患者的临床表现,结合第二现场规律、浮针三辨、浮针治疗五部曲,罗列 3 大类嫌疑肌如下:

1. 局部嫌疑肌　额肌、皱眉肌、眼轮匝肌、颧肌、颊肌、口轮匝肌、颈阔肌、镫骨肌、耳部肌等。那么,什么情况下选择这些局部嫌疑肌呢？主要是根据临床表现和肌肉功能,比如不能抬眉时主要考虑额肌,余下肌肉以此类推。下面几块肌肉可能较少涉及,我们列举如下:颈阔肌的功能是使下颌骨下降,当患者感觉下颚下降受限,或者颈前区紧束感时,需要考虑颈阔肌;镫骨肌作为参与声传导的肌肉之一,它的功能在于防止镫骨过度运动,以控制传入内耳的声波振幅,当患者出现听觉过敏时,需要考虑此肌肉;耳部肌主要包括耳前肌、耳后肌、耳上肌,主要起牵引耳郭的作用,当患者感觉耳部周围疼痛或紧束感时,可以考虑此患肌。

可能有读者会疑惑为什么没有咬肌呢？咬肌似乎是周围性面瘫的常见患肌,这里单独列出,原因如下:面神经不支配咀嚼肌,而咀嚼肌包括咬肌,因此面神经不支配咬肌。所以咬肌不应该因为周围性面瘫而成为患肌,但是临床我们确实发现咬肌成为患肌,我们推测可能是因为其他面部表情肌影响到咬肌,使其患肌化。

2. 远道嫌疑肌　枕肌(因为额肌和枕肌通过帽状腱膜相连,互为协同肌)、颞肌等。

3. 气血嫌疑肌　胸锁乳突肌(主要影响颈总动脉)、二腹肌后腹(主要影响颈外动脉)、腹直肌等。因为表情肌的主要血供依靠面动脉和颞浅动脉,而它们都起源于颈外动脉,颈外动脉起源于颈总动脉。

### 五、浮针治疗方法

通过逐一触诊嫌疑肌以确定患肌,在患肌周围选择进针点,配合扫散和再灌注活动,再灌注活动是根据患肌的生理功能设计的。下面列举部分患肌的再灌注活动。

1. 镫骨肌再灌注活动　健侧卧位,嘱患者行鸣天鼓动作。

2. 耳部肌再灌注活动　健侧卧位,朝上、下、左、右等多个方向牵拉耳部,以患者耳部感受到明显牵拉而无明显疼痛感为度(因耳部肌大部分患者难以自控,所以我们采用上述办法行再灌注活动)。

视频 7-6-1
镫骨肌、二腹肌
后腹、额枕肌、耳
部肌治疗示例

3. 额枕肌再灌注活动　坐位或健侧卧位,抬眉抗阻。

4. 二腹肌后腹再灌注活动　健侧卧位,张嘴抗阻。

## 六、预后及注意事项

### (一) 预后

临床中我们治疗许多病史较长的顽固性面瘫患者,近期和远期效果都不错,但浮针等外治法治疗也有天花板效应,无法痊愈。

### (二) 注意事项

1. 如果急性期面瘫患者就诊,建议酌情配合糖皮质激素、抗病毒药物、维生素 B 族等药物治疗。

2. 配合面瘫操锻炼表情肌及气血操可以加快康复进程。

3. 保护暴露的角膜,预防结膜炎、角膜炎,可采用眼罩、滴眼药水等方法。

4. 避免面部肌肉对着空调或冷风吹。

5. 对于女性患者要做好患者教育工作,并进行必要的心理疏导,有助于缓解其紧张焦虑,帮助康复。

## 七、典型病案述评

刘某,男,21 岁,2022 年 12 月 1 日初诊。

主诉:左口角㖞斜 2 月余。

现病史:患者 2 个月前不慎摔倒,致左颞骨骨折、左锁骨骨折,随后在当地医院行左锁骨骨切开复位加内固定术。术后 1 周左侧面部出现口角㖞斜,伴讲话漏风、漱口漏水,不能皱额、鼓气和吹口哨,闭目露睛、露齿不完全,常流眼泪,偶有耳部不适感,外耳道无疱疹,无发热、咳嗽等不适。在当地医院行脱水、营养神经等对症治疗,上症未见明显好转,睡眠尚可,二便可,食纳尚可。

既往史:既往体健。

辅助检查:未提供。

浮针专项检查:①局部嫌疑肌:左侧额肌(3 级),皱眉肌(2 级),眼轮匝肌(3 级),颧肌(3 级),颊肌(3 级),口轮匝肌(3 级),耳部肌(2 级);②远道嫌疑肌:左侧颞肌(4 级);③气血嫌疑肌:无。

诊断：外伤性面瘫。

治疗：针对上述患肌，在耳前部进针，对颧肌、颊肌、口轮匝肌进行治疗；然后调整浮针方向，针对颞肌、眼轮匝肌治疗；最后在太阳穴部进针，对额肌治疗，然后调整浮针方向，对耳部肌治疗。配合相关患肌再灌注活动。

即时效果：患者感脸颊部松弛，抬眉时额部轻微活动，龇牙时较前多露出半颗牙齿。

医嘱：避免面部吹冷风，配合面瘫操及气血操锻炼。

经过 20 次浮针治疗后（前期 2~3 天 1 次，后期每周 1 次），患者口角㖞斜较前明显好转，讲话无漏风，漱口无漏水，皱额正常，鼓气和吹口哨无漏风，但仍稍有㖞斜。闭目无露睛，抗阻闭目露睫毛。露齿约三颗半牙齿，无流泪，耳部无不适感。

2023 年 6 月 5 日随访：患者诉最后一次治疗后症状持续改善，基本恢复如常。嘱其继续配合面瘫操和气血操锻炼。

（赵奇林）

# 第八章

# 颈肩部疾病

## 第一节　颈　椎　病

颈椎病（cervical spondylosis）是一种常见病和多发病，好发于 40 岁以上的人群，但随着生活节奏的加快和电子产品的普及，有显著年轻化趋势。

一般认为，颈椎病是由颈椎间盘及周围软组织的慢性退行性改变所致，通常与衰老有关。随着年龄的增长，几乎所有人都会出现颈椎退行性改变的影像学表现，然而并非所有人都有颈部疼痛或神经功能缺损的典型症状。

一般认为，仅有颈椎的退行性改变而无临床表现者称为颈椎退行性改变。但从临床上来看，很多颈椎病的症状与包括颈椎间盘突出、骨赘在内的颈椎退化没有直接关系，叫作颈椎病并不是很合适，因此英文文献中很多时候不用 "cervical spondylosis"，而是用 "neck pain"。颈椎病的叫法已经约定俗成，我们没有必要过度纠结，但希望大家一定要明白，颈椎病的形成并非主要由于颈椎椎体或者椎间盘出现了问题，颈椎病的症状往往是由患肌导致的。

2018 年《中华外科杂志》发布的共识提出仅有影像学上的颈椎退行性改变而未有相应临床症状不应被诊断为颈椎病[1]。这种改变，是在正确认识颈椎病道路上迈出的极为重要的一步。

但是我们认为，把颈椎病分为颈型、神经根型、椎动脉型、脊髓型、交感型、混合型意义不大，除了椎间盘突出压迫脊髓导致的脊髓型颈椎

---

[1]　中华外科杂志编辑部. 颈椎病的分型、诊断及非手术治疗专家共识(2018)[J]. 中华外科杂志,2018,56(6): 401-402.

病外,其他几种类型的颈椎病只是因为患肌不同或者不同的患肌影响到了不同的组织器官而已(影响到神经往往出现麻木,影响到动脉往往会出现头脑昏沉等供血不足情况)。

## 一、临床表现

颈椎病的临床表现多样,最常见的是疼痛,主要是颈项部、肩背部疼痛、僵硬,还可以出现颈部活动受限,比如低头、仰头、转头、侧头受限;严重者,疼痛会严重影响睡眠,患者很难找到合适的睡眠体位,甚至需要抱头的体位才能短暂入睡。还会出现上肢和手指的麻木,多为部分手指麻木,也可能出现全部手指的麻木。部分患者还会出现头晕、头痛、视物模糊、鼻塞、听力异常、腹胀、腹泻以及心悸、胸闷等一些交感神经紊乱的症状。严重的,还会出现进行性加重的四肢无力以及大小便失禁。

## 二、诊断与鉴别诊断

一般认为,颈椎病临床表现与影像学所见相符合者,可以确诊为颈椎病。具有典型颈椎病临床表现,而影像学所见正常者,应注意排除其他疾患后方可诊断颈椎病。仅有影像学表现异常,而无颈椎病临床症状者,不应诊断为颈椎病。出现进行性加重的四肢无力和大小便失禁,并且 MRI 显示明确脊髓变性的脊髓型颈椎病,不是浮针的适应证,请大家注意。

对于浮针可以治疗的颈椎病,都应该有患肌,责任患肌的存在是我们浮针治疗颈椎病的前提,当然并非有患肌就一定是颈椎病,还需要结合患者的具体症状才可以。颈部的其他疾病也可以出现患肌,但未必就是颈椎病,比如强直性脊柱炎。如果出现运动神经损伤,出现颈部的胀痛、僵硬,肢体无力、不自主抖动,这种情况并不是颈椎病,浮针即刻疗效不好,远期疗效更不好。颈肩部的疼痛,还需要与肩周炎或者肩袖损伤鉴别。一般而言,颈椎病可以出现颈肩部的疼痛,但一般不会出现肩关节的活动受限。如果存在肩关节活动受限,就需要进一步检查明确是否为肩周炎或者肩袖损伤。

请大家记住一点,如果我们找到了患肌,处理掉了患肌,但是在浮针治疗了1~3次之后患者的即刻效果不好,或者虽然即刻效果比较好,但出现明显的反复,请大家一定要建议患者去专业科室给予相关检查,排除脊髓肿瘤等情况。这一点非常重要,浮针从业者需要谨记。

## 三、病因及发病机制

关于颈椎病的发病机制,一般认为和颈椎的退行性改变、慢性劳损、头颈部外伤、颈部及咽喉部炎症、先天性畸形有关。

主要是各种急性外伤或慢性劳损可造成椎间盘、韧带、后关节囊损伤(跌仆闪挫,或长期低头伏案工作,如缝纫、刺绣、打字等),从而使脊柱稳定性下降,促使颈椎发生代偿性增生,增生物如直接或间接压迫神经、血管,就会产生相关症状。

虽然国内对"颈椎病"的病名和分类已经达成共识,分类也概括归纳出了颈椎病的临床特征,但浮针医学认为,颈椎病的病名过于强调颈椎的病理改变,而忽略了肌肉问题是产生颈椎病症状的关键因素。越来越多的指南及专家共识提到,虽然影像学检查是非常重要的,但是会出现很多假阳性或者假阴性,强调临床表现与影像学检查相对应的重要性。

浮针医学不认为颈椎病的疼痛等症状的直接原因是骨性改变,我们认为是颈部周围异常状态的肌肉缺血缺氧,从而产生了颈椎病对应的一系列疼痛、酸胀、麻木、活动受限、头晕头昏等症状。

颈椎病实际的情况往往是,因为各种原因,比如劳损、受凉等,使肌肉处于紧、僵、硬、滑的病理状态,成为患肌的肌肉会缺血、缺氧,出现求救反应,表现出疼痛等症状。连接患肌的颈部骨骼异常受力,进而出现骨赘、生理曲度异常等骨性变化,所以无论是疼痛、酸胀等症状,还是骨性改变,都是患肌导致的,疼痛与骨性改变没有因果关系,相反,他们有共同的病因——患肌。这就是为什么很多颈椎病患者先有疼痛等症状,很多年以后才出现骨赘等变化,为什么很多颈椎病患者接受了针灸、浮针治疗后,骨性改变没有任何变化,但是疼痛等症状却可以很快改善甚至立竿见影地发生变化的原因。这也解释了,为什么很多人颈椎的 CT 或者 MRI 表现非常严重,但症状往往很轻甚至没有;相反,很多人影像学检查很轻甚至没有异常,却有很明显的症状。总之一句话,患肌是导致疼痛、麻木的根本原因,骨性变化也是患肌导致的,疼痛和骨性改变没有直接的关系。

因此,我们不再对颈椎病的分类做进一步探讨,而是通过浮针医学理论对其相应症状进行重新解读。

在《浮针医学纲要》中,提到患肌引起的症状可以分为 5 大类[1],这5 大类症状,在颈椎病中基本都是可以出现的。

第一类症状由患肌直接引起,是颈椎病最常见的症状,主要表现为疼痛、功能受限及乏力。疼痛主要表现为酸痛,酸痛的位置主要在棘突两侧、颈肩交接处、肩胛骨内侧缘、斜方肌上缘、肩胛骨外侧、前臂等。由于局部患肌的紧、僵、硬、滑,往往还会出现颈部活动受限,比如低头仰头受限或转头、侧头受限。如果我们仔细检查,往往还会发现颈部力量变弱,比较常见的是项部肌肉的力量变弱,仰头抗阻时往往可以发现。

第二类症状是患肌影响其内部或者紧邻的神经、动脉、静脉而引起的临床表现。颈部的神经、动脉、静脉非常丰富,所以非常容易出现相关症状。如果患肌影响到了神经,往往会出现肢体的麻木,麻木主要出现在手指和前臂,多数为部分手指麻木,很少出现全部手指麻木。如果患肌影响到了动脉,则会出现头面部、肩部、背部的畏寒怕冷,触摸时感觉温度下降,这种情况一般单侧多见,也会出现头痛、眩晕、视疲劳等动脉供血不足的表现。如果影响到静脉,还会出现手指或手臂的肿胀。

第三类症状是头面五官的症状,主要是颈部相关患肌影响了头面五官的血液供应而出现的一系列症状。

眼睛:眼胀、干涩或多泪、视力变化、视物不清、眼前好像有雾等。如果浮针治疗得当,视物模糊的症状可以马上消失。

耳朵:可以出现耳鸣、听力下降。颈椎病引起的耳鸣大多数单侧发

---

[1]　符仲华.浮针医学纲要[M].北京:人民卫生出版社,2016:117-119.

作,时轻时重,劳累后加重,下午比上午重。这个特点非常重要,没有这个特点则往往未必是浮针的适应证。

鼻腔:患者容易鼻塞、变应性鼻炎。长时间伏案工作后,变应性鼻炎往往会突然加重。

口腔:可以引起牙龈、舌头、舌根疼痛,部分还会出现口干、味觉改变等。

咽喉:可以出现咽部异物感(有时诊断为慢性咽炎)、声带疲劳、喑哑等;如果是颈椎病引起的喑哑,浮针治疗后可以马上缓解。

第四类症状是内脏症状,可能是由于颈部相关患肌影响到自主神经(迷走神经)。

胃肠道:恶心甚至呕吐、腹胀、腹泻、消化不良、嗳气等。很多人很难想象,这类症状也是颈椎病引起的,一般在晃动的公交车或者出租车上更容易出现或者加重上述症状。在汽车反复变速、颠簸的过程中,颈部肌肉的患肌化进一步加重,导致上述症状出现或者加重。

心血管:心悸、胸闷、心率变化、心律失常、血压变化等。出现上述症状者往往心脏并没有器质性病变,常规心内科治疗也往往无效。而我们处理了颈部或者胸、背部的患肌后,胸闷等症状往往就迅速改善。

第五类症状是情绪与睡眠的改变。颈椎病导致失眠的原因可能有:一是供血不足,二是颈部僵硬、疼痛不适导致的不能随意变换体位,因此影响睡眠,进一步可能会引起情绪变化。当然,由于供血不足,也可能会出现嗜睡、白天不精神等症状。

## 四、浮针治疗思路

根据患者的临床表现,结合第二现场规律、浮针三辨、浮针治疗五部曲,将嫌疑肌分为 3 大类。

1. 局部嫌疑肌　肩胛提肌、斜方肌、胸锁乳突肌、斜角肌、头颈夹肌。

2. 远道嫌疑肌　三角肌、肱肌、肱桡肌。这些肌肉通过与其他肌肉的筋膜联系,可以影响颈部的肌肉、血管、神经,进而产生相关症状。

**3. 气血嫌疑肌** 腹直肌、胸大肌、肱二头肌、比目鱼肌等。对于气血不足的患者，我们常常可以选用上述患肌，尤其是头晕，或者颈椎病相关症状较久的患者。

## 五、浮针治疗方法

治疗时，患者可以取坐位或者卧位。

1. 可以选择在肱桡肌附近的远程进针点进行远程轰炸，可以在肘横纹下 5~10cm 的位置进针（$A_1$，如图 8-1-1），针尖向上；如果患肌在颈前侧，进针点可以向桡侧适当移动（$A_2$，如图 8-1-1），如果患肌在颈后侧，进针点可以向尺侧适当移动（$A_3$，如图 8-1-1）；如果两侧都有，进针点依然在 $A_1$ 点，可以兼顾颈前、颈后的患肌。

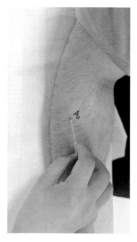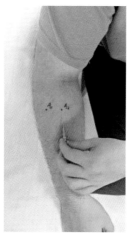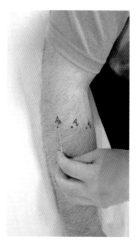

图 8-1-1　肘横纹下进针点

2. 斜方肌的进针点可以选择在肩峰内侧（$B_1$，如图 8-1-2），针尖向内上。这个进针点配合相应的再灌注动作，还可以对胸锁乳突肌、斜角肌，甚至头颈夹肌、肩胛提肌有很好的治疗作用。

3. 胸锁乳突肌的进针点可以在胸骨柄附近（$C_1$，如图 8-1-3），顺着肌肉走行方向向上进针；或者耳后乳突附近（$C_2$，如图 8-1-3），针尖顺着肌肉走行的方向向下。上述两个进针点，采用平卧位或者侧卧位要比坐位更方便进针。

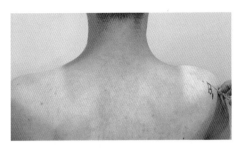

图 8-1-2　斜方肌进针点

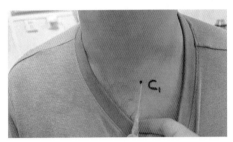
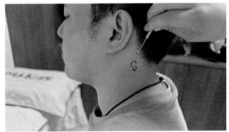

图 8-1-3　胸锁乳突肌进针点

4. 斜角肌可以在锁骨下进针（$D_1$，如图 8-1-4），针尖向上，也可以在颈椎侧面进针（$D_2$，如图 8-1-4），针尖向前下方向。这两个进针点也推荐平卧位或者侧卧位进针。

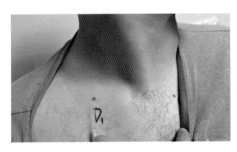
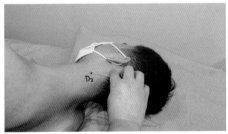

图 8-1-4　斜角肌进针点

5. 肩胛提肌可以在肩胛骨内上角（$E_1$，如图 8-1-5），也就是肩胛提肌的止点附近进针，顺着肌肉的走行向内上进针。

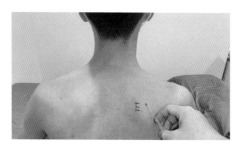

图 8-1-5　肩胛提肌进针点

6. 头颈夹肌可以在大约第一、二胸椎棘突旁进针（$F_1$，如图 8-1-6），针尖向上。

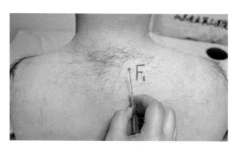

图 8-1-6　头颈夹肌进针点

每块肌肉进行浮针扫散操作时，还要注意配合相应的再灌注活动。这部分内容可以参见《浮针医学之再灌注活动》一书。

视频 8-1-1
胸锁乳突肌治疗示例

视频 8-1-2
头颈夹肌治疗示例

视频 8-1-3
肩胛提肌治疗示例

## 六、预后及注意事项

### （一）预后

对于颈部疼痛、活动受限这类症状，一般效果较好。年纪较大或者血环境不良者（比如糖尿病患者），疗效相对较差。伴有下肢无力或长时间肢体麻木者,考虑脊髓压迫所致,应进一步行磁共振检查。一天之中没有任何时间或者体位可以缓解的,浮针治疗效果往往较差。

对于从事伏案工作的人(比如说程序员),虽然可以快速改善症状,但是他们一般很难保证以后不长时间低头工作,所以会比较容易出现反复。

(二) 注意事项

1. **医疗体育保健操的锻炼** 可以每日早、晚各数次进行缓慢屈、伸、左右侧屈及旋转颈部的运动,或者拉伸颈部痉挛的肌肉。进行加强颈背肌肉等长抗阻收缩锻炼。还可以每天进行气血操的锻炼,不仅对于颈椎病,对于改善全身气血都有很好的作用。

2. **避免长期低头姿势** 要避免长时间低头工作,银行与财会专业人士、办公室伏案工作人员、电脑操作等人员,长时间低头使颈部肌肉长时间受到牵拉而劳损,进而患肌化。工作 1 小时左右后应该改变一下体位。改变不良的工作和生活习惯,如卧在床上阅读,沉迷打麻将、网络游戏等。

3. **颈部放置在生理状态下休息** 一般成年人颈部垫高约 10cm 较好,高枕使颈部处于屈曲状态,其结果与维持低头姿势相同。侧卧时,枕头要加至头部不出现侧屈的高度。

4. **避免颈部外伤** 乘车外出应系好安全带,并避免在车上睡觉,以免急刹车时颈部肌肉受损成为患肌,进而诱发或者加重颈椎病相关症状。

5. **避免风寒、潮湿** 夏天应注意避免风扇、空调直接吹向颈部,出汗后不要直接吹冷风,或用冷水冲洗头颈部,或在凉枕上睡觉。

## 七、典型病案述评

王某,女,43 岁,2023 年 12 月 14 日初诊。

主诉:颈部疼痛不适 2 年,加重伴左上肢、肩胛内侧疼痛 1 周。

现病史:患者 2 年前因长期伏案工作致颈部疼痛不适,劳累后加重,休息及保暖后减轻,未系统治疗。1 周前因加班及夜间睡眠受凉,颈部疼痛不适明显,活动受限,伴左侧肩胛骨内侧痛,左侧上臂外侧至左侧大拇指、示指区域疼痛。偶感胸闷、气短。颈部向同侧转动时,会感到颈肩部一条筋的牵拉感,耸肩后,症状缓解;手臂完全上举后,牵拉感消失。影响夜间睡眠,常常因体位不当痛醒,经常以上肢上举体位短暂入睡。

既往史:否认糖尿病、痛风病史。

辅助检查:暂缺。

浮针专项检查:①局部嫌疑肌:左侧斜角肌(4级),胸锁乳突肌(3级);②远道嫌疑肌:左侧肱桡肌(2级),肱二头肌(2级)。

诊断:颈椎病。

治疗:针对上述患肌,先在肱桡肌处进针进行远程轰炸,针对斜角肌、胸锁乳突肌、肱二头肌、肱桡肌进行灌注,再从锁骨下针尖向上进针,局部处理斜角肌,同时配合再灌注活动。

即时效果:治疗后,颈部疼痛消失,肩胛骨处疼痛转头时还有轻微牵拉感,左上肢外侧及左侧大拇指、示指疼痛区域基本消失。

医嘱:避免长期低头,避免受凉,夜间可暂时侧卧睡眠,避免引起疼痛的体位。

次日来诊时,患者自述症状有所反复,尤其是肩胛骨内侧疼痛,在颈部活动时仍较明显,其他症状减轻较明显。继续治疗后症状缓解明显。累计治疗6次后上述症状消失,长时间低头仍偶有颈部不适。

2024年3月因其他原因来院,经询问,除长时间低头后颈部仍略有不适外,肩胛骨内侧疼痛及上肢、手指疼痛未再出现。嘱患者避免长期低头,坚持做气血操以改善全身气血。

(白田雨)

## 附一:落 枕

落枕是一种常见的以颈部疼痛、颈项僵硬、转侧不便为主要表现的颈部软组织急性扭伤或炎性反应。以春冬季多见,多由夜间睡眠姿势不良、头颈长时间处于过度偏转的位置、长时间低头伏案致颈部肌肉劳损或感受风寒所致。

（一）临床表现

其临床表现与以颈痛为主的颈椎病有较多相似之处。主要表现为入睡前无任何症状，但晨起后自觉颈项部酸痛不适，伴有颈部活动受限，甚者完全不能转头，起卧及穿衣均需他人协助，转头只能以转身代偿完成。还有部分患者因为头颈部强直，出现头颈部位置异常，如斜颈等症状。

（二）诊断与鉴别诊断

对于素有颈椎病等颈肩部疾病的人群，落枕往往多发。所以本病主要与颈椎病相鉴别。

一般而言，落枕多晨起突然发病，而颈椎病发病常于长时间低头或劳损、外伤之后。落枕病程较短，多数在 3~7 天可以自行缓解，仅有极少数迁延时间较长，形成慢性颈痛，颈椎病病程则相对较长。相对而言，落枕的疼痛更加剧烈，压痛点压之更难以忍受。颈椎病一般不伴有较严重的颈部肌肉痉挛，而落枕可触及伴有明显压痛的痉挛性条索状肌束。

（三）病因及发病机制

现代医学认为，落枕多是由于夜间睡眠姿势不良尤其是枕头不合适，加之颈部受凉，头颈部的一侧肌肉过度紧张，肌肉受到长时间牵拉，进而导致静力性损伤，而引起局部疼痛不适、动作受限等症状。

浮针医学认为，落枕属于肌肉本身的疾病。本病主要是因为受凉或者睡姿不当，肌肉长时间被拉伸，相关肌肉处于患肌状态，肌肉功能障碍，出现局部疼痛和活动受限。

（四）浮针治疗思路

根据患者的临床表现，结合第二现场规律、浮针三辨、浮针治疗五部曲，将嫌疑肌分为 3 大类。

1. **局部嫌疑肌** 肩胛提肌、胸锁乳突肌、斜角肌、斜方肌等。

2. **远道嫌疑肌** 肱桡肌等。

3. **气血嫌疑肌** 短时间内反复出现落枕者，或者全身尤其是颈部局部怕冷、皮肤温度较低者，可以配合气血嫌疑肌，常可选用腹直肌、胸大肌等。

（五）浮针治疗方法

结合临床表现，根据罗列的嫌疑肌，通过触摸确定患肌，在患肌周围选择进针点。

本病可首先在肱桡肌处进针，进行远程轰炸，根据患肌的不同，做比较轻柔的再灌注活动，以主动再灌注为主。如果远程轰炸后，仍有残留的患肌，再局部给予针对性处理。

肩胛提肌的浮针治疗：俯卧位，可选择从肩胛骨内上角或者其下方进针，针尖可沿肩胛提肌走行方向，再灌注活动采取主动仰头、同侧侧头或耸肩动作。

胸锁乳突肌的浮针治疗：仰卧位，可以在胸骨旁进针，针尖可沿胸锁乳突肌胸骨部（落枕一般是胸骨部，锁骨部一般不会成为落枕的责任患肌）。再灌注动作，可让患者下颌转向对侧后嘱患者抬头、头颈同侧侧屈、头颈部屈曲等，一般可不给予抗阻，避免灌注过度，症状加重。

（六）预后及注意事项

1. 预后　根据我们的临床观察，多数落枕经过浮针治疗后，症状往往都可以有非常显著的改善，无论是疼痛还是活动受限，尤其是在远程轰炸以后。但仍有部分患者因为损伤严重，治疗后即刻效果及远期效果均欠佳，其原因一般是患者本身落枕症状明显，加之既往颈椎病较严重或者平素气血不足。还有部分落枕患者，虽然即刻效果显著，但回家以后或者很短的时间内又反复，甚至是加重。病情反复往往是患肌寻找不精准、处理欠彻底；加重则往往是没有见好就收、适可而止，患肌处理过多或者灌注过度。这种情况在落枕中比较常见，希望大家尤其是初学者要注意，切勿贪功、灌注过度。

对于疼痛面积较小、活动受限方向不多的病例，一般浮针效果更好，往往 1~2 次就可以痊愈。而对于疼痛面积大，活动受限方向多、活动受限严重的病例，往往需要 2~3 次，甚至更多次也不一定痊愈。这种情况，可能需要重新看看诊断是否有误。

2. 注意事项

（1）注意睡眠时枕头要合适，在醉酒或者过度劳累时尤其要注意将枕头调整到合适的位置，且枕头要软硬合适。枕高一般以一拳为宜，尽可能将枕头放置于枕后及颈部,避免颈部悬空。

(2)注意保暖,无论是长时间伏案工作,还是睡眠时,都要注意保暖,尤其是颈部不要受凉。

(3)颈部肌肉劳损、气血不足是落枕发病的基础,所以平时要避免劳累,并适度进行颈部活动,可以坚持做气血操,以改善颈部气血。

(白田雨)

## 附二:挥 鞭 伤

挥鞭伤主要是因身体剧烈加速或减速导致颈椎过度屈伸造成的颈椎、颈髓和颈部软组织损伤,往往表现为颈肩部的疼痛,一般在机动车追尾撞击、运动事故中较为常见[1]。

(一) 临床表现

挥鞭伤患者一般在外伤后 6 小时内出现相关症状,也有不少人伤后初期症状较轻,但伤后几日呈现逐渐加重的趋势。其主要症状包括头痛、颈肩痛、腰背痛、上肢放射痛、前胸痛等,还有可能出现颞下颌关节功能障碍、头晕、斜颈、吞咽困难、视力障碍、认知及心理异常等。

虽然症状较明显,但挥鞭样损伤患者 X 线检查往往无明显异常发现。

(二) 诊断与鉴别诊断

主要根据患者病史,并结合上述临床表现及相关辅助检查结果即可诊断,但需要与脊髓损伤、颈椎骨折或者脱位相鉴别。

(三) 病因及发病机制

挥鞭伤主要是由外伤导致颈椎过度屈伸造成的颈椎、颈髓和颈部软组织损伤,肌肉出现保护性痉挛,在进行活动时,相关肌肉受到牵拉出现相关部位疼痛等症状。

(四) 浮针治疗思路

根据患者的临床表现,本病患肌多以局部相关肌肉为主。

因其表现类似于以颈痛为主的颈椎病,所以相关肌肉的选择可以

---

[1] 吕岩,程志祥.中国慢性创伤后疼痛诊疗指南(2023 版)[J].全科医学临床与教育,2023,21(11):964-967.

主要参照颈椎病相关内容。如有脊髓损伤,则不属于浮针治疗的范围。

(五)浮针治疗方法

可参见本节"颈椎病"相关内容。

需要注意的是,很多挥鞭伤患者早期症状不明显,往往几天以后症状才完全表现出来,加之挥鞭伤早期处于急性水肿期,病情尚不稳定,所以急性期(1~2周)请谨慎选择浮针,如果进行浮针治疗,建议以远程轰炸为主,或者浮针扫散为主,不做再灌注,或者再灌注以患者主动活动为主,不做抗阻。缓解期可根据相关症状选择患肌进行浮针治疗。在浮针治疗时,要注意谨慎选择灌注动作,避免灌注过度。

(六)预后及注意事项

1. 预后 对于挥鞭伤相关疼痛等症状,经过针对性浮针治疗,一般症状可逐渐缓解。但若于急性期进行浮针治疗,如果治疗不当,很可能症状会加重,应积极和患者进行充分沟通,或者暂时不使用浮针治疗。若患者存在认知障碍或者心理异常,可能会影响疗效。

2. 注意事项 对于挥鞭伤的患者,首先应嘱其注意适当运动,尤其是避免过度活动或者训练,以免再次损伤;还应尽量避免疲劳、寒冷、情绪激动等可导致疼痛加重的刺激因素。必要时对患者进行心理疏导。


# 第二节　肩关节周围炎


肩关节周围炎(以下简称"肩周炎"),是肩关节周围肌肉、韧带、肌腱、滑囊、关节囊等软组织损伤、退变而引起的关节囊和关节周围软组织的一种慢性无菌性炎症。是以肩关节疼痛和活动不便为主要症状的常见病,其病变特点是症状广泛,即疼痛广泛、功能受限广泛、压痛广泛。中医学称肩周炎为漏肩风、冻结肩等。肩周炎的患者,自觉有冷气进入肩部,也有患者感觉有凉气从肩关节内部向外冒出,故又称"漏肩风"。肩周炎发病年龄通常为40~60岁,高发年龄为50岁左右,所以本病又称为五十肩。该病女性多于男性,左肩发病率稍高。

## 一、临床表现

肩周炎最核心的表现就是疼痛和功能受限。

一般早期患者往往会出现肩关节的疼痛,有的会向颈部或者上肢放射。受凉、劳累或者受到牵拉后会疼痛加重,而且肩痛有昼轻夜重的特点,多数患者常诉说后半夜痛醒,影响睡眠,尤其不能向患侧侧卧。

中后期会出现肩部的活动受限,而且是多方向的关节受限,特别是在梳头、穿衣、洗脸、叉腰等时,还有一个非常典型的动作,就是后伸摸背难以完成。

很多患者患肩怕冷,不少患者终年用棉垫包肩,即使在暑天肩部也不敢吹风。到了后期还会出现肩部的肌肉萎缩。

总结来说,就是多部位的肩痛、多方位的肩关节活动受限。

## 二、诊断与鉴别诊断

诊断时主要依赖询问病史和临床体检,临床表现就是肩部多部位疼痛(夜间痛明显)和多方位肩关节活动受限。询问病史主要包括发病年龄、发病时间,疼痛的部位、强度和性质等。肩周炎患者的 X 线片检查大多正常,偶有显示骨质疏松,主要用作排除诊断。

主要与以下几种疾病进行鉴别诊断:

1. 颈椎病　颈椎病也会出现颈肩部疼痛,但是颈椎病和肩周炎最大的区别就是,肩部再怎么疼痛也不会出现活动受限,出现肩部的活动受限,一般就不是颈椎病了。如果是非常严重的颈椎病,也会因为上肢无力出现肩部上举无力,但是抬举时不会出现肩部疼痛,和肩周炎因为粘连而抬举困难还是有很大区别的。

2. 肩袖损伤　肩袖损伤多数和外伤或者长期提拉重物有很大的关系。和肩周炎相比,最大的区别就是,肩袖损伤主动上抬疼痛或者无力,但是被动上抬症状就基本消失,肩周炎,无论主动还是被动,都会出现疼痛或者活动受限。

3. 冠心病　还有一点需要特别注意,如果出现左侧肩胛区域的疼痛,压痛和活动受限不明显,一定要警惕冠心病,比如心绞痛,尤其是短时间出现、经治疗后缓解不明显的患者。

## 三、病因及发病机制

现代医学对于肩周炎的病因病机仍不甚明确。主要有两种说法。

一种观点认为,肩部相关软组织,包括关节软骨、滑囊、腱鞘、肌腱等出现退行性改变导致肩部疼痛、活动受限。但我们不认同,因为正常来说,退行性改变一般无法自行恢复,其对应的症状也不应该自愈,而肩周炎有非常典型的自愈性的特点。还有一种观点认为,是局部软组织出现了无菌性炎症,造成肌肉粘连,限制了肌肉正常的功能,导致肌肉活动受限。不过,难以解释的是,为什么无菌性炎症会有比较固定的时间,可以完全消失呢?

浮针医学则认为,肩周炎是自身免疫性疾病。因为肩周炎一般高发于 40~60 岁,这时候内分泌及自身免疫往往会出现较大的变化。肩周炎是自限性疾病,自限性疾病往往与自身免疫异常有关。

因此,我们把一般的颈腰椎疼痛划分为肌肉本身的病变,而肩周炎由于其是自身免疫异常所致,划归为肌肉前病变。

## 四、浮针治疗思路

根据患者的临床表现,结合第二现场规律、浮针三辨、浮针治疗五部曲,将嫌疑肌分为 3 大类。

1. 局部嫌疑肌　冈上肌、冈下肌、小圆肌、肩胛下肌、三角肌、胸大肌、胸小肌、背阔肌、大圆肌、喙肱肌、肱二头肌、肱三头肌、斜方肌等。

对与肩关节活动密切相关的肌肉总结如下:

肩关节前屈:胸大肌、三角肌前束、肱二头肌、喙肱肌。

肩关节后伸:背阔肌、大圆肌、三角肌后束、肱三头肌、胸大肌。

肩关节内收:胸大肌、肩胛下肌、背阔肌、大圆肌、肱二头肌、肱三头肌、喙肱肌、三角肌前束及后束。

肩关节外展:冈上肌、三角肌中束、肱二头肌。

肩关节水平内收:胸大肌、三角肌前束、冈上肌、肱二头肌、喙肱肌、肩胛下肌、三角肌中束。

肩关节水平外展：背阔肌、大圆肌、三角肌后束、肱三头肌、冈上肌、冈下肌、小圆肌、斜方肌、三角肌中束。

肩关节内旋：背阔肌、大圆肌、三角肌前束、胸大肌、肩胛下肌。

肩关节外旋：三角肌后束、冈下肌、小圆肌。

上述肌肉与肩关节活动关系密切，可以借助肩关节活动受限的具体情况，通过辨势确定可能的嫌疑肌，再通过触摸确定是否为患肌，最后给予针对性浮针治疗。

**2. 远道嫌疑肌** 斜角肌、肱桡肌、菱形肌、前锯肌、竖脊肌。这些肌肉通过筋膜联系，可以影响肩部的肌肉、血管、神经，进而产生相关症状。肱桡肌既和肩部存在密切关系，又是较好的远程轰炸治疗点，可以优先选择在肱桡肌进行远程轰炸，再根据症状改善的情况选用局部患肌。

**3. 气血嫌疑肌** 腹直肌、胫骨前肌、比目鱼肌等。对于肩周炎时间较长，局部肌肉萎缩、肩部畏寒怕冷的患者，在常规局部治疗的基础上，应该选用相关具有改善全身气血循环的肌肉。胸大肌或者斜角肌，一般既和肩部症状密切相关，又对局部气血改善作用较强，可以优先选用。

## 五、浮针治疗方法

结合临床表现，根据罗列的嫌疑肌，通过触摸确定患肌，在患肌周围选择进针点，再灌注活动根据患肌的生理功能设计。

治疗时，患者可以取坐位或者卧位。多数肌肉，在颈椎病一节均可参考，部分其他患肌的浮针治疗介绍如下。

1. 可以选择在肱桡肌附近的进针点进行远程轰炸，可以在肘横纹下 5~10cm 的位置进针，针尖向上，根据具体患肌给予相关再灌注活动。

2. 菱形肌，进针点可以在肩胛骨下角与脊柱之间，针尖向上，嘱患者扩胸、肩胛骨后伸，给予抗阻。

3. 三角肌，进针点可选择在上臂外侧中段偏下，根据具体患肌属于前、中、后束，进针点可以适当移动，针尖向上，三束三角肌均可进行外展抗阻的再灌注动作,前束还可以前屈抗阻,后束可以后伸抗阻。

需要大家注意的是,肩周炎患者再灌注动作要适度,尤其是急性期或者首次治疗时,建议以主动运动为主,切忌抗阻过度,导致灌注强度偏大,患者往往会症状加重。

视频 8-2-1　　　　　视频 8-2-2
胸大肌治疗示例　　　冈上肌治疗示例

## 六、预后及注意事项

### (一)预后

一般而言,疼痛明显的肩周炎患者,浮针治疗效果较好,但关节活动受限的患者,改善相对较慢,尤其是多角度活动受限。后伸摸背作为一个多角度活动受限的复合运动,一般改善更加缓慢。上举时耸肩或者已经出现比较明显的肩部肌肉萎缩的患者,浮针治疗效果较差(其他疗法效果也很差)。糖尿病患者由于会影响肩部肌肉的血液运行,治疗效果也相对较差。

肩周炎有其固定的疾病发展规律,如果疾病处于加重期,治疗效果往往较差,甚至治疗后会进一步加重。如果疾病处于恢复期,应用浮针因势利导,症状恢复往往会更加快速。所以,肩周炎的治疗,要注意分清其所处的时期,也要注意治疗间隔,并注意治疗的强度,及时告知患者病情有可能反复或者加重,对于糖尿病患者尤其要注意。

### (二)注意事项

肩周炎在积极进行浮针治疗的同时,建议进行相关的自我锻炼,包括以下几种:

1. 梳头法　用我们的健侧手带动患侧手做梳头的动作,可以上午做 15 次,下午做 15 次。

2. 爬墙法　面墙而立,距墙约一臂距离,患臂前伸接触墙面,手指顺着墙壁上爬,达到最大程度时,身体向前一步,如此反复,直到脚尖触到墙壁,每日 3~5 次,每次重复 10~20 次即可。

3. 画圈法　身体前倾,患臂自然下垂,顺时针方向画圈 20~30 次,再逆时针方向画圈 20~30 次。注意画圈幅度要逐渐增大,以不劳累、不出现明显疼痛为度。

4. 后伸摸背牵拉法　自然站立,患侧上肢内旋并向后伸,患者用健手带动患手缓慢往上抬,坚持 3~5 秒钟,然后缓慢放下,重复 20~30 次。

上述自我锻炼,可有一定程度的疼痛,但疼痛不能剧烈,而且应以次日基本恢复为度。不可盲目锻炼,避免造成二次损伤。

此外,肩周炎患者需要注意避免重复性的动作和过度使用肩部,尤其应该避免经常提拉重物和过度运动,合理安排工作和休息时间。肩部注意保暖,受凉会导致肩部气血运行变差,组织修复能力降低,肩周炎更加不容易恢复。

## 七、典型病案述评

患者,女,66 岁。

主诉:左肩关节疼痛伴活动受限 2 年。

现病史:患者 2 年前受凉后出现左肩关节疼痛伴活动受限,肩前屈、外展、后伸、旋后受限明显,梳头、背手、洗脸时疼痛明显加重,夜间疼痛剧烈,难以入睡,曾予敷药、针灸、推拿等治疗效果不佳,为进一步治疗来诊。

辅助检查:左肩正位片显示左肩关节骨质结构略毛糙,关节面欠光整,左肩关节退行性改变。

浮针专项检查:三角肌(3 级),冈上肌(3 级),冈下肌(3 级),肩胛下肌(3 级),肱二头肌(3 级),肱三头肌(2 级),小圆肌(3 级)。

治疗:处理上述患肌,配合耸肩及肩关节前屈、外展、后伸等再灌注活动,治疗后症状缓解。每周 2 次,共治疗 4 次。

治疗效果:诊疗 2 次后,肩关节前屈、外展活动受限明显改善,诊疗 4 次后,肩关节后伸、旋后受限明显改善。

医嘱：嘱患者注意肩部保暖；避免劳累；加强肩关节功能锻炼。

（白田雨）

# 附：中风后肩痛

中风后肩痛，是中风偏瘫患者发病后常见的症状之一，临床常表现为中风后肩部肿胀和疼痛，由于活动受限而逐渐僵硬，运动范围受限和萎缩等症状[1]。多出现于中风 2~3 个月之后，可给患者造成严重痛苦，影响患者康复进程，是中风康复的重点问题之一。

（一）临床表现

其临床表现主要为中风后患肩出现肿胀疼痛，疼痛在肩部受到牵拉、运动时加重，夜间静息状态下也可出现明显的肩部疼痛，可呈放射感。肩部可逐渐僵硬、运动受限，甚至相关肌肉出现萎缩。

（二）诊断与鉴别诊断

凡是中风后患者肩部在静息状态或者运动过程中出现肩部疼痛，即可诊断为中风后肩痛。

中风前即存在肩痛，或者磁共振显示有明显肩袖损伤，或者提示肱二头肌长头肌腱炎、外伤性肩关节半脱位，或者骨折，均不能诊断为中风后肩痛。可以通过询问病史及必要的磁共振、X 线检查明确。

（三）病因及发病机制

现代医学一般认为，该病继发于中枢神经系统病变，其发病与肩关节半脱位、肩手综合征、废用综合征等多因素相关，其疼痛性质为中枢性疼痛，多种神经递质参与其发作。

浮针医学认为，中风后肩痛，主要由于中风后肩部局部肌肉气血运行不畅，气血不足，肩部肌肉处于缺血缺氧状态，肌肉功能减弱，进而出现肩部疼痛、肩关节运动无力等症状，属于肌肉前病变。

（四）浮针治疗思路

中风后肩痛的患肌与肩周炎有很多相似之处，具体可以参见上文。

可优先选择肱桡肌或者三角肌处，针尖向上，远程轰炸。

---

[1] 李玉玲,郝娜,张明明,等.改良中药硬膏热贴敷联合 BTA 治疗中风后肩痛患者的临床疗效及对其神经功能的影响[J].世界中西医结合杂志,2024,19(2):297-301.

需要特别注意的是,中风后肩痛属于中风偏瘫相关症状之一,患肢可能存在废用、误用、过用,局部气血不足相对明显,在常规患肌的基础上,可以酌情使用改善局部或全身气血的肌肉,比如斜角肌、胸大肌、腹直肌、胫骨前肌等。

(五) 浮针治疗方法

可以参见肩周炎相关内容。

(六) 预后及注意事项

1. 预后　本病经过积极的浮针治疗,大多数预后较好,尤其是疼痛的改善一般较明显。因中风后局部肌肉力量不足,活动受限的恢复往往需要较长时间。而且,若肌肉力量恢复不良,上肢长时间下垂或者受到牵拉,肩痛症状很容易反复。糖尿病患者或者体质虚弱、局部肌肉萎缩明显的患者,预后相对较差。

2. 注意事项

(1)积极进行康复训练、良肢位摆放、必要的上肢悬吊,都是浮针治疗本病的前提。

(2)肩部肌肉力量不足是其发病的关键因素,因此除了积极康复训练外,一定要避免上肢的过度牵拉,避免肩部肌肉的二次损伤。

(3)避免风寒、潮湿,夏天应注意避免风扇、空调直接吹向颈肩部,出汗后不要直接吹冷风,或用冷水冲洗颈肩部,或在凉枕上睡觉。

(白田雨)

# 第三节　肩袖损伤

肩袖由冈上肌、冈下肌、肩胛下肌和小圆肌组成。肩袖的作用是支持和稳定肩肱关节,维持肩关节腔的密闭功能,保持滑液营养关节软骨,预防继发性骨关节炎。肩袖损伤主要表现是肩关节疼痛,伴抬举无力,是中老年常见的肩关节疾患。肩袖撕裂在 60 岁以上人群中的发病率为 25% 以上。90% 的肩袖损伤为慢性损伤,多因肩关节肌肉力量薄弱引起[1]。

## 一、临床表现

1. **肩关节疼痛** 肩关节疼痛是肩袖损伤的早期主要症状。在活动后及夜间患侧卧位时症状加重,休息后减轻。疼痛主要分布在肩前方及三角肌区。

2. **肩关节功能障碍** 主要为肩关节活动受限,患肢不能外展、上举或外展、上举无力,严重者有肩部不稳感。

3. **肌肉萎缩** 病史长者可出现冈上肌、冈下肌萎缩,以冈上肌更为明显。肩前方与大结节的间隙有压痛。

4. **疼痛弧和臂坠落试验阳性** 患肢外展上举 60°~120° 范围时,出现肩前方疼痛,为疼痛弧试验阳性。有的患者因不能主动上举或上举后因疼痛或无力不能坚持,出现患肢下垂的现象,为臂坠落试验阳性。

5. **撞击试验和撞击注射试验** 肱骨大结节与肩峰撞击出现疼痛为撞击试验阳性。撞击注射试验使肩部疼痛暂时性完全消失,则撞击征可以确立。如注射后疼痛仅有部分缓解,仍存在肩关节功能障碍,则冻结肩的可能性大。

6. **上臂外展韵律紊乱** 因冈上肌断裂导致冈上肌无力,患者在上举时,往往需要借助健侧的帮助,或者向前弯腰,使患肢下垂外展至90°,或者先耸肩旋转肩胛骨,然后扭身使上臂外展达 90° 后才能上举。这种扭转和旋转上臂的动作称上臂外展韵律紊乱,是冈上肌断裂的特有体征。

## 二、诊断与鉴别诊断

任何外伤后引起的肩痛和无力,都应想到肩袖损伤的可能性。

肩袖损伤临床表现差别较大,详细的病史询问及认真的体格检查,结合影像学辅助检查,可作出正确的临床诊断。

MRI 是目前检查肩袖损伤最有效的影像学方法,而关节镜的检查

---

1　高天昊,白玉龙.肩袖损伤康复治疗进展[J].中国康复医学杂志,2016,31(11):1264-1268.

被认为是诊断肩袖部分撕裂的"金标准"。

肩袖损伤主要与以下疾病鉴别：

1. 肩周炎　可参考肩周炎一节。

2. 颈椎病　颈椎病压痛一般从颈部到肩部呈放射性；颈部影像学检查有异常；而肩袖损伤压痛在冈上肌止点（大结节），疼痛仅限于三角肌附近。颈椎病以颈肩部疼痛为主，肩部活动受限一般不明显。

3. 四边孔综合征　压痛主要在四边孔，肌肉萎缩仅有三角肌，其他肌肉不受累，可伴有胸外侧皮肤感觉障碍；肩袖损伤压痛点主要在大结节，肌肉萎缩主要是冈上肌和冈下肌。

4. 肱二头肌长头肌腱炎　压痛点主要在结节间沟，虽也会出现疼痛弧，但是不典型，主要是上肢后伸摸背时疼痛较甚，结节间沟封闭可立即见效。而肩袖损伤压痛点在大结节有典型疼痛，疼痛多在上举外旋时出现，大结节部位封闭可立即使疼痛减轻。磁共振可帮助鉴别诊断。

## 三、病因及发病机制

现代医学认为，肩袖损伤的病因概括起来有缺血退变学说和撞击学说。

1. 缺血退变学说　肩袖退变是全身各部位退变的一部分。肩袖撕裂随着年龄的增长而增多，老年人冈上肌腱的肌腱纤维会严重变性，这种过度磨损是造成肩袖损伤的一个主要因素。而老年人冈上肌、冈下肌止点处可有明显的缺血表现，这些乏血管区是导致肩袖退变和撕裂的内在因素。

2. 撞击学说　该学说认为肩袖撕裂是由于肩峰下撞击所致。肩关节是个活动非常灵活的关节，可进行大范围的运动，反复的肩峰下撞击是导致肩袖损伤的原因之一。

## 四、浮针治疗思路

肩袖损伤的相关患肌，可参见肩周炎一节。优先触摸、治疗四块肩袖肌，尤其是冈上肌，因其在肩袖肌中最容易出现损伤。

肩袖损伤急性期,或者疼痛、活动受限明显者,建议优先选用肱桡肌处的远程轰炸,不做再灌注活动或者以轻柔的主动再灌注活动为主,以避免症状加重。

## 五、浮针治疗方法

可参见肩周炎一节。

## 六、预后及注意事项

### (一)预后

对于不完全撕裂的肩袖损伤,浮针治疗效果较好,但是急性期一定要注意避免灌注过度,治疗需循序渐进,适可而止,并与患者充分沟通,因为在治疗后,患者疼痛或者局部肿胀有加重的可能。需要注意的是,肩袖损伤严重者,尤其是肩袖完全断裂者,不是浮针的适应证。

### (二)注意事项

1. 肩袖损伤要注意避免过度使用患肩,以免造成二次损伤,急性期或肿胀严重时尤其应该注意。

2. 浮针治疗 3 次,患者症状改善不明显,甚至加重者,应进一步检查,明确肩袖肌是否完全撕裂或者诊断是否欠明确。

## 七、典型病案述评

易某,女,45 岁。

主诉:左肩关节疼痛 3 月余。

现病史:3 个月前因运动损伤突然出现左肩关节疼痛,进展至活动明显受限,给其生活带来极大困扰,日常工作中常因不慎运动致左肩关节剧烈疼痛。自行在外院就诊,使用止痛药、敷膏药,练习爬墙、吊单杠后仍无明显缓解,遂至我科就诊。

既往史:体健。

体格检查:左肩关节肩峰下及肱骨大结节、结节间沟压痛,左肩关节活动受限,粗测关节活动度:肩关节外展 30°、前屈 30°、后伸 5°、内收 5°,被动活动时疼痛加重。左肩关节空罐试验及肩峰撞击诱发试验、霍金斯征、速度试验(肱二头肌或直臂试验)均为阳性。其余肢体关节检查无明显异常。NRS 评分 8 分。

辅助检查:左肩 X 线片示未见明显异常。左肩关节 MRI 示:左肩关节肱骨头局部骨质囊变,关节软骨损伤,冈上肌腱、肩胛下肌腱损伤。滑囊及肩关节腔积液。肩锁关节慢性炎症。

浮针专项检查:左冈上肌(3 级),左肩胛下肌(3 级),左三角肌(3 级),左肱二头肌(3 级)。

诊断:肩袖损伤。

治疗:患者仰卧位,暴露左上肢,局部常规消毒,使用一次性浮针于左肱桡肌(针尖朝向肩部)进针扫散,并配合外展、前屈、屈肘,推墙抗阻再灌注左冈上肌、肩胛下肌、三角肌、肱二头肌。最后拔针留软管,交代注意事项,嘱患者回家后不要练习爬墙、吊单杠,可在不痛范围内练习外展、前屈、屈肘、推墙。

二诊:患者诉肩痛及活动受限较前明显改善,但后伸摸背动作改善较慢,遂重点处理肩胛下肌,进针点针对肩胛下肌进行扫散,配合内旋肩关节抗阻再灌注活动。

三诊:患者诉肩痛及肩关节各方向活动范围均明显改善,继续处理上述患肌。

回访:患者因工作繁忙,总共进行了 3 次浮针治疗,半月后回访时症状已基本消失,日常工作及生活均能自如进行。

(白田雨)

# 第九章

# 上肢疾病

## 第一节 网 球 肘

网球肘,肘关节外侧及肱骨外上髁处局限性疼痛,常伴有伸肘前臂旋前疼痛加重,影响肘关节功能。又称"肱骨外上髁炎""肱骨外上髁综合征""肱骨外上髁骨膜炎"。

### 一、临床表现

1. 症状　部分患者以慢性劳损缓慢起病,肘关节外侧及肱骨外上髁处疼痛,尤其在前臂旋前伸肘时,疼痛加剧,可因疼痛而活动受限。疼痛呈持续性酸痛,可放射至前臂、腕部或上臂。

2. 体征　肱骨外上髁处及肱桡关节处有明显压痛,前臂腕伸肌群有广泛压痛。局部可轻微肿胀,较重者局部可有热感。前臂伸肌紧张试验阳性,网球肘试验阳性。

3. X线检查　肘关节 X 线片无异常,病程较长者可见骨膜少量钙化点。

### 二、诊断与鉴别诊断

1. 诊断　根据患者的病史、临床症状、体征等,通常可以明确诊断。

2. 鉴别诊断　本病应与肱骨骨折和肘关节脱位相鉴别

(1)肱骨骨折:有明显外伤史,上臂出现明显疼痛、肿胀、畸形、皮下瘀斑和上肢功能障碍。X线片可见明显的骨折线。

(2)肘关节脱位:有明显外伤史,肘部疼痛、肿胀、活动障碍。检查发现前臂处于半屈位,肘后突畸形,出现空虚感,可扣到凹陷。肘部正、侧位 X 线平片可见肘关节脱位的移位情况。

### 三、病因及发病机制

网球肘可因急性损伤和慢性劳损形成。急性损伤是在前臂旋前位时,腕关节突然猛力做主动背伸活动,使前臂桡侧伸腕肌强烈收缩,造成伸腕肌起点骨膜撕裂,引起起点处骨膜下出血、水肿,久之粘连、机化钙化而发生本病。慢性劳损是在前臂旋前位时,腕关节经常做反复的背伸活动,使桡侧腕长、短伸肌,经常处于紧张状态,牵扯其附着部的软组织,发生慢性损伤,引起前臂伸腕肌起点骨膜撕裂、出血、水肿、粘连而形成本病。

### 四、浮针治疗思路

浮针医学认为网球肘是在急性损伤和慢性劳损情况下,桡侧腕长、短伸肌经常处于紧张状态,二者桡侧伸腕肌群均处于肌肉的病理性紧张状态,形成患肌。这些患肌使得局部的血液循环不畅产生缺血,从而引起疼痛,网球肘诱发原因多与劳损、突然持重物、天气变化、受到寒凉有关,这也是肌肉为患的发病特点。

1. 局部嫌疑肌　肱肌、肱桡肌、腕伸肌群、肱二头肌、肱三头肌等。
2. 远道嫌疑肌　斜方肌、冈下肌、小圆肌、三角肌等。
3. 气血嫌疑肌　腹直肌、胸大肌、斜角肌等。

### 五、浮针治疗方法

详见治疗示例。

视频 9-1-1
网球肘治疗
示例

### 六、预后及注意事项

(一) 预后

浮针治疗后多数肘关节肱骨外上髁部疼痛可迅速改善。本病诱发或加重的因素较多,浮针治疗后,日常工作生活需要加以注意。在去除诱发因素的情况下,常预后较好。

(二) 注意事项

1. 在治疗期间减少活动时间,尽量多休息,必要时应用护腕和护肘将肘腕部保护起来,临床症状严重者需要短期限制腕、肘部的旋转和伸直,有利于恢复。

2. 避免重复做屈伸肘部、前臂旋转、腕关节背伸或尺偏牵拉等动作。

3. 避免长时间维持一个姿势,长时间持物(手机、鼠标等)或突然牵拉重物。

4. 注意局部防寒保暖,特别是气温较低及天气变化时增减衣物,躲避空调环境。

5. 减少患侧卧位时间,晨起后坚持做气血操,可令肌肉缓、气血行。

6. 待临床症状减轻时,可适当增加前臂肌肉的锻炼,循序渐进。如握拳或器械训练。

## 七、典型病案述评

王某,女,53 岁,服务员,2023 年 7 月 8 日初诊。

主诉:左肘关节外侧活动时疼痛半个月。

现病史:患者无明显原因和诱因出现左肘关节外上方疼痛,肘关节活动时疼痛更明显,甚至可出现向前臂或上臂的牵拉性疼痛,局部有压痛、无红肿。外用药物和口服止痛药效果不佳,为进一步治疗前来我所就诊。

既往史:无。

辅助检查:X 线片未见异常。

浮针专项检查:肱桡肌(3 级),桡侧腕屈、伸肌(3 级),肱二头肌(3 级),肱三头肌(2 级),斜角肌(3 级),胸大肌(2 级)。

诊断:网球肘。

治疗:分上、下半场分别处理肱桡肌、桡侧腕伸肌、桡侧腕屈肌、肱二头肌、肱三头肌、斜角肌、胸大肌并配合相关再灌注活动。

即时效果:治疗结束后患者诉屈肘时疼痛有所减轻,但有酸困感。

医嘱:注意保暖,避免吹空调,加强营养,适当休息。

经过 7 次浮针治疗,患者临床症状逐渐减轻并恢复健康,嘱咐患者注意休息、防寒保暖、适当锻炼,如出现复发及时就医。

# 附:高尔夫球肘

高尔夫球肘,又称"肱骨内上髁炎",是指肘关节内侧肱骨内上髁部局限性疼痛,并常伴有屈腕和前臂旋后时疼痛加重,影响肘关节功能。

高尔夫球肘的临床表现、诊断与鉴别诊断、病因及发病机制、浮针治疗思路与方法、预后及注意事项均与网球肘相似,详见上文。

典型病案述评

钱某,男,33岁,公务员,2021年11月3日初诊。

主诉:右肘关节内侧活动时疼痛2个月。

现病史:患者因长期打乒乓球出现右肘关节内侧疼痛,肘关节活动时疼痛更明显,甚至可出现向前臂或上臂的牵拉性疼痛,局部有压痛、无红肿。外用药物和口服止痛药效果不佳,为进一步治疗前来就诊。

既往史:无。

辅助检查:X线片未见异常。

浮针专项检查:肱肌(3级),尺侧腕屈肌(3级),肱二头肌(3级),肱三头肌(2级),胸大肌(2级)。

诊断:高尔夫球肘(肱骨内上髁炎)。

治疗:分上、下半场分别处理肱肌、尺侧腕屈肌、肱二头肌、肱三头肌、斜角肌、胸大肌,并配合相关再灌注活动。治疗结束后患者诉伸肘时疼痛有所减轻。

医嘱:注意保暖,避免吹空调,加强营养,适当休息。

经过5次浮针治疗,患者临床症状逐渐减轻并恢复健康。嘱咐患者注意休息、防寒保暖、适当锻炼,如出现复发及时就医。

(李 旗)

# 第二节　腕管综合征

腕管综合征,是指腕管内正中神经受到压迫而引起手指麻木疼痛无力等神经症状的一种病症。

## 一、临床表现

1. 症状　主要症状为桡侧三个半手指麻木、疼痛(刺痛或烧灼样疼痛)、握力减弱,夜间或晨起时症状较明显。劳动后症状加重,疼痛可放射至肘。

2. 体征　叩击腕管部位,患手正中神经分布的手指可出现放射性触电样痛感。随着腕关节屈曲角度变大,临床症状逐渐加剧。拇、示、中指和半个环指感觉减弱或消失,但掌面痛觉存在。病程较长者,肌力减弱,大鱼际肌可见不同程度的萎缩。

3. 理化检查　压脉带试验:应用血压计,气囊充气至收缩压与舒张压之间,使患手充血,1分钟后患手症状加剧。较重患者肌电图显示大鱼际出现神经变性。有外伤史患者X线可示骨关节炎、桡腕关节狭窄或陈旧性骨折与骨脱位等影像。

## 二、诊断与鉴别诊断

1. 诊断　本病依据手麻木疼痛,局限于桡侧三个半手指,曾有过腕关节外伤或劳损史,并有阳性体征,即可作出诊断。

2. 鉴别诊断　本病需与多发性神经炎、胸廓出口综合征鉴别。

(1)多发性神经炎:双侧性手指或手掌呈左右对称性、手套状感觉麻木。

(2)胸廓出口综合征:可有手部发麻或疼痛,多分布在尺侧神经分布区,伴有血管症状,如手指发凉、发绀,桡动脉搏动减弱。

## 三、病因及发病机制

1. **腕管内压力增大** 长期反复用力进行手腕部活动可使腕部发生慢性损伤,在掌指和腕部活动中,指屈肌腱和正中神经长期与腕横韧带来回摩擦,引起肌腱、滑膜的慢性损伤性炎症,肌腱、滑膜水肿使管腔压力增高,正中神经受压。

2. **腕管容积减小** 脱位、桡骨下端骨折畸形愈合等都可使腕管内腔缩小,腕横韧带的增厚亦可使腕管缩小,压迫正中神经。

3. **腕管内容物的增多** 腕部的感染或外伤引起腕管内容物的水肿或血肿,以及腕管内肿瘤、腱鞘囊肿等,可使腕管内容物增多,压迫正中神经。

## 四、浮针治疗思路

浮针医学认为,由于长期手腕部活动反复用力,指、腕屈肌处于肌肉的病理性紧张状态,形成患肌。这些患肌使得局部的血液循环不畅产生缺血,或直接压迫腕部正中神经而诱发此病。劳累、受到寒凉症状加重,这也是肌肉为患的发病特点。

1. **局部嫌疑肌** 桡侧腕屈肌、掌长肌、指浅屈肌、指深屈肌、尺侧腕屈肌。

2. **远道嫌疑肌** 肱二头肌、肱三头肌、斜方肌、三角肌等。

3. **气血嫌疑肌** 腹直肌、胸大肌、斜角肌等。

## 五、浮针治疗方法

详见治疗示例。

视频 9-2-1
腕管综合征
治疗示例

## 六、预后及注意事项

### (一) 预后

依据长期的临床观察,浮针治疗后多数腕部或掌内侧部疼痛可迅速改善。诱发或加重本病的因素较多,因此,浮针治疗后,日常工作生活需要加以注意。在去除诱发因素的情况下,常预后较好。

（二）注意事项

1. 临床症状严重者需要短期限制腕的屈伸，以利于恢复。
2. 避免重复做腕关节屈伸或牵拉等动作。
3. 余同本章第一节网球肘"注意事项"。

## 七、典型病案述评

张某,男,35 岁,瓦匠,2024 年 3 月 22 日初诊。

主诉:手掌桡侧自发性疼痛麻木半年。

现病史:患者因长期职业性工作,早期出现间歇性腕部不适,逐渐出现掌内侧疼痛、麻木或发热感,屈腕加重,腕内侧局部有压痛、无红肿,向掌内侧放射样疼痛、麻木。外用药物和口服止痛药效果不佳,为进一步治疗前来就诊。

既往史:无。

辅助检查:X 线片未见异常。

浮针专项检查:腕屈肌(3 级),肱二头肌(3 级),肱三头肌(2 级),胸大肌(2 级)。

诊断:腕管综合征。

治疗:分上、下半场分别处理腕屈、伸肌及肱二头肌、肱三头肌、胸大肌,并配合相关再灌注活动。

即时效果:治疗结束后患者诉伸屈腕关节时疼痛有所减轻。

医嘱:注意保暖,避免吹空调,加强营养,适当休息。

经过 3 次浮针治疗,患者临床症状逐渐减轻。嘱咐患者注意休息、防寒保暖、适当锻炼,如出现复发及时就医。


# 第三节　桡骨茎突狭窄性腱鞘炎


桡骨茎突狭窄性腱鞘炎,是指由于腕指经常活动或短期内活动过度,引起桡骨茎突部肌腱、腱鞘损伤的一种病症。本病多见于从事腕指活动工作者。

## 一、临床表现

1. 症状　有慢性劳损史,起病缓慢。桡骨茎突处局部肿胀疼痛,持物时乏力,腕部及拇指周围亦可有疼痛,甚者疼痛向前臂放射,腕尺偏活动受限。病久拇指活动无力,大鱼际可有轻度萎缩。

2. 体征　在桡骨茎突部有明显压痛点或轻度肿胀。后期局部可触及豆大样结节,质硬,与软骨相似,拇指主动内收、外展均可引起疼痛。如让患者拇指内收屈曲置掌心面握拳,再使腕部向尺侧倾斜,常引起狭窄部剧烈疼痛。

3. 理化检查　X线检查无异常。

## 二、诊断与鉴别诊断

1. 诊断　本病依据病史以及桡骨茎突处疼痛、肿胀、压痛,结合查体,即可作出诊断。

2. 鉴别诊断　本病需与腕舟骨骨折、腕关节扭伤相鉴别。

(1)腕舟骨骨折:有明显外伤史,腕桡侧深部疼痛,鼻烟窝部肿胀及压痛,局部有明显叩击痛,出现腕部疼痛。外展位X线片可明确诊断。

(2)腕关节扭伤:有明显外伤史,桡腕关节桡侧偏斜出现疼痛,腕背外观无畸形,活动无力,局部明显压痛。

## 三、病因及发病机制

人们在日常生活中,如果经常用拇指用力捏持操作,尤其是拇指内收和腕关节尺偏或桡偏时,拇长展肌和拇短伸肌的肌腱在狭窄的腱鞘内不断地运动摩擦,日久则可以引起肌腱、腱鞘的损伤性炎症。其主要病理变化是肌腱和腱鞘发生炎症、水肿,腱鞘内、外层逐渐增厚而使腔道更狭窄,以至肌腱与腱鞘之间轻度粘连,当肌腱肿胀,鞘内的张力增高时,产生疼痛及功能障碍。

## 四、浮针治疗思路

浮针医学认为,由于长期拇指内收或外展、腕关节尺偏或桡偏时拇指用力,拇长展肌和拇短伸肌处于肌肉的病理性紧张状态,形成患肌。这些患肌使得局部的血液循环不畅产生缺血,从而引起疼痛。

1. 局部嫌疑肌　拇长展肌和拇短伸肌、大鱼际肌等桡骨茎突部肌肉。

2. 远道嫌疑肌　肱桡肌、桡侧腕屈肌等。

3. 气血嫌疑肌　腹直肌、胸大肌、斜角肌等。

## 五、浮针治疗方法

详见治疗示例。

视频 9-3-1
桡骨茎突狭
窄性腱鞘炎
治疗示例

## 六、预后及注意事项

### (一)预后

依据长期的临床观察,浮针治疗后多数腕部疼痛可迅速改善。诱发或加重本病的因素较多,因此,浮针治疗后,日常工作生活需要加以注意。在去除诱发因素的情况下,常预后较好。

### (二)注意事项

1. 临床症状严重者需要短期限制腕或拇指的屈伸,有利于恢复。
2. 避免重复做腕或拇指关节屈伸或牵拉等动作。
3. 余同本章第一节网球肘"注意事项"。

## 七、典型病案述评

张某,女,66 岁,2021 年 7 月 20 日初诊。

主诉:腕部桡侧疼痛半年。

现病史:患者因长期抱孩子姿势不当,桡骨茎突处局部肿胀疼痛,腕部及拇指周围疼痛,有时疼痛向手部及前臂放射,外用药物和口服止痛药效果不佳,为进一步治疗前来就诊。

既往史:无。

辅助检查:X线片未见异常。

浮针专项检查:拇长展肌和拇短伸肌(3级),肱桡肌(3级),桡侧腕屈肌(3级),胸大肌(2级)。

诊断:桡骨茎突狭窄性腱鞘炎。

治疗:分上、下半场分别处理拇长展肌和拇短伸肌、肱桡肌、桡侧腕屈肌、胸大肌,并配合相关再灌注活动。

即时效果:治疗结束后患者诉伸屈腕关节及拇指时疼痛有所减轻。

医嘱:注意保暖,避免吹空调、加强营养、适当休息。

经过多次浮针治疗,患者临床症状逐渐减轻,嘱咐患者注意休息、防寒保暖、适当锻炼,如出现复发及时就医。

# 第四节　扳　机　指

扳机指是指临床上以手指屈伸时疼痛,并发生弹响为主要临床特征的疾病,又称"弹响指""屈指肌腱腱鞘炎"。任何手指均可发病,但以拇指和中指最为多见。

## 一、临床表现

1. 症状　患者常有手指慢性损伤或受凉史。起病缓慢,早期患指屈伸障碍,用力屈伸时疼痛,并产生弹响。晨起和手工劳动后症状较重,轻度活动或经热敷后症状减轻。病情严重者,患指屈曲后因疼痛不能自行伸直,需健手帮助伸直。晚期手指不能屈伸,处于半屈曲状态。

2. 体征　压痛点在掌指关节掌骨头的掌侧面,并可触摸到米粒大的结节。压住此结节,做屈伸运动疼痛加重,并感到弹响由此发出。

3. 理化检查　X线检查无异常或有钙化点。

## 二、诊断与鉴别诊断

1. 诊断　本病依据病史以及掌指关节疼痛和屈伸不利、压痛,结合查体,即可作出诊断。

2. 鉴别诊断　本病需与指间关节扭挫伤相鉴别。指间关节扭挫伤有明显外伤史,伤后掌指关节肿胀,疼痛青紫瘀斑,向远端牵拉或旋转手指时可诱发疼痛,屈伸活动时无弹响声,无交锁现象。

### 三、病因及发病机制

掌骨颈和掌指关节掌侧浅沟与鞘状韧带组成骨性纤维管,屈拇长肌腱,屈指深、浅肌腱从内通过。手指经常屈曲,使屈肌腱与骨性纤维管反复摩擦;或长期用手握物,使骨性纤维管受硬物与掌骨头的挤压;局部充血、水肿,纤维鞘管变性、增厚,使管腔狭窄,指屈肌腱受压变细,从而产生症状。

### 四、浮针治疗思路

浮针医学认为,由于手指经常屈曲,屈拇长肌,屈指深、浅肌处于肌肉的病理性紧张状态,形成患肌。这些患肌使得局部的血液循环不畅产生缺血,从而引起疼痛。

1. 局部嫌疑肌　鱼际肌及指深、浅屈肌等。
2. 远道嫌疑肌　肱桡肌、腕屈肌群、掌长肌等。
3. 气血嫌疑肌　腹直肌、胸大肌、肱二头肌、斜角肌等。

### 五、浮针治疗方法

详见治疗示例。

视频 9-4-1
扳机指治疗
示例

### 六、预后及注意事项

（一）预后

依据长期的临床观察,浮针治疗后多数掌指关节疼痛或屈伸不利可迅速缓解,然诱发或加重本病的因素较多,如疲劳、突然持重物、天气变化、受到寒凉等,因此,浮针治疗后,日常工作生活需要加以注意。在去除诱发因素的情况下,常预后较好。

（二）注意事项

1. 在治疗期间减少活动时间，尽量多休息，临床症状严重者需要短期限制关节活动，有利于恢复。

2. 避免重复做关节主动屈伸动作。

3. 避免长时间维持一个姿势，长时间持物（手机、鼠标等）或突然牵拉重物。

4. 注意局部防寒保暖，特别是少接触寒凉物品。

5. 减少患侧卧位时间，晨起后坚持做气血操，可令肌肉缓、气血行。

## 七、典型病案述评

夏某，女，47岁，教师，2023年5月9日初诊。

主诉：右侧拇指屈伸不利，伴有疼痛1个月。

现病史：患者因长期使用手机批改作业，出现拇指疼痛，伴有屈伸不利，夜间尤甚，局部有压痛、无红肿。外用药物和口服止痛药效果不佳，为进一步治疗前来就诊。

既往史：无。

辅助检查：X线片未见异常。

浮针专项检查：鱼际肌（3级），指深、浅屈肌（3级），肱桡肌（3级），胸大肌（2级）。

诊断：屈指肌腱腱鞘炎。

治疗：上、下半场分别处理大鱼际肌，指深、浅屈肌，肱桡肌，胸大肌，并配合相关再灌注活动。

即时效果：治疗结束后患者诉屈指时疼痛有所减轻，但有酸困感。

医嘱：注意保暖，加强营养，适当休息。

经过10次浮针治疗，患者临床症状逐渐减轻并恢复健康。嘱咐患者注意休息，防寒保暖，适当锻炼，如出现复发及时就医。

（李旗）

# 第十章

# 胸背部疾病

## 第一节　带状疱疹

带状疱疹是由水痘 - 带状疱疹病毒引起的急性感染性皮肤病。部分患者被感染后成为带病毒者而不发生症状,由于病毒具有嗜神经性,感染后可长期潜伏于脊髓神经后根神经节的神经元内,当劳累、受凉、感染、感冒等致抵抗力低下时,病毒可再次生长繁殖,并沿神经纤维移至皮肤,发生疱疹并伴随剧烈的疼痛。

带状疱疹一般有单侧性和按神经节段分布的特点,由集簇性的疱疹组成,并伴有疼痛;年龄愈大,疼痛愈重。对此病毒无免疫力的儿童被感染后,发生水痘。本病好发于成人,春秋季节多见,发病率随年龄增长而显著上升。

### 一、临床表现

带状疱疹通常发生在年龄较大、免疫力较差的人群,如老年人或糖尿病、艾滋病、肿瘤等患者。发疹前可有轻度乏力、低热、纳差等全身症状,患处皮肤自觉灼热或者疼痛,触之即疼痛明显,表现为痛觉超敏,持续 1~3 天,亦可无前驱症状即发疹。好发部位依次为肋间神经、颈神经、三叉神经和腰骶神经支配区域。患处常首先出现潮红斑,很快出现粟粒至黄豆大小的丘疹,簇状分布而不融合,继之迅速变为水疱,疱壁紧张发亮,疱液澄清,外周绕以红晕,各簇水疱群间皮肤正常;皮损沿某一周围神经呈带状排列,多发生在身体的一侧,一般不超过正中线。沿神经走行部位疼痛为本病特征之一,可在发病前或伴随皮损出现,老年患者疼痛症状常较为剧烈。病程一般 2~3 周,水疱干涸、结痂脱落后留有暂时性淡红斑或色素沉着。若带状疱疹病损发生于一些特殊部位，则会导致严重后果，出现一系列并发症，常见有眼带状疱疹、耳带状疱疹，此外还有其他不典型带状疱疹，读者可详细查阅相关专著。

部分患者由于体质虚弱，或带状疱疹症状特别严重，经治疗1个月后仍未能痊愈，甚至仍有剧烈的疼痛症状，临床诊断为带状疱疹后遗痛，由于临床多见，且浮针治疗效果显著，将在本节后附文讨论。

## 二、诊断与鉴别诊断

带状疱疹的诊断要点主要有以下几个方面：①皮疹为单侧性；②沿周围神经分布而排列成带状、簇集成群的水疱；③可伴有沿神经走行部位疼痛[1-2]。结合实验室检查即可做出诊断。实验室检查通常包括病毒学检查和血清学检查，可以通过检测病毒抗体或病毒DNA来确定病毒感染的存在。带状疱疹的鉴别诊断比较复杂，因为有些患者在疼痛发作时并没有疱疹出现，还需注意与各种痛症相鉴别（表10-1-1）。

表 10-1-1　带状疱疹与常见痛症的鉴别

| 鉴别要点 | 带状疱疹 | 肋间神经痛 | 坐骨神经痛 |
|---|---|---|---|
| 发病原因 | 水痘 - 带状疱疹病毒引起的急性感染性皮肤病 | 肋间神经支配区域的持续性疼痛 | 以坐骨神经径路及分布区域疼痛为主的综合征 |
| 疼痛性质 | 触电样、刀割样、烧灼样疼痛 | 针刺样、烧灼样、触电样疼痛 | 触电样、刀割样、烧灼样疼痛 |
| 疼痛程度 | 重度或中度、轻度或无痛 | 中度或轻度 | 重度或中度 |
| 疼痛区域 | 疼痛区域广泛，与疱疹病毒侵犯部位及疱疹侵犯皮肤部位相关 | 疼痛在肋间神经分布区域，疼痛可放射，但不超出肋间神经分布范围 | 疼痛主要限于坐骨神经分布区，大腿后部、小腿后外侧和足部 |
| 相关体征 | 先后出现潮红斑、丘疹、簇状分布而不融合，继之迅速变为水疱，各簇水疱群间皮肤正常；皮损沿某一周围神经呈带状排列，多发生在身体的一侧，一般不超过正中线 | 疼痛随呼吸运动、咳嗽、大笑等动作加重 | 坐骨神经牵拉试验、仰卧挺腹试验阳性，足背伸肌力减弱，下肢肌力、肌张力减弱，腱反射消失等 |

---

1　陈洪铎.临床诊疗指南:皮肤病与性病分册［M］.北京:人民卫生出版社,2006.
2　中华医学会.临床技术操作规范:皮肤病与性病分册［M］.北京:人民军医出版社,2006.

## 三、病因及发病机制

现代医学认为,人是水痘 - 带状疱疹病毒的唯一宿主,病毒经呼吸道黏膜进入血液形成毒血症,发生水痘或呈隐性感染,此后病毒可长期潜伏在脊髓后根神经节或者脑神经感觉神经节内。当机体受到某种刺激(如寒冷、创伤、疲劳、恶性肿瘤或病后虚弱等)导致机体抵抗力下降时,潜伏病毒可再次生长繁殖,并沿感觉神经轴索下行到该神经所支配区域的皮肤内,产生水疱,同时受累神经发生炎症、坏死,产生疼痛。本病愈后可获得较持久的免疫,故一般不会再发。

浮针医学认为,带状疱疹应归属于浮针适应证的肌肉前病变。带状疱疹疼痛的原因之一是真皮皮损,即真皮缺血产生的疼痛。至于为何如此认为,可以参考患肌理论相关章节。带状疱疹导致的皮肤、神经组织的病理改变(沿着神经支配区域分布的疱疹、局部红晕)及其引发的全身症状(乏力、低热、头痛、纳差)会使局部肌肉患肌化,是带状疱疹疼痛的另一个原因。由于真皮和神经的血供依附于肌肉,缺血缺氧的患肌进一步阻碍了皮肤和神经的修复。修复真皮和神经需要先修复患肌。如果失治误治,遗留患肌没有修复,皮损也没能修复,最终继发为带状疱疹后疼痛。由于结痂消失后,真皮受损依旧存在,造成周边肌肉患肌化,使真皮局部缺血缺氧,从而造成刺痛。因为真皮表浅,轻轻触摸即会疼痛,也因为真皮血供差,恢复速度较慢。

## 四、浮针治疗思路

根据患者的临床表现、带状疱疹的具体位置,结合第二现场规律(带状疱疹部位多数为第二现场)、浮针三辨、浮针治疗五部曲,将嫌疑肌分为 3 大类。

1. 局部嫌疑肌　头面部主要有颞肌、额肌、颊肌等,胸腹部主要有前锯肌、腹斜肌等,腰背部主要有斜方肌、冈下肌、腰方肌等,上肢部主要有肱二头肌、肱三头肌、肱桡肌等,下肢部主要有股四头肌、股内收肌群等。

2. 远道嫌疑肌　竖脊肌、肋间肌、胸大肌、胸锁乳突肌等。竖脊肌、肋间肌是带状疱疹高发区域,也是疼痛最常见的诱发点,患者往往不敢做咳嗽、深呼吸等动作,因此这些区域出现患肌的概率较高。

3. 气血嫌疑肌　腹直肌、胸大肌、肱二头肌、比目鱼肌等。

通过浮针治疗,结合再灌注活动使这些患肌舒缓,从而达到治疗目的。治疗过程中配合的再灌注活动是根据患肌的生理功能设计的,部分患肌的再灌注活动详见治疗示例。

治疗时根据患肌分布,通常按照"上肢部 - 胸胁部或肩背部 - 头面部"或"下肢部 - 腰腹部 - 尾骶部"顺序进行浮针扫散,配合患肌再灌注活动加以排除,治疗过程中如果有多个患肌存在,需要分上半场和下半场治疗。

对于严重的带状疱疹患者,治疗时需配合必要的抗病毒治疗和神经营养药物支持,对于严重的并发症,应予相应的中西医对症治疗。

## 五、浮针治疗方法

结合临床表现,通过触摸确定患肌,在患肌周围选择进针点,再灌注活动方法根据患肌的生理功能进行设计。

1. 肋间肌　平卧位,深呼吸后屏气 10 秒,或轻轻咳嗽,带动肋间肌做主动再灌注活动。

2. 肱桡肌　侧卧位,前臂内旋抗阻(图 10-1-1)。

3. 肱三头肌　侧卧位,前臂后伸抗阻(图 10-1-2)。

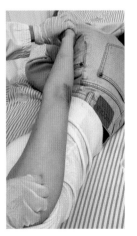 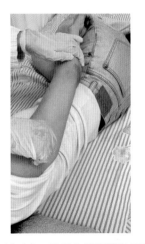

图 10-1-1　肱桡肌再灌注活动　　　　　图 10-1-2　肱三头肌再灌注活动

视频 10-1-1
肋间肌治疗示例

视频 10-1-2
肱桡肌治疗示例

视频 10-1-3
肱三头肌治疗示例

## 六、预后及注意事项

### （一）预后

根据我们的临床观察,浮针治疗后大多数带状疱疹患者疼痛症状可迅速缓解,发病面积大、疼痛剧烈、高龄以及由于剧烈疼痛导致抵抗力下降者则恢复相对缓慢。对于体质极度虚弱的急性期患者,治疗过程中要注意适当控制扫散幅度和频率,并注意防止天气变化、工作压力大、情绪波动或劳累、熬夜、失眠等因素加重病情。浮针治疗后,日常工作生活中需要加以注意。在去除诱发因素的情况下,预后通常较好。

### （二）注意事项

1. 对于早期疱疹面积较大、全身症状较严重的患者,应尽早予以必要的抗病毒药物干预。常用的抗病毒药物有阿昔洛韦、伐昔洛韦。轻症患者也可结合抗病毒冲剂、板蓝根冲剂以及清热解毒类方剂进行干预。

2. 由于带状疱疹不同发病部位而并发的症状涉及多个专科,对于严重的并发症应及时到相关专科予以处理解决。

3. 注意疱疹局部保持清洁干燥和保暖,特别是早、晚气温较低时,天气变化及时增减衣物。对于以情绪紧张或工作压力为诱发因素的患者,建议及时疏解心理压力,避免情绪波动,保障充足睡眠。

4. 不要过多食用辛辣之品。

5. 坚持做气血操,可令肌肉气血运行畅通,有助于尽早康复。

## 七、典型病案述评

代某,女,29 岁,2024 年 5 月 16 日初诊。

主诉:右侧手臂外侧出现疱疹伴有疼痛 3 天。

现病史：患者近期由于工作劳累和受凉，出现右侧手臂后外侧两处集簇性疱疹，有少量水疱。局部皮肤泛红，无皮肤感染现象。右侧手臂有较剧烈疼痛，并一定程度影响睡眠，活动手臂和局部触摸时疼痛感更为明显，NRS评分5分。考虑患者病情较轻，且患者年轻、体质较好，未予内服和外用抗病毒药物。

既往史：身体健康。

浮针专项检查：

(1)局部嫌疑肌：右侧肱桡肌(2级)，右侧肱三头肌(2级)。

(2)远道嫌疑肌：斜方肌(2级)。

诊断：带状疱疹。

治疗：治疗后手臂疱疹患处的疼痛感和触痛减轻都十分显著，患者对于疗效感到十分满意。NRS评分4分。

二诊：症情稳定好转，患者继续选择浮针治疗，治疗后疼痛再次明显减轻。NRS评分2分。

三诊：患者疱疹已经基本结痂，NRS评分1分。考虑患者基本告愈，未再做浮针治疗，予以普通针刺巩固治疗2次后痊愈。患者最后一次治疗时间为2024年5月30日，并告知自第一次浮针治疗后就再无剧烈疼痛，后续治疗时都仅有轻微疼痛。

## 附：带状疱疹后神经痛

带状疱疹后神经痛(postherpetic neuralgia，PHN)，是指在带状疱疹治疗1个月后，皮疹、水疱等症状消退，但皮疹处仍然伴有反复且剧烈的疼痛感，该痛感可持续几个月、几年，甚至是终身的，症状严重者会大大影响睡眠和正常的日常生活。

PHN主要表现为疱疹局部呈针扎样、烧灼样疼痛，严重影响到患者的生活质量，其疼痛在夜间比较明显，患者往往先后尝试使用多种镇痛药也难以解除痛苦。该病一直是医学界难题，近年来西医针对PHN除了使用镇痛药物，还开展了神经射频脉冲等微创手术治疗，此外，还结合了甲钴胺等营养神经药物的口服或注射治疗，但尚不能很好地解决患者的疼痛问题。

PHN 易发人群：①疱疹发作面积较大的患者；②年龄较大的患者；③有其他严重疾病的患者。

浮针医学的观点上一节已做过阐述。该病导致患者生活质量严重下降，造成患者体质逐步变差，对于高龄老弱患者，甚至直接威胁到生命。从临床观察情况来看，浮针疗法可以很好地帮助一部分 PHN 患者解除严重的后遗痛，包括一部分做过神经射频治疗和仍在服用镇痛药物控制疼痛的患者，显著改善 PHN 患者的生活质量。

PHN 的浮针治疗思路和浮针治疗方法基本和带状疱疹一致，虽然皮疹、水疱等症状已经消除，但通常留有色素沉着，可以帮助医者顺藤摸瓜，较快找到局部患肌。PHN 多涉及中老年患者，往往由于其他病症的存在，患肌分布较为复杂，在寻找患肌的过程中，可结合神经节段支配规律进行综合判断。此外，由于老年患者往往存在其他多种疾病，会导致身体抵抗力下降，影响 PHN 的康复。对于严重的症状表现如心悸、气短，治疗时应注意甄别相关的气血嫌疑肌并予以及时处理。

典型病案述评

李某，女，82 岁，连云港人，2022 年 1 月 7 日初诊。

主诉：左侧腹部带状疱疹后疼痛反复发作 4 年余，加重 4 月余。

现病史：患者诉 4 年多前左侧腹部出现大面积带状疱疹，疱疹已完全消失，但左侧腰背和胁肋仍有剧烈疼痛，伴有局部皮肤色素沉着，患者生活因此而深受困扰，身体每况愈下，虽长期服用卡马西平、曲马多、塞来昔布等多种镇痛药，仍疼痛剧烈，身体转侧、呼吸时尤为严重，夜寐不安。近 4 个月症状逐步加剧，曾辗转上海、南京等地尝试各种方法治疗，但是效果都不明显。就诊时患者精神不振，眉头紧皱，紧咬牙根，焦躁不安，由于腰背和胸胁部时不时就会有一阵撕心裂骨的剧痛，患者口中不时发出"嘶嘶"声，显得十分痛苦。NRS 评分 9 分。

既往史：有高血压病史，否认糖尿病史。

浮针专项检查：①局部嫌疑肌：左侧肋间肌（4 级），左腹内斜肌（3 级），左侧竖脊肌（4 级）；②气血嫌疑肌：腹直肌（3 级）。

诊断：带状疱疹后神经痛。

治疗：可触及患者左侧竖脊肌明显紧张僵硬,压痛不明显,左侧肋间肌紧张僵硬,其中局部嫌疑肌触觉敏感,按之有刺痛,转侧和呼吸过程中有加重之势。选择患者左侧腰部外侧、腹部外侧较为平坦处两个进针点进针,运针过程中嘱患者轻轻咳嗽以缓解紧张情绪。先后以患者左侧竖脊肌、肋间肌、腹内肌、腹直肌为主进行浮针扫散治疗,并嘱患者配合做深吸气后屏住呼吸、轻咳等主动再灌注活动。第一次浮针治疗后,患者自觉转侧、呼吸过程较前轻松,可较安静卧床。NRS 评分8 分。

二诊:诉首次浮针治疗后疼痛有所缓解,但 1 天后症状反复,疼痛仍十分严重,需要服用镇痛药物。重复上述浮针治疗后疼痛再次有所缓解,且疗效可持续较长时间。

三诊:治疗方案基本同前,患者诉疼痛感有较明显减轻,NRS 评分7 分。

经过长达 3 个月的浮针治疗(患者住在偏远地区,医师每 2 周前往基层医院坐诊,患者每 2 周接受浮针治疗 1 次,共治疗约 15 次),患肌的紧张僵硬程度明显减轻,疼痛逐步减退,镇痛药随之逐步减量。2022 年5 月 7 日患者最后一次就诊,表示疼痛可耐受,基本不影响睡眠,已停服镇痛药,NRS 评分 1~2 分。此后病情稳定,未见加重。

(陆　瑾)

# 第二节　胸壁扭挫伤

胸壁扭挫伤是指因用力不当,或因姿势不对,或胸部受到直接外力的暴力冲击,或胸部被硬物硌垫,对胸壁造成的损伤。

## 一、临床表现

急性胸壁扭挫伤主要表现为胸部疼痛、肿胀。在外力直接作用的局部可以有持续性或放射性的钝痛,有时还有沿肋间方向传导的放射性痛；扭伤产生的疼痛多数呈挛缩样的锐痛，但疼痛的部位不定，可以发生在胸部的各处，严重的扭伤可因深呼吸、憋气、咳嗽、喷嚏等而疼痛加剧。

慢性胸壁扭挫伤容易被患者或者医务者忽略，因为局部外观没有异常，甚至患者感觉不到疼痛，只是感觉胸闷。

## 二、诊断与鉴别诊断

根据患者的病因以及临床表现，同时排除胸背部的器质性病变可以诊断本病。

本病首先要与肋骨骨折相鉴别，两者皆有外伤史及局部疼痛等表现。肋骨骨折按压胸骨或者肋骨的非骨折部位(胸廓挤压试验)会出现骨折处疼痛(间接压痛)，有时可合并气胸、血胸；X线片示肋骨骨折。通过临床体征结合影像学检查，两者不难鉴别。

## 三、病因及发病机制

胸壁扭挫伤可出现肌肉撕裂以及局部出血、水肿、渗出等创伤炎症反应，可影响到胸膜壁层，使其发生炎症反应，患者呼吸时引起胸膜摩擦而致局部疼痛。

中医认为胸部扭挫伤致胸壁局部筋伤和气血、经络功能紊乱，而出现胸部疼痛。

## 四、浮针治疗思路

无论急性还是慢性期的胸壁扭挫伤，浮针能够治疗的都是患肌引起的症状，由于胸壁局部的肌肉受到损伤形成患肌，使得局部的血液循环不畅产生缺血，从而引起疼痛。另一方面，由于胸部患肌影响到肺及心脏这两个肌性器官，从而出现胸闷、呼吸不畅等症状。

1. 局部嫌疑肌　胸大肌、胸小肌、肋间肌、前锯肌。
2. 远道嫌疑肌　腹直肌、腹斜肌。
3. 气血嫌疑肌　左侧胸大肌、双侧腹直肌。

## 五、浮针治疗方法

进针部位：本病患肌多比较局限，多在患肌周围进针。

再灌注活动：坐位或仰卧位，深呼吸、咳嗽以及增强腹压等抗阻。

视频 10-2-1
胸壁扭挫伤
治疗示例

## 六、预后及注意事项

### (一) 预后

本病如果诊断明确一般预后较佳，大部分患者可以有明显的即时效果。

### (二) 注意事项

1. 首先要排除肋骨骨折等情况。损伤严重者，如局部肿痛明显、活动障碍，应考虑是否有骨折、骨裂伤、关节脱位的可能。应进行 X 线片检查，需要到骨科或者专科治疗，以免漏诊、误诊及延误治疗。

2. 明确为软组织损伤后，急性期要慎用浮针，正确使用热敷和冷敷。受伤后如进行性肿胀宜冷敷，冷敷有促使毛细血管收缩、减少局部血肿和减轻疼痛作用。如果 1 小时内肿胀不再继续发展，可热敷，以加速伤处周围淤血的消散、吸收。

## 七、典型病案述评

丛某，女，59 岁，2018 年 2 月 8 日初诊。

主诉：右侧胸胁部疼痛 2 月余。

现病史：患者自述 2 个月前打扫卫生时，右侧胸胁部被重物击伤，右侧胸胁部疼痛，呼吸不畅，当时局部无肿胀，自行到附近医院诊治，诊为"软组织挫伤"，予以外用药物治疗，疼痛有所减轻，但近 2 月疼痛仍存在，深呼吸及活动时诱发，故来诊。症见右胸胁部疼痛，刺痛感，按压局部、抬高右上肢、深呼吸等动作可诱发，局部无红肿、无皮疹、无麻木感，影响睡眠，余无其他明显不适，纳可，二便如常。

既往史：既往高血压病史多年，服用药物血压控制可。

辅助检查:外院胸部X线片未发现明显异常。

浮针专项检查:右侧前锯肌(3级),右侧胸大肌(2级),右侧第7、8肋间肌(3级)。

诊断:胸壁扭挫伤。

治疗:①于腋前线约与右侧肋弓交接处向上沿腋前线进针,结合再灌注活动(深呼吸,右手掰手腕,患者右手平伸向前运动);②于腹中线大约与第7、8肋间肌水平位置水平向右进针,结合再灌注活动(深呼吸、咳嗽)。

即时效果:疼痛明显减轻,咳嗽、深呼吸疼痛不明显,右侧上肢活动不受限。

医嘱:回家后注意局部保暖及适度休息,有条件下可热敷促进局部血液循环。

二诊(2018年2月12日):疼痛症状明显减轻,深呼吸无痛感、右上肢用力时有少许疼痛,局部按压仍有痛感。治疗同一诊,活动及用力时疼痛基本消失,局部按压稍许疼痛。嘱患者可热敷局部促进患肌修复。

2018年3月8日,患者因颈部不适来诊,问及胸胁部疼痛,患者诉经过2次治疗症状已经缓解,无明显不适。

(贺青涛)

# 第十一章

# 腰骶部疾病

## 第一节　腰椎间盘突出症

腰椎间盘突出症是在腰椎间盘突出的病理基础上,由突出的椎间盘组织刺激和/或压迫神经根、马尾神经所导致的临床综合征,表现为腰痛、下肢放射痛、下肢麻木、下肢无力、大小便功能障碍等[1]。腰椎间盘突出症是临床常见病、多发病,会给患者工作和生活带来困苦,患者身心健康也因此受到严重伤害。

### 一、临床表现

1. 症状　患者大多有腰部扭、挫或闪腰史,或久坐、受寒等病史,有明显的或隐晦的腰痛史,较严重者咳嗽、喷嚏等腹压增高时疼痛加剧。患者多数为一侧下肢放射痛,呈针刺样、触电样,沿坐骨神经放射到大腿后侧、小腿外侧、足外侧及足跟等部位。久病者可见沿坐骨神经通路皮肤麻木、肌肉萎缩、肌张力和肌力下降等体征。

2. 体征　患者会有不同程度腰部僵硬,腰椎生理前凸减小或消失,部分患者脊柱呈后凸畸形。患者可有脊柱侧弯,通常患者前屈活动明显受限,椎间盘突出相应节段的同侧椎间盘深压痛,以及下肢放射性疼痛。可伴有趾背伸、跖屈肌力下降。膝腱反射、跟腱反射可减弱或消失。严重者外踝部、足外侧皮肤感觉减退或消失。屈颈试验、仰卧挺腹试验阳性,直腿抬高试验及加强试验等阳性。

---

[1]　中华医学会骨科学分会脊柱外科学组,中华医学会骨科学分会骨科康复学组.腰椎间盘突出症诊疗指南[J].中华骨科杂志,2020,40(8):477-487.

## 二、诊断与鉴别诊断

根据其临床症状、体征和辅助检查大多可做出正确诊断。

辅助检查：X 线片可显示突出节段椎间隙变小，或有椎体骨赘，严重者可显示有不同程度腰椎椎体滑脱。CT、MRI 可显示椎间盘突出的节段、大小、形态和神经根、硬脊膜囊受压程度。

临床上腰椎间盘突出症需要与常见的急性腰扭伤、第三腰椎横突综合征、梨状肌综合征鉴别，详见表 11-1-1。此外，临床上还应注意排查强直性脊柱炎、骨结核、骨肿瘤等严重影响到生活质量和威胁生命的疾患。

表 11-1-1　腰椎间盘突出症与急性腰扭伤等疾病的鉴别诊断

| 鉴别要点 | 腰椎间盘突出症 | 第三腰椎横突综合征 | 梨状肌综合征 | 急性腰扭伤 |
|---|---|---|---|---|
| 疼痛部位及压痛点、牵涉痛 | 腰及下肢疼痛为主，腰椎旁及沿坐骨神经通路多个压痛点，牵涉下肢放射性痛麻 | 腰臀部及下肢疼痛、麻木、活动受限，第三腰椎横突尖端压痛明显，可触及条索状结节，牵涉臀部及下肢疼痛 | 臀部疼痛为主，无腰痛及活动障碍，压痛点局限在梨状肌体表投影区，牵涉坐骨神经分布区域下肢放射性痛麻 | 腰部一侧多见，有明显局限性压痛点，牵涉范围小，多为臀部、腹股沟或大腿后部 |
| 特殊检查 | 屈颈试验、仰卧挺腹试验、直腿抬高试验及加强试验阳性 | 部分患者直腿抬高试验可为阳性 | 梨状肌紧张试验、直腿抬高试验阳性 | 直腿抬高试验、骨盆旋转试验阳性 |
| 辅助检查 | 腰椎间盘 CT 平扫、腰椎 MRI 检查 | X 线检查可发现 $L_3$ 横突明显过长，远端边缘部有钙化阴影，或左右横突不对称、畸形等 | X 线、CT 检查梨状肌是否受损 | X 线检查排除骨折 |

## 三、病因及发病机制

1. 椎间盘退变学说　随着年龄的增长，以及体内多种因素的影响，腰椎椎间盘内的水分含量与弹性不断下降，吸收应力与应力缓冲作用减弱，相同应力产生的破坏改变也随之进一步增加。由于椎间盘无专门的血供系统，一旦形成变形、损伤，很难通过自我修复能力缓解椎间盘的改变，导致患者容易在负重、姿势不良等过程中纤维化破裂或退变发展为椎间盘突出。

2. **机械应力学说** 腰椎间盘突出后,椎间盘的载荷能力减弱,形变程度增加,大大降低了腰椎稳度,进而使椎体两侧肌肉、韧带等软组织受力不均匀,出现酸楚甚至疼痛的表现。长时间的蹲坐、站立、弯腰、过度体力劳动,使脊柱长期处于应力负荷超饱和状态,从而改变周围软组织形态,通过炎症反应、细胞免疫等方式进一步加重椎间盘的退行性改变,最终不可逆地形成腰椎间盘突出症[1]。

浮针医学将腰椎间盘突出症归属于浮针适应证的肌肉本身病痛,患者多由于长期的姿势不良、负重等,导致腰部出现患肌,因此大部分患者在确诊前就已经有腰痛症状,在患肌机械力长期作用下,可进一步引发椎间盘突出。我们推测,患者腰部在活动过程中,当椎间盘破裂髓核突出组织刺激到运动神经时,或导致无菌性炎症,炎症刺激周围肌肉(如竖脊肌等)引起患肌,从而释放强烈的疼痛信号。以上观点从以下所列发病规律表现可以得到证实。

1. 天气寒冷可以直接导致腰和下肢疼痛加剧,只有具备收缩功能的器官或组织才与天气变化有关,而肌肉是人体唯一具有收缩功能的组织。

2. 腰椎间盘突出症患者大多有姿势不当、久坐久立等发病因素,并常常因此引起病情加重。而这些发病因素都会导致腰臀腿部肌肉紧张。

3. 腰椎间盘突出症疼痛部位都在肌肉丰厚处,而没有肌肉的地方不会疼痛。如胫骨棘内侧面没有肌肉处的疼痛不会在腰椎间盘突出症患者中发生。

4. 腰椎间盘突出症患者为避免疼痛发生,会采取脊柱偏向一侧的"避让"体位以避免肌肉紧张僵硬缺血,并因此导致腰椎侧弯。

5. 浮针、传统针刺、推拿、康复等方法都没有直接作用于椎间盘,但临床证实有效。所以我们推测这些疗法应该都作用于肌肉。

## 四、浮针治疗思路

根据患者的临床表现、腰痛的具体位置,结合第二现场规律(腰痛

---

1　尤佑安.独活寄生汤治疗腰椎间盘突出症(肝肾亏虚型)的临床疗效观察[D].武汉:湖北中医药大学,2023:18.

部位多数为第一现场)、浮针三辨、浮针治疗五部曲,将嫌疑肌分为3大类。

1. 局部嫌疑肌　腰方肌、竖脊肌、髂肌、腰大肌、腹外斜肌、多裂肌、臀中肌、臀大肌、梨状肌、背阔肌、阔筋膜张肌、股内收肌群、股四头肌、腓肠肌、比目鱼肌、腓骨长肌、胫骨前肌等。

2. 远道嫌疑肌　斜方肌下段等。

3. 气血嫌疑肌　胸大肌、腹直肌等。胸大肌适用于伴有心慌胸闷或气短乏力的患者。腹直肌适用于下肢痿软乏力的患者。

通过浮针治疗,结合再灌注活动,使这些患肌舒缓,从而达到治疗目的。治疗过程中配合的再灌注活动是根据患肌的生理功能设计的,部分患肌的再灌注活动详见治疗示例。

## 五、浮针治疗方法

结合临床表现,根据罗列的嫌疑肌,通过触摸确定患肌,在患肌周围选择进针点,再灌注活动是根据患肌的生理功能设计的。

1. 腰方肌　嘱患者做腰椎向患侧小幅度侧屈抗阻。

2. 竖脊肌　俯卧位双下肢飞燕动作,或跪位抱头弯腰。

3. 股内侧肌　仰卧位,患侧膝关节屈曲,髋关节内收抗阻。

4. 腹直肌　仰卧位,嘱患者做腹式吸气、挺腹抗阻。

5. 臀大肌　俯卧位,嘱患者患侧下肢伸直,做后伸髋关节抗阻。

视频 11-1-1
腰方肌治疗示例

视频 11-1-2
竖脊肌治疗示例

视频 11-1-3
股内侧肌治疗示例

视频 11-1-4
腹直肌治疗示例

视频 11-1-5
臀大肌治疗示例

## 六、预后及注意事项

### (一)预后

腰椎间盘突出症的预后判断非常重要,根据我们的临床观察,浮针治疗后多数患者腰痛可迅速缓解,但常因负重、天气变化、劳累等因素诱发或加重,因此,浮针治疗后,日常工作生活需要加以注意。在去除诱发因素的情况下,通常经过3~5次治疗可收到明显效果。如果经过3次治疗还没有显效,应当重新审视治疗方式方法与诊断。

### (二)注意事项

1. 刚刚发生的腰椎间盘突出,因硬膜囊受压、侧隐窝狭窄程度较重,常常会产生炎症或水肿,炎症或水肿导致邻近的肌肉患肌化,继而引发相关联的肌肉(尤其是共同保持站立体位的肌肉)患肌化,造成一系列部位的疼痛或功能障碍。这时治疗可以应用甘露醇、消炎镇痛药物和激素类药物,会有助于减轻受压神经组织的炎症或水肿。让患者在急性期或恢复期采取卧床休息、热敷及避免受寒、戴腰椎固定带、理疗等措施,均有助于消除神经组织水肿,避免长期患肌化。

2. 腰椎间盘突出症患者为避免椎间盘破裂后突出的髓核刺激到神经根造成患肌紧张收缩,缺血缺氧后疼痛加剧,会主动采取腰椎弯向一侧的习惯性避让姿势,长期发展会导致腰椎侧弯甚至腰椎滑脱。

3. 注意腰部保暖,特别是秋冬寒冷季节及早晚气温较低时,天气变化及时增减衣物。

4. 避免久坐久立、维持一个姿势,比如不要长时间伏案工作等,伏案工作时注意腰部保持挺直状态,或佩戴腰椎固定带,休息期间可适当配合气血操舒缓腰部肌肉紧张。

5. 不要做剧烈弹跳动作,如打球、跳绳等。

6. 配合适当的腰椎间盘突出症康复训练方法。

7. 康复后可坚持做太极拳、游泳等锻炼项目,有助于提高腰肌力量,改善腰腿部肌肉紧张或肌肉萎缩状态。

## 七、典型病案述评

刘某,男,40岁,2023年10月30日初诊。

主诉:腰痛伴右下肢放射性疼痛14天。

现病史:患者于2023年10月17日因搬重物突发腰臀部疼痛,痛感放射至双下肢外侧,右侧为甚,遂至当地医院就诊。曾做牵引治疗,症状未见好转。就诊时腰痛明显,可向臀部和双侧小腿放射,小腿外侧有较明显疼痛,以右侧为重,无间歇性跛行,双侧踇趾背伸力正常。右侧直腿抬高试验40°(+),右侧直腿抬高加强试验(+)。腰部疼痛影响睡眠,夜寐欠安。NRS评分8分。

既往史:平时有腰痛史,且工作中经常负重。

辅助检查:腰椎MRI示$L_4/L_5$、$L_5/S_1$椎间盘向后突出,压迫硬膜囊。

浮针专项检查:腹直肌(2级),腰大肌(2级),竖脊肌(2级),股内侧肌(2级),腓肠肌(3级)。

诊断:腰椎间盘突出症。

治疗:先让患者采取俯卧位,从腰部一侧进针,针尖方向先朝向脊柱,扫散并配合竖脊肌再灌注活动,留针20分钟后针尖换向右侧腓肠肌,扫散并做腓肠肌再灌注活动。下半场治疗采取仰卧位,从腹部一侧进针,扫散并结合腹直肌、腰大肌再灌注活动。

即时效果:腰部胀痛明显改善,NRS评分2分。

医嘱:注意休息,佩戴腰围,注意腰部保暖。建议坚持规律运动,锻炼腰肌,在每天早晨起床或劳累后可练习气血操等。

4次浮针治疗后(约7天治疗1次),患者的腰腿疼痛程度逐渐减轻,发作次数逐渐减少,至第6诊反馈腰痛常因工作劳累而有所反复,NRS评分3分。

## 附一:急性腰扭伤

急性腰扭伤(acute lumbar sprain,ALS),俗称"闪腰",是指腰部软组织包括肌肉、筋膜、韧带、关节突关节等的急性扭伤,多为突然受到扭、挫、闪等直接外力或间接外力作用,超越腰部的承受能力,出现以腰部疼痛、活动受限为主的一种临床常见病症[1]。

（一）临床表现

腰部发生扭伤后，立即出现持续性剧痛，疼痛难忍，呈撕裂痛、刀割样痛、锐痛，丝毫不敢活动，咳嗽、喷嚏时疼痛骤然增加；疼痛范围主要在腰背部，也可向臀、腿和/或腹股沟放散。患者处于避免剧痛的特殊体位，惧怕改变其体位，腰部轻微活动则疼痛加剧，表情痛苦，需用上肢协助活动。查体可见腰部肌肉痉挛、僵硬等明显的局限性压痛点，部分患者可有牵涉痛，但不会涉及膝关节以下。腰椎活动可以严重受限，也可以只是某个方向受限。X线显示无明显异常或腰椎小关节错位[2]。

（二）诊断与鉴别诊断

ALS常见于青壮年体力劳动者，有急性腰部扭伤病史。根据典型的临床表现和体格检查，辅以影像学检查，诊断不难。

临床上ALS需注意和滑膜嵌顿鉴别。滑膜嵌顿，亦称腰椎后关节紊乱症或腰椎小关节紊乱，当突然直腰时，滑膜极易被嵌顿于关节突的关节面之间，从而立即引起腰部剧痛、肌痉挛、关节突明显压痛、脊柱僵硬、活动明显受阻等症状，尤其在后伸时，腰痛症状加重。其中腰骶椎间关节最接近于冠状面，因此其关节间隙发生滑膜嵌顿最多，$L_4/L_5$椎间关节次之。

滑膜嵌顿与ALS症状较为相似，其发病范围较为局限，疼痛部位多靠近椎体关节处，ALS发病范围较大，常涉及多块腰部肌肉[3]。腰椎椎间关节滑膜嵌顿的治疗关键是关节突的解锁，使嵌入的滑膜组织尽快退出关节间隙，可运用整脊、推拿、牵引等方法进行干预，往往有手到病除的奇效。浮针对于滑膜嵌顿的治疗，如当时不能得到显著缓解，则可能后续也完全无效。

已有腰痛病史的患者不排外是原有腰痛疾病急性发作。对于老龄患者，以及有暴力外伤、跌仆或过度用力等特殊患者，应及时拍片排除

[1] 范炳华.推拿治疗学［M］.北京：中国中医药出版社，2016：76.
[2] 张晓刚，李成山.急性腰扭伤的诊治现状［J］.中国中医骨伤科杂志，2012，20（3）：67-69.
[3] 符仲华.浮针疗法治疗疼痛手册［M］.北京：人民卫生出版社，2011：151-152.

骨折,以免失治和误治。

（三）病因及发病机制

急性腰扭伤通常由于肢体超负荷负重、姿势不当、动作不协调、突然失足、猛烈提重物、运动前没做热身准备、活动范围过大等引起。

其主要发病机制通常是由于腰部肌肉突然间受到外力冲击或牵拉,导致肌肉过度收缩,诱发痉挛。严重时腰部肌肉受到较大的外力作用,导致局部的肌肉、韧带以及筋膜等软组织发生撕裂或断裂,从而引发剧烈腰痛和腰部活动障碍。

浮针医学将 ALS 归属于浮针适应证的肌肉本身病痛,认为 ALS 的发生、发展都和患肌形成密切相关。急性腰扭伤时局部肌肉痉挛或撕裂,如果得不到及时修复会患肌化。韧带以及筋膜等软组织发生撕裂或断裂,由于局部软组织的撕裂、渗出、出血等会产生炎症物质,影响到邻近的肌肉组织,从而形成患肌。

（四）浮针治疗思路

根据患者的临床表现、腰痛的具体位置,结合第二现场规律、浮针三辨、浮针治疗五部曲,将嫌疑肌分为 3 大类。

局部嫌疑肌:腰方肌、腰大肌、髂肌、竖脊肌、腹内斜肌、臀大肌、臀中肌等。

远道嫌疑肌:前锯肌等。

气血嫌疑肌:腹直肌。

（五）浮针治疗方法

ALS 的浮针治疗部位较集中于腰部,有时也会牵涉到背部或臀部的患肌,其治疗原则和治疗方法可参照腰椎间盘突出症的相关内容。

（六）预后及注意事项

ALS 经浮针治疗大多数可以很快痊愈,但如果患者继续久坐、久站、长期弯腰或被失治、误治等,则有可能转为慢性腰肌劳损,掌握正确的劳动姿势,如扛、抬重物时要尽量让胸、腰部挺直,屈髋屈膝,起身应以下肢用力为主,站稳后再迈步;搬、提重物时应取半蹲位,使物体尽量贴近身体。

加强劳动保护,在做扛、抬、搬、提等重体力劳动时应使用护腰带,并维持腰腹等肌群核心稳定。在寒冷潮湿环境中工作后,应洗热水澡以活血行气。

(七)典型病案述评

张某,男,55岁,2024年6月22日初诊。

主诉:搬重物后腰痛伴腰部活动不利1天。

现病史:患者于前一日中午因搬重物导致腰部疼痛,痛感以上腰部为主,自觉腰部胀痛,俯卧位起身时尤其明显。无放射痛。NRS评分6分。

既往史:曾经有过腰痛史,工作中很少负重。

辅助检查:无。

浮针专项检查:腰大肌(3级),腰方肌(3级),竖脊肌(2级)。

诊断:急性腰扭伤。

治疗:针对上述患肌,从左、右腰部外侧肌肉较为松软和平坦处进针,针尖朝向患肌,做浮针扫散动作,嘱患者做轻咳、翘臀、弓腰、下肢后伸、腰椎左右侧屈抗阻等再灌注活动。治疗留针期间让患者做俯卧位起身等动作,根据疼痛发生部位再次触摸和评估患肌,20分钟后再次针对患肌所在行再灌注活动。继续留针20分钟后结束治疗。

即时效果:浮针治疗后,患者腰部胀痛明显改善,可自如起身活动,诉腰腹部有轻微牵拉感,不影响正常活动。NRS评分1分。

医嘱:注意休息,必要时佩戴腰围,注意腰部保暖。建议坚持规律运动,锻炼腰肌。

## 附二:第三腰椎横突综合征

第三腰椎横突综合征(third lumbar vertebrae transverse process syndrome,TLVTPS),泛指腰部或腰臀部有弥漫性疼痛且在第三腰椎横突附近有明显压痛点的腰部综合症候群。通常被定义为由于第三腰椎(L₃)横突上附着的肌肉、肌腱、韧带、筋膜等软组织的急慢性损伤,导致横突处充血水肿、粘连、变性及增厚等,刺激腰脊神经而引起腰臀部疼痛的综合症候群[1]。临床上该病名是一个不被很多医生认可的名称,2014年符仲华教授曾发文详细分析了这一归因性错误产生的误区,并根据临床观察分析得出该病是由于腰方肌病变所致。尽管否定了 TLVTPS 原先的理论,但由于该名称在临床已深入人心,我们感觉不如约定成俗,继续沿用这个专有名词,虽然该病症发生和第三腰椎横突并无直接联系。

（一）临床表现

TLVTPS 好发于青壮年体力劳动者,通常有腰部频繁活动史,出现腰部酸胀痛,活动受限,常以手撑腰弓背行走。弯腰及旋转腰部疼痛加剧,但咳嗽、打喷嚏对腰臀疼痛无明显影响,在一侧或两侧第三腰椎横突附近可触及明显压痛。腰部肌肉僵硬呈板状,有局限性肌紧张或肌痉挛,按压时可引起向同侧臀部、股外侧的放散痛,但痛不过膝。查体可见腰前屈受限明显,$L_3$ 横突附近有固定压痛点,瘦弱者局部可触到硬结,有些患者臀肌、内收肌紧张,可触及条索状肌挛缩。

（二）诊断与鉴别诊断

根据以上临床表现及查体,可以明确诊断。

鉴别诊断:本病需要和腰椎间盘突出症、梨状肌综合征、急性腰扭伤鉴别(见表 11-1-1)。

（三）病因及发病机制

关于 TLVTPS 的病因与发病机制,此前有第三腰椎横突应力学说、脊柱骨盆力学失衡学说、炎性反应及卡压学说等相关理论。但经过符仲华教授长期临床观察,发现这个病症其实是腰方肌病变所致,而腰方肌的附着点正好就在 $L_3$ 横突附近(图 11-1-1)。因此,浮针医学理论将TLVTPS 归于浮针疗法适应证的肌肉本身病痛,所谓的第三腰椎横突综合征,其实就是腰方肌损伤或者说腰方肌肌筋膜痛。

---

[1]　范炳华.推拿治疗学［M］.北京:中国中医药出版社,2016:82.

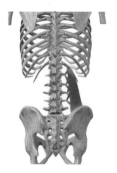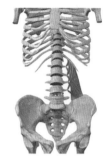

图 11-1-1　腰方肌

（图片源自 3Dbody）

（四）浮针治疗思路和治疗方法

基于上述理论观点，TLVTPS 的浮针治疗重点在于处理局部嫌疑肌，即患侧腰方肌，以及远道周围相关联的患肌，比如背部，甚至股外侧等处的患肌，如竖脊肌、腰大肌、股后肌等。对于病程较长的患者，应考虑腹直肌等气血嫌疑肌。其治疗原则和治疗方法可参照腰椎间盘突出症的相关内容。

（五）预后及注意事项

虽然浮针治疗 TLVTPS 可以显著改善症状，取得良好的近期疗效，但 TLVTPS 预后主要取决于患者日常坐姿是否合理、腰椎是否过劳，以及是否进行正确的康复训练等方面。患者不宜久坐，应避免过于频繁弯腰活动等，并注意腰部保暖和适当腰部肌肉康复锻炼。气血操可以帮助患者疏通气血，有助于预防病情反复。

（六）典型病案述评

王某，女，32 岁，2024 年 3 月 20 日初诊。

主诉：经常抱娃后腰痛活动不利 3 月。

现病史：患者因带娃经常做抱娃和弯腰动作，出现腰部疼痛。症见腰痛，以臀部疼痛为主，不耐久坐，常以手撑腰。查体见腰部肌肉僵硬，第三腰椎横突附近有局限性肌紧张，患者右侧腰部有明显压痛，有向臀部轻度放射痛。NRS 评分 6 分。

既往史：否认腰痛史。

辅助检查：腰椎核磁检查未见异常。

浮针专项检查:腰方肌(3级),臀大肌(3级)。

诊断:第三腰椎横突综合征。

治疗:针对上述患肌,从右侧腰部外侧肌肉较为松软和平坦处进针,针尖朝向患肌痛点所在处,做浮针扫散动作,嘱患者做腰椎左右侧屈抗阻、右侧下肢伸直后伸抗阻等再灌注活动。根据疼痛发生部位再次触摸和评估患肌,20分钟后再次针对患肌所在行再灌注活动。继续留针20分钟后结束治疗。

即时效果:经2次浮针治疗,患者腰部胀痛消除,可自如起身活动。NRS评分0分。

医嘱:注意休息及腰部保暖。建议坚持锻炼腰肌,不要过于频繁抱娃和弯腰等。

(陆 瑾)

# 第二节　骶髂关节炎

骶髂关节炎通常指腰骶部骶髂关节疼痛、晨僵,甚至功能障碍,我们认为骶髂关节炎的概念不清晰,称之为骶髂关节痛(sacroiliac joint pain,SIJP)更符合临床。

骶髂关节痛是临床常见的一类腰痛,是指排除特异性感染、急性创伤、肿瘤等原因后,骶髂关节区域的疼痛与不适,伴或不伴腹股沟、下肢等部位疼痛。

## 一、临床表现

疼痛是本病主要的临床表现,骶髂关节由髂骨的耳状面与骶骨的耳状面构成,本病疼痛部位多为骶髂关节投影部位,同时疼痛部位多涉及腰骶部左侧或右侧,以钝痛、酸痛多见。疼痛可于大腿后侧、臀部及大腿前方、腹股沟等处同时出现,男性偶尔会出现睾丸疼痛。典型疼痛患者不能端坐、负重和站立,行走困难;久坐起立或者清晨起床、弯腰、翻身时疼痛加重。

## 二、诊断与鉴别诊断

结合症状、体征、实验室检查和影像学结果诊断本病不难，但需要注意区分以下几种情况：

首先，与相应部位占位性病变以及急性化脓性骶髂关节炎、结核性骶髂关节炎、布鲁氏杆菌性骶髂关节炎等疾病引起的疼痛相鉴别。

其次，需要与一些风湿疾病引起的骶髂关节痛鉴别，特别是强直性骶髂关节炎、风湿性关节炎等。

## 三、病因及发病机制

很多疼痛科和骨科同行认为，骶髂关节的轴向过负载和/或旋转过负载，主要包括下肢不等长、脊柱侧弯、妊娠、步态和生物力学异常、慢性累积性损伤、增龄所致退行性改变以及脊柱融合手术史等，均可引发骶髂关节痛〔《骶髂关节痛诊疗中国专家共识》(中华医学会疼痛学分会脊柱源性疼痛学组，2021 年)〕。

## 四、浮针治疗思路

对于骶髂关节局部的疼痛，经过笔者多年观察，排除肌肉前(比如强直性脊柱炎、类风湿关节炎、痛风等)原因，排除占位以及感染引起的疼痛，临床上按照寻找嫌疑肌的原则治疗，大部分都可以得到良好的即时效果。治疗过程中没有改变髋关节以及骨盆的骨性结构，因此，我们认为临床中大部分所谓骶髂关节炎、骶髂关节痛的疼痛症状依然是由患肌引起局部缺血导致，具体嫌疑肌判断如下：

1. **局部嫌疑肌** 竖脊肌、多裂肌、回旋肌、腰方肌、臀大肌、臀中肌、臀小肌等。
2. **远道嫌疑肌** 背阔肌、腹斜肌、腹横肌、髂腰肌等。
3. **气血嫌疑肌** 左侧胸大肌、双侧腹直肌等。

## 五、浮针治疗方法

常用进针位置举例：

1. 小腿腓肠肌外侧头下缘。再灌注活动：俯卧位，抬高臀部抗阻；侧卧位，抬高下肢抗阻。

2. 竖脊肌上侧。再灌注活动：俯卧位，抬高臀部抗阻。

视频 11-2-1
骶髂关节炎
治疗示例

## 六、预后及注意事项

### （一）预后
本病预后较好，大部分患者都可有明显的即时疗效。

### （二）注意事项

1. 治疗本病一定要辨病治疗，排除风湿类疾病、结核等局部感染、占位性病变等。对于上述诊断明确的情况，首先要专科治疗，专科治疗后如果仍有疼痛等症状，与患者及家属充分沟通后才可以配合浮针治疗，切不可在诊断不明确的情况下仓促治疗。

2. 平日坐姿不正、长期站立或行走等易诱发此症状，嘱患者要注意。

## 七、典型病案述评

刘某，女，85岁，2023年5月30日初诊。

主诉：反复右侧臀部疼痛10余年，加重伴右下肢疼痛半年余。

现病史：患者10余年前无明显诱因开始出现右侧腰臀部疼痛，于医院诊治，具体检查及诊断不详，予以药物及针灸等治疗，症状有所改善，但时有反复。半年前，患者臀部疼痛加重，于外院行腰部CT，提示$L_4$滑脱，$L_3/L_4$、$L_4/L_5$、$L_5/S_1$椎间盘膨出，$L_3/L_4$、$L_4/L_5$水平双侧神经根受压，行微创（具体不详）治疗，症状改善不明显。后出院，今日经家人介绍来诊，症见：右侧臀部、右侧骶髂关节附近疼痛，以酸痛为主，牵扯右大腿内侧痛，坐位、站立及行走皆可诱发，无肢体乏力，无局部麻木感，纳少眠差，大便不规律，小便正常。

既往史：高血压、冠心病病史多年，现服用药物控制可，否认糖尿病病史。

辅助检查：外院腰部 CT 示 $L_4$ 滑脱，$L_3/L_4$、$L_4/L_5$、$L_5/S_1$ 椎间盘膨出，$L_3/L_4$、$L_4/L_5$ 水平双侧神经根受压。

浮针专项检查：右侧腰方肌（3级），右侧多裂肌、回旋肌（3级），右侧臀大肌（3级），右侧臀中肌、臀小肌（2级），梨状肌（2级），双侧竖脊肌（2级），右侧腹斜肌（2级）。

诊断：骶髂关节痛。

治疗：①于右侧竖脊肌下端向上进针，抬高臀部抗阻再灌注，治疗右侧竖脊肌、多裂肌、回旋肌。②于腓肠肌外侧头中下段向上进针，侧卧位抬高右下肢抗阻再灌注，治疗臀中肌、臀小肌、梨状肌；俯卧位抬高右下肢抗阻，重点治疗臀大肌。③于腰方肌外侧中部向腹部水平进针，以咳嗽等增加腹压动作行再灌注，重点治疗腹斜肌。

即时效果：疼痛明显减轻，自述疼痛减少八成以上。

医嘱：回家注意休息，减少站立及行走时间，建议每次行走不超过 5 分钟，有条件可以热敷右侧臀部以及腰骶部。

二诊（2023年6月1日）：患者述治疗后当时症状明显减轻，回家后感觉反弹明显，现症状与昨日基本相同。考虑患者病程较长，同时年龄偏高，易发生反复现象，继续一诊治疗方案，症状减轻，嘱患者回家加强营养支持。

三诊（2023年6月6日）：患者反馈浮针治疗后疼痛减轻明显，但维持时间较短，仅治疗当天效果明显，治疗后第二天基本恢复如前。重新查体：右侧髂腰肌（3级），右侧臀大肌（2级），右侧腰方肌（1级），右侧多裂肌、回旋肌（2级），右侧臀中肌、臀小肌（1级），梨状肌（1级），右侧竖脊肌（1级），右侧腹斜肌（1级）。重点治疗髂腰肌、臀大肌、多裂肌、回旋肌，治疗后反馈站立及坐位疼痛基本消失。

四诊（2023年6月9日）：反馈治疗效果明显，疼痛减轻大半，治疗继续按照三诊思路。

经过 2 个月 10 余次浮针治疗,疼痛基本控制,可以外出散步 10 分钟而无明显疼痛感。结束治疗,嘱患者练习气血操,适度活动。

2024 年春节后患者因不明原因腹泻 1 月余来行浮针治疗,回访诉腰骶部疼痛基本缓解。

(贺青涛)

# 第十二章

# 下肢疾病

## 第一节　慢性膝关节痛

膝关节痛分为两类:急性和慢性。急性膝关节痛,浮针临床很少碰到,关于其检查、诊断、治疗和预后这里不进行讨论。慢性膝关节痛在浮针临床上常见,主要是指发生在膝关节周围的软组织疼痛,可以发生在皮肤、皮下组织、筋膜层、滑囊层、韧带(髌韧带、股四头肌肌腱)、髌下脂肪垫、半月板、髁间、软骨、软骨下骨等不同层次和深度。浮针医学认为,膝关节的疼痛都是肌肉紧张导致缺血引起的。

### 一、临床表现

发病缓慢,间断发病,病程较长。男女均可发病,以中老年、肥胖人群更为多见,早期疼痛多为间歇性轻微钝痛,频繁上下楼、爬山、跳舞后出现,活动多后疼痛加剧,休息后好转。有的患者在晨起、久坐后起立时感到疼痛,稍微活动后减轻,负重和活动多时疼痛加剧。疼痛可受天气变化、劳累、潮湿等因素影响。疼痛可以局限在单一关节间隙,也可以弥散在整个膝关节周围,一般很少出现放射痛。随着病情的进一步发展,疼痛为持续性,活动刚开始时即伴有疼痛,休息后缓解不明显,关节肿胀,伴有跛行。严重者膝关节长时间处于静止体位,或睡眠时也可出现疼痛,休息后出现疼痛(即"休息痛")是疾病进展的表现。

部分患者可出现膝关节积液,形成腘窝囊肿。关节活动不协调或关节活动范围减少,有的伴有关节打软、错位感、弹响、摩擦音,少部分患者日久可见关节畸形,如内翻、外翻、屈曲挛缩畸形,经常影响到下蹲。

体格检查可见膝关节内外侧关节间隙压痛、髌骨软骨面压痛、股骨髁部压痛、腘窝压痛,关节屈曲受限。关节肿胀积液时,膝关节浮髌试验阳性。髌股关节炎时常伴髌股关节内摩擦感。病程长的患者可见股四头肌萎缩。侧方应力试验提示侧副韧带损伤。

膝骨关节炎病程长,前交叉韧带反复与髁间骨赘摩擦断裂,表现为前抽屉试验阳性(患者仰卧位,髋关节屈曲45°,膝关节屈曲90°,检查者以臀部固定患者的双足,双手握住胫骨近端,触摸腘绳肌,确认其放松,从后方向前方施加力量,评估胫骨近端向前方的移位程度,大于0.5cm即为阳性)、拉赫曼试验阳性(患者仰卧位,膝关节屈曲15°~30°,肌肉放松,检查者一手握住大腿远端固定之,另一手握住小腿近端,对胫骨施加向前方的力量,观察胫骨相对于股骨向前方的移位程度,大于0.5cm即为阳性),提示前交叉韧带损伤。

半月板损伤的相关检查:①半月板回旋挤压试验,患者仰卧位,检查者一手置于膝部,另一手握住足部或踝部,开始时将膝关节置于最大屈曲位,然后交替施加内外旋和内外翻应力,同时使膝关节伸直,如出现弹响、疼痛则为阳性;②半月板研磨试验,俯卧位,膝关节屈曲90°,检查者握住足部,对小腿施加轴向压力,同时令胫骨在股骨上旋转,在内侧或外侧间隙出现疼痛提示存在半月板损伤;③下蹲试验,要求患者在膝关节处于中立位、外旋位、内旋位时分别进行深蹲,出现疼痛即为阳性(下蹲位行走,意义相同,又称鸭步试验);④过伸过屈试验,膝关节在最大伸直位或最大屈曲位时出现剧烈疼痛,提示存在半月板损伤。

髌骨恐惧试验,检查者坐于检查床上,将患者的膝关节置于其大腿上,令患者屈膝30°同时放松肌肉,向外侧推挤髌骨,此时患者产生髌骨即将脱位的恐惧感,提示存在复发性髌骨脱位或半脱位。

典型的X线表现:膝关节正侧位见骨质增生硬化,关节内侧或外侧间隙变窄,骨赘形成。

## 二、诊断与鉴别诊断

根据患者的症状、体征、典型的X线表现,无明确外伤史或既往外伤史,基本可以明确诊断。需要排除类风湿关节炎、膝关节结核、大骨节病、痛风、骨坏死、色素沉着绒毛结节性滑膜炎等。

　　大多数的研究以及教材认为,膝关节慢性疼痛是膝关节本身疾病引起的,主要因为患有本病者的膝关节拍摄 X 线片时可见骨质增生、膝关节间隙变窄等骨性变化,MRI 提示半月板、韧带损伤等情况。慢性膝关节痛根据是否出现器质性病变,分为器质性膝关节痛和非器质性膝关节痛,两者的鉴别见表 12-1-1。

表 12-1-1　器质性膝关节痛与非器质性膝关节痛的鉴别

| 鉴别要点 | 器质性膝关节痛 | 非器质性膝关节痛 |
|---|---|---|
| 病因 | 膝关节副韧带完全断裂、半月板撕裂、膝十字韧带断裂、软骨剥脱、髌骨脱位、髌骨骨折、胫骨平台骨折、股骨远端骨折等 | 发生在皮肤、皮下组织、筋膜层、滑囊层、韧带、髌下脂肪垫、半月板、髁间、软骨、软骨下骨等不同层次和深度的部分损伤 |
| 临床特点 | 明确的外伤史,外伤时常能听到撕裂声,局部肿胀,剧烈疼痛,关节畸形 | 主要是指发生在膝关节周围的软组织疼痛,在临床上常见,发病缓慢,无明确外伤史或既往外伤史 |
| 骨伤科特殊检查 | 侧方应力试验提示侧副韧带损伤;前后抽屉试验、胫骨外旋试验、拉赫曼试验提示前交叉韧带损伤;半月板回旋挤压试验、半月板研磨试验、鸭步试验、过伸过屈试验均提示半月板损伤;髌骨恐惧试验提示复发性髌骨脱位或半脱位 | 侧方应力试验、前后抽屉试验、胫骨外旋试验、拉赫曼试验、半月板回旋挤压试验、半月板研磨试验、斯坦曼试验、鸭步试验、过伸过屈试验常为阴性 |
| 发病年龄 | 青壮年多见 | 中老年多见 |
| 疼痛程度 | 中重度 | 轻中度,后期可为重度 |
| 辅助检查 | X 线、CT、MRI 可见相应的阳性结果 | X 线无阳性结果,或可见少许骨质增生、膝关节间隙轻度变窄;CT、MRI 无阳性结果 |
| 治疗方法 | 需要手术治疗,部分病例浮针治疗有效 | 一般不需要手术治疗,浮针治疗疗效满意 |
| 预后 | 如治疗不当,膝关节可出现严重功能障碍 | 一般无后遗症,膝关节功能基本恢复正常 |

## 三、病因及发病机制

引起慢性膝关节疼痛的原因是多方面的,如关节软骨的退行性变、早期关节周围继发性骨质增生、膝关节间隙变窄等,晚期可累及软骨下骨、韧带、滑膜、关节囊、关节周围肌肉等造成病变。常见的发病原因有先天性或发育性膝关节结构异常、创伤、关节内骨折复位不良、类风湿关节炎、化脓性感染等。早期一般不会引起疼痛,原因如下:①骨质增生都是应力的作用,缓慢长出来的,可能需要数月到数年的时间,人体是直立行走的高级动物,早就逐渐适应;②绝大多数的骨质增生都是钝性的,没有理由刺激软组织产生疼痛;③增生的骨质上有骨膜覆盖,不能直接接触软组织;④几乎高龄的老人都有骨质增生,但只有少数才是患者。

浮针医学认为,长时间的肌肉劳损或肌群紧张可以导致相应的肌肉组织缺血,从而逐步形成患肌。患肌的功能变化才是导致膝关节疼痛的最重要原因,具体如下:①肌肉及肌肉附着点长时间的应力刺激可以引起对应处膝关节骨性结构的变化;②骨骼内没有神经末梢,因此一般不会出现疼痛;③临床上观察到,对于膝关节疼痛,先是有关节疼痛,之后才出现膝关节变形;④不仅仅是浮针,很多其他保守方法都有疗效,而这些保守方法对膝关节软骨变性及骨质增生没有直接作用。

## 四、浮针治疗思路

对于查找患肌,经过多年的临床经验,符仲华博士总结了推髌试验来查找引起膝关节疼痛患肌的方法,具体方案如下:

1. 使待查膝关节屈曲成 160° 左右,保持放松状态。

2. 医师用 2 个拇指叠加,分别从髌骨的4 个角向中央推动髌骨(图 12-1-1),用力柔和,速度缓慢。

3. 从一个髌骨角推动时患者出现疼痛,或

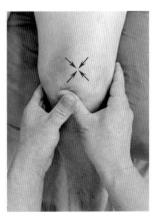

图 12-1-1　推髌试验操作方法

者患者有护膝躲避的行为,或医师手下有摩擦感时,即为膝关节的疼痛点。

4. 标注该疼痛点,然后以解剖结构为线索查找患肌。

5. 有时候,在大腿近端股四头肌的起点开始查找,可以快速找到患肌以及准确的进针点。

如何查找慢性膝关节疼痛的患肌? 根据患者病史、临床表现、第二现场规律,结合浮针治疗五部曲,将嫌疑肌分为3大类:

1. 局部嫌疑肌　股四头肌、腘肌、比目鱼肌、腓肠肌内外侧头等。

2. 远道嫌疑肌　阔筋膜张肌、缝匠肌、股薄肌、半腱肌、内收肌等。

3. 气血嫌疑肌　臀大肌、臀中肌、臀小肌、腰大肌、腰横肌、腹外斜肌、腹内斜肌、腹直肌等。

浮针医学认为该病主要嫌疑肌分布规律为:一般对应内侧(内上方、内下方)疼痛点的患肌多在大、小腿的内侧,比如比目鱼肌、腓肠肌内侧头、股四头肌的股内侧肌、缝匠肌、股薄肌、半腱肌、内收肌等;对应外侧(外上方、外下方)疼痛点的患肌多在大、小腿的外侧,比如腓骨长肌、腓肠肌外侧头、股四头肌的股外侧肌、阔筋膜张肌等。触摸时为结节或条索,有时可为局部肌紧张。

## 五、浮针治疗方法

### (一) 胫骨前肌与腓骨长肌下段之间进针再灌注治疗

1. 踝关节背伸抗阻　主要治疗的目标肌肉包括胫骨前肌、趾长伸肌等,具体操作如图 12-1-2(蓝色箭头为医师用力方向,红色箭头为患者用力方向)。

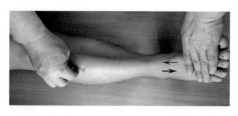

图 12-1-2　踝关节背伸抗阻再灌注治疗

2. 踝关节背伸外翻抗阻　主要治疗的目标肌肉包括腓骨长肌、腓骨短肌等,具体操作如图 12-1-3(蓝色箭头为医师用力方向,红色箭头为患者用力方向)。

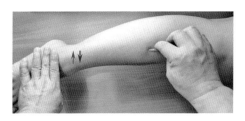

图 12-1-3　踝关节外翻抗阻再灌注治疗

3. 侧卧位髋关节外展抗阻　主要治疗的目标肌肉包括腓骨长肌、股外侧肌、髂胫束等,具体操作如图 12-1-4(蓝色箭头为医师用力方向,红色箭头为患者用力方向)。

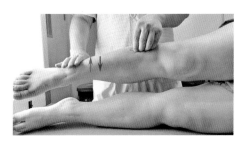

图 12-1-4　侧卧位髋关节外展抗阻再灌注治疗

4. 侧卧位伸膝抬高下肢抗阻　主要治疗的目标肌肉包括胫骨前肌、腓骨长肌、股四头肌、髂胫束等,具体操作如图 12-1-5(蓝色箭头为医师用力方向,红色箭头为患者用力方向)。

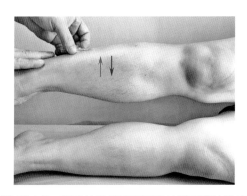

图 12-1-5　侧卧位伸膝抬高下肢抗阻再灌注治疗

（二）腓肠肌内侧头下段进针再灌注治疗

1. 踝关节跖屈抗阻　主要治疗的目标肌肉包括比目鱼肌、腓肠肌等，具体操作如图 12-1-6（蓝色箭头为医师用力方向，红色箭头为患者用力方向）。

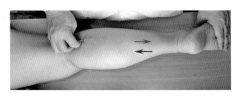

图 12-1-6　踝关节跖屈抗阻再灌注治疗

2. 踝关节跖屈内翻抗阻　主要治疗的目标肌肉包括比目鱼肌、腓肠肌、股薄肌、半膜肌、半腱肌、股内侧肌等，具体操作如图 12-1-7（蓝色箭头为医师用力方向，红色箭头为患者用力方向）。

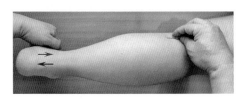

图 12-1-7　踝关节内翻抗阻再灌注治疗

3. 俯卧位屈膝抗阻　主要治疗的目标肌肉包括比目鱼肌、腓肠肌、腘绳肌等，具体操作如图 12-1-8（蓝色箭头为医师用力方向，红色箭头为患者用力方向）。

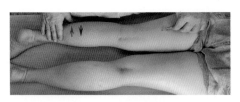

图 12-1-8　俯卧位屈膝抗阻再灌注治疗

（三）股四头肌上段进针再灌注治疗

伸膝关节抗阻　主要治疗的目标肌肉包括股四头肌等，具体操作如图 12-1-9(蓝色箭头为医师用力方向,红色箭头为患者用力方向)。

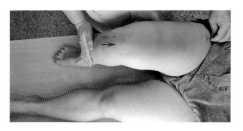

图 12-1-9　伸膝关节抗阻再灌注治疗

（四）股四头肌下段进针再灌注治疗

1. 伸膝关节抗阻　主要治疗的目标肌肉包括股四头肌等,具体操作如图 12-1-10(蓝色箭头为医师用力方向,红色箭头为患者用力方向)。

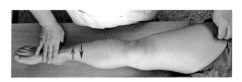

图 12-1-10　伸膝关节抗阻再灌注治疗

2. 踝关节背伸 + 伸膝抗阻　主要治疗的目标肌肉包括股四头肌、胫骨前肌、腓骨长肌、趾长伸肌等,具体操作如图 12-1-11(蓝色箭头为医师用力方向,红色箭头为患者用力方向)。

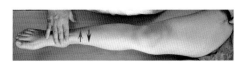

图 12-1-11　踝关节背伸 + 伸膝抗阻再灌注治疗

3. 踝关节背伸抗阻　主要治疗的目标肌肉包括股四头肌、胫骨前肌等,具体操作如图 12-1-12(蓝色箭头为医师用力方向,红色箭头为患者用力方向)。

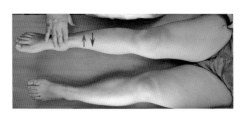

图 12-1-12　踝关节背伸抗阻再灌注治疗（股四头肌下段进针）

（五）腹部腹直肌上段进针再灌注治疗

1. 屈髋抗阻　主要治疗的目标肌肉包括髂腰肌、腹直肌、腹斜肌等，具体操作如图 12-1-13（蓝色箭头为医师用力方向，红色箭头为患者用力方向）。

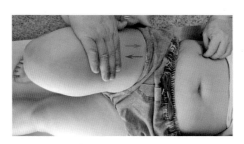

图 12-1-13　屈髋抗阻再灌注治疗

2. 伸膝抬高下肢抗阻　主要治疗的目标肌肉包括髂腰肌、腹直肌、腹斜肌、股四头肌等，具体操作如图 12-1-14（蓝色箭头为医师用力方向，红色箭头为患者用力方向）。

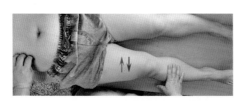

图 12-1-14　伸膝抬高下肢抗阻再灌注治疗

（六）比目鱼肌下段进针再灌注治疗

1. 踝关节跖屈抗阻　主要治疗的目标肌肉包括比目鱼肌、腓肠肌等，具体操作如图 12-1-15（蓝色箭头为医师用力方向，红色箭头为患者用力方向）。

**2. 屈膝抗阻** 主要治疗的目标肌肉包括腘绳肌、腓肠肌、腘肌等，具体操作如图 12-1-16(蓝色箭头为医师用力方向,红色箭头为患者用力方向)。

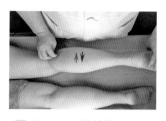

图 12-1-15　踝关节跖屈抗阻再灌注治疗

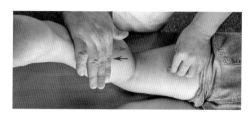

图 12-1-16　屈膝抗阻再灌注治疗

## 六、预后及注意事项

视频 12-1-1 股四头肌近端治疗示例

注意休息保暖,避免跳舞、爬山、上下楼梯,治疗后半个月内避免长距离行走。肥胖患者要积极减重,糖尿病患者要控制好血糖。症状消失后可以尝试游泳、骑自行车等运动。做体育运动均以不增加膝关节负荷为原则。避免外伤和重体力活动,指导患者在床上行交替双下肢直腿抬高锻炼。

## 七、典型病案述评

陈某,女,54 岁,2023 年 11 月 2 日初诊。

主诉:右膝关节慢性疼痛 3 年,加重 7 天。

现病史:3 年前无明显诱因出现右膝关节疼痛,最初疼痛程度较轻,未重视,未治疗。疼痛逐渐加重,坚持日常工作,饮食、睡眠正常,二便正常。7 天前就诊时右膝关节疼痛较前加重、肿胀,膝关节活动范围 0°~70°,借助拐杖缓慢站立行走,视觉模拟评分法(visual analogue scale,VAS)评分 7 分,舌质薄,苔白腻。无头晕呕吐。影响患者工作及生活。

既往史:无高血压、糖尿病等病史。

辅助检查:外院 X 线片提示胫骨平台内外侧骨质增生。我院 MRI

提示膝内侧半月板Ⅰ度损伤,侧副韧带、交叉韧带连续性存在,关节软骨信号正常。

浮针专项检查:胫骨前肌(2级),股四头肌(3级),内收肌(3级),腓骨长肌(2级)。

诊断:右膝早期骨性关节炎。

即时效果:浮针治疗后,右膝疼痛明显减轻,立即感行走有力。膝关节活动范围明显改善:0°~120°,VAS评分3分。丢弃拐杖,自由行走。

医嘱:避免加重膝关节负荷的一切运动,如爬山、挑重担、踢足球、打篮球等。指导患者每天直腿抬高训练,加强下肢肌力训练。

治疗每周1次,定期随访。经过4次浮针治疗,右膝疼痛消失,膝关节活动度明显好转,下地时感右侧大腿、小腿轻松、有力,恢复正常行走。最后一次随诊时的VAS评分1分。

(邓仲元)

# 第二节　踝关节扭伤

急性踝关节扭伤是日常生活和运动中最常见的运动损伤之一,大多因行走于不平坦的路面或遇到阻碍物而扭伤;亦可因运动过程中站立不稳,或在下楼、下台阶、下山的过程当中,由于脚站立不稳、失脚踏空等出现踝关节的扭转;或因从高处跳下,造成踝关节侧面韧带等软组织损伤。部分患者会出现反复扭伤并发展为慢性踝关节不稳,严重者还会导致踝关节骨关节炎的发生[1]。

陈旧性踝关节扭伤,多由急性踝关节扭伤失治、误治或积劳成疾造成踝关节功能性不稳定及反复性扭伤,是一种慢性疾病[2]。通常由于在第一次踝关节扭伤的急性期处理不当或不足,或功能锻炼不及时,遗留局

1　王颉,周游.慢性踝关节不稳的影像学研究进展[J].中国运动医学杂志,2023,42(5):395-400.
2　孙树椿,孙之镐.中医筋伤学[M].北京:人民卫生出版社,1994:140-141.

部疼痛、乏力、不耐行走、麻木等症状,或由于韧带变得松弛,踝关节的稳定性下降,在较平坦路面正常行走时稍不小心就会出现踝关节扭伤的症状,所以也叫习惯性踝关节扭伤。

## 一、临床表现

急性踝关节扭伤的主要临床表现是伤后迅即出现扭伤部位的疼痛、肿胀和局部压痛。因皮下出血,随后可出现皮肤红色瘀斑。严重者患足因为疼痛肿胀而活动障碍,甚至不能下地行走。外踝扭伤时,患者在尝试行足内翻时疼痛症状加剧。内踝扭伤时,患者在尝试行足外翻时疼痛症状加剧。经治疗和休息,红色瘀斑慢慢变成青紫色,疼痛肿胀逐渐减轻。

陈旧性踝关节扭伤表现为踝关节周缘疼痛,以外侧居多。疼痛多表现为长时间的持续钝痛或者酸痛,踝关节僵硬,常影响日常运动和工作。阴雨天或久行后加重。行步不稳,尤其在不平坦的路面行走困难。踝关节局部压痛甚至肿胀。久病失治者甚至出现小腿局部肿胀酸痛。伴有不同程度的内外翻、背伸跖屈功能障碍。

## 二、诊断与鉴别诊断

踝关节扭伤主要通过以下几方面检查明确诊断:

(1)压痛点:踝关节内翻损伤时,可见外踝下方肿胀,外踝压痛明显,做足部内翻动作时,外踝前下方出现剧痛。在踝关节外翻损伤时,可见内踝下方肿胀,内踝压痛明显,做足部外翻动作时无疼痛表现。按压踝关节间隙,如有软性隆起则提示踝关节滑膜炎症。侧副韧带止点处明显压痛且内外翻角度增大,提示侧副韧带损伤甚至断裂。内外踝骨骼处如有异常活动或触及骨摩擦感,提示骨折发生。

(2)前抽屉试验:该试验是最常用的评估踝关节外侧副韧带损伤情况的查体手段。踝关节扭伤的患者处于卧位或坐位,医生握住患者的足跟向前施力,另一只手握住小腿下端向后施力,两手相互推挤,并且双侧对比,不稳定的地方可有踝关节错动的感觉。

(3)距骨倾斜试验:主要用于检测跟腓韧带的损伤程度及完整性。

患者取坐位,让踝关节屈曲 10°~20°,医生一手固定小腿的远端,一手握住脚底使其内翻,同时用手感觉踝关节外侧有无分离。

(4)影像学检查:通常选择踝关节的正侧位 X 线片来排除踝关节的骨折。当 X 线片显示不清时,可以进一步做 CT、MRI,可清楚地显示韧带等软组织的结构和撕裂情况。韧带断裂时,患侧踝关节的间隙会增宽。

急性踝关节扭伤、陈旧性踝关节扭伤应与踝关节骨折、踝韧带断裂相鉴别,详见表 12-2-1。

表 12-2-1　急性踝关节扭伤与陈旧性踝关节扭伤、踝关节骨折、踝韧带断裂鉴别表

| 鉴别要点 | 急性踝关节扭伤 | 陈旧性踝关节扭伤 | 踝关节骨折 | 踝韧带断裂 |
|---|---|---|---|---|
| 外伤史 | 近期多有姿势不慎、弹跳后落地不稳等踝部扭伤史 | 多有早期踝关节扭伤史 | 多受到过跌仆、高位落地、撞击等间接的外力 | 踝关节多遭受过较强暴力或突然的外力顿挫 |
| 影像检查 | X 线片检查通常无明显异常;MRI 检查可看到关节软骨损伤部位和程度、关节腔积液量以及关节囊与关节周围肌腱、韧带等软组织损伤位置和损伤程度 | | 应力骨折明显时,X 线片显示骨皮质断裂,有的可见骨膜增厚;CT 扫描分辨率高,可清晰地显示骨皮质断裂及骨小梁走行情况,轻微的骨膜反应也可显示,还可清晰地显示骨折所致的关节囊积液及腱鞘囊肿和微小的撕脱骨块 | MRI 检查经常能够看到在接近撕裂处有明显的水肿,骨的止点处会有高信号出现 |
| 疼痛、压痛 | 扭伤的软组织会有红肿、胀痛和压痛 | 踝关节侧面疼痛,且以外侧疼痛居多,行走不稳定,踝关节僵硬,容易扭伤 | 踝部疼痛剧烈,肿胀明显,拒按、不愿意活动;或出现踝关节外翻或内翻畸形,不敢走路或不能正常行走;或踝关节皮肤青紫,按压不会退色 | 在韧带断裂处有明显的疼痛和压痛,特别是踝关节向内侧和外侧活动时疼痛非常显著,皮下可以看到青紫瘀斑 |

| 鉴别要点 | 急性踝关节扭伤 | 陈旧性踝关节扭伤 | 踝关节骨折 | 踝韧带断裂 |
|---|---|---|---|---|
| 踝关节活动受限 | 通常是扭伤的某个方向活动会受限 | 在不平整的路面行走会感到困难 | 多个方向活动受限 | 踝关节内、外翻时，活动受限非常明显 |
| 出血、肿胀、淤青 | 通常不很严重或不十分明显 | 可有轻微肿胀 | 可出现骨折处出血、肿胀、淤青 | 可以出现断裂处的出血，因皮下的瘀血而导致肿胀，可出现韧带周围的软组织损伤、肿胀和青紫瘀斑 |

## 三、病因及发病机制

急性踝关节扭伤多因突然的足内翻或足外翻，使其副韧带受到过度牵拉而造成。急性踝关节扭伤在运动损伤中发生率最高。在运动过程中，思想麻痹大意、准备活动不当或者运动量过大以及身体状态不佳等，都有可能成为踝关节扭伤发生的原因。此外，雨雪天气较为寒冷、地面湿滑的情况下，或者中老年人由于机体的血液循环较差，腿部肌肉较为僵硬无力等情况，更容易发生急性踝关节扭伤。

急性踝关节扭伤主要病理改变包括踝关节前外侧的胫腓前韧带、内侧的三角韧带以及内外侧副韧带（图 12-2-1、图 12-2-2）等的损伤。根据韧带损伤的程度和临床症状，将急性踝关节扭伤分为轻度、中度和重度扭伤。对于重度扭伤，临床上可选择超声检查或 MRI 检查，可以发现损伤的韧带及其他结构异常情况。

临床上最常见的是踝关节外侧韧带损伤，这是因为外踝较内踝长且外侧韧带较为薄弱，使足内翻活动度较大。内侧韧带损伤由足部强力外翻引起，发生较少。

陈旧性踝关节扭伤，问诊时患者虽然没有明显外伤史，却有踝关节长时间疼痛的现象，多因既往有踝关节扭伤史又失治误治，或因职业因素等长时间特殊姿势造成踝关节韧带松弛，导致踝关节失衡，造成踝关节习惯性扭伤。日久可造成踝关节变形，局部皮肤颜色改变。

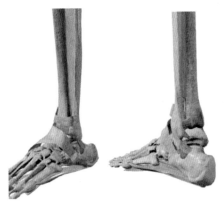

图 12-2-1　踝关节外侧副韧带：胫腓前韧
带、跟腓韧带和距腓后韧带
（图片源自 3Dbody）

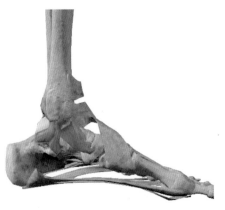

图 12-2-2　踝关节内侧副韧带：三角韧带
（图片源自 3Dbody）

　　浮针医学认为,踝关节扭伤后出现的疼痛主要是由扭伤过程导致的患肌造成的。踝关节扭伤的不仅仅是内外侧副韧带、距骨软骨等关节周围结缔组织,在扭伤后,由于局部软组织的撕裂、渗出、出血以及关节活动不稳,会进一步影响到邻近的肌肉组织,使其发生紧张、僵硬等病理改变从而形成患肌。扭伤过程中相关肌肉也因为短时间受到暴力作用发生强力收缩,尤其是踝关节周围和韧带相连的肌肉,会导致肌肉组织强烈收缩、过度拉伸,甚至撕裂,在大腿、小腿、足部出现患肌。因此,将其归属于浮针适应证的肌肉本身病痛。

　　对于陈旧性踝关节扭伤,由于长时间的踝关节失衡,造成行走姿势不良,也会连累到患侧下肢的肌群,出现相应的患肌。对于这些患肌,如果不及时处理,血循环不良状态得不到充分改善,肌肉不能维持正常的力学功能,将进一步影响踝关节的稳定性,导致扭伤频繁发生。

　　如前所述,踝关节疼痛部位是第二现场,第一现场是踝关节扭伤形成的患肌。有部分患肌是在扭伤后间接导致的。临床上采取浮针治疗及时解除患肌,即可大大缓解踝关节扭伤的疼痛症状。

　　为何部分患者症状反复不愈呢？这是因为严重的急性踝关节扭伤会伤及踝关节附近的关节囊、韧带、肌肉等组织,肌肉组织发生缺血缺氧,其韧性、弹性、力量均会减弱,而这些软组织的损伤导致其对踝关节的稳定保护作用减弱。关节囊、韧带均属于致密结缔组织,需要依赖周围肌肉血供,所以自身修复过程非常缓慢。当肌肉组织成为患肌后,会造成局部软组织缺血缺氧,修复缓慢。所以当患肌没有得到解除时,患者的症状就总是反复。

## 四、浮针治疗思路

根据患者的临床表现、踝关节疼痛的具体位置,结合第二现场规律、浮针三辨、浮针治疗五部曲,将主要嫌疑肌分为3大类。

1. 局部嫌疑肌 小腿部主要有比目鱼肌、腓肠肌、胫骨前肌、腓骨短肌、腓骨长肌、趾伸肌等。足底部主要有参与足内翻的踇展肌(图 12-2-3)。

2. 远道嫌疑肌 主要分布在大腿部,主要有股内收肌群、股四头肌。

3. 气血嫌疑肌 胸大肌、腹直肌。适用于伴有心慌胸闷、下肢乏力的患者。

治疗时根据患肌分布,多由远端向近端治疗,通常按照"足部 - 小腿部 - 大腿部 - 腹部"顺序进行浮针扫散,配合患肌再灌注活动。治疗过程中如果有多个患肌存在,需要分上半场和下半场治疗。

对于严重的踝关节扭伤患者,治疗结束后嘱患者仍需配合必要的支架固定、外敷、药物等治疗,以帮助尽快康复。

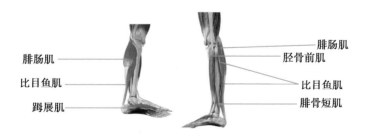

图 12-2-3 腓肠肌、比目鱼肌、踇展肌、胫骨前肌、腓骨短肌
(图片源自 3Dbody)

通过浮针治疗,结合再灌注活动,使这些患肌舒缓,从而达到治疗目的。治疗过程中配合的再灌注活动是根据患肌的生理功能设计的,

部分患肌的再灌注活动详见治疗示例。

## 五、浮针治疗方法

结合临床表现,主要在疼痛最明显部位的附近寻找嫌疑肌,并通过触摸确定局部嫌疑肌和远道嫌疑肌。在患肌周围或远端选择平坦、血管较少的部位作为进针点,尽可能覆盖较多的患肌,再灌注活动主要根据患肌的生理功能进行拉伸或收缩抗阻(图 12-2-4、图 12-2-5、图 12-2-6)。

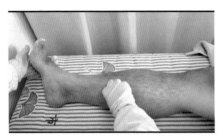
图 12-2-4　跚展肌再灌注活动(仰卧位, 跚趾先背伸,然后跚趾外展抗阻)

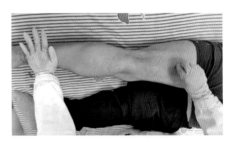
图 12-2-5　腓肠肌再灌注活动(俯卧位, 小腿伸直后伸、抬高抗阻)

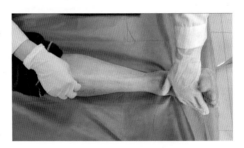
图 12-2-6　胫骨前肌再灌注活动
(仰卧位,小腿伸直,足背伸抗阻)

视频 12-2-1
胫骨前肌治疗示例

视频 12-2-2
腓肠肌治疗示例

视频 12-2-3
跚展肌治疗示例

## 六、预后及注意事项

### （一）预后

根据我们的临床观察，浮针治疗后局部疼痛可迅速缓解，但由于踝关节扭伤往往伴有韧带的损伤，且患者难免行走等踝关节负荷运动，常因行走过多、天气变化或劳累等诱发或加重。因此，浮针治疗后，患者在日常工作生活中需要加以注意。在去除诱发因素的情况下，常预后较好。

### （二）注意事项

1. 有严重外伤史、撞击史的急性踝关节扭伤，在浮针治疗前应注意排除有无踝关节骨折以及周围肌腱、韧带断裂情况。

2. 较严重的急性扭伤治疗后，即便症状缓解，也要进行石膏或者支具的外固定，局部可以冷敷，处理完这些之后，一定要把伤肢上抬到高于心脏的位置，这样能够通过重力作用有效地减轻水肿和疼痛。还可以口服一些消炎止痛药来控制局部的炎症，或口服活血化瘀中成药止痛消肿。对于关节积液，患者可结合口服或外用抗炎药物、关节穿刺抽液等方法进行治疗。

3. 对于踝关节扭伤，不管是哪一种类型，在 24 小时内，我们建议不要用浮针治疗。注意浮针疗法的进针点不可选择在疼痛区域，也不可在肿胀区域内，不然，非但无效，进针部位还会刺痛剧烈。

4. 多数踝关节扭伤治疗效果良好，尤其是近期效果。如果行走太多，可能会影响到远期效果，所以建议病情痊愈后 3 周内尽量减少步行，尤其不能穿高跟鞋走路。可穿戴护踝固定保护踝关节[1]。

## 七、典型病案述评

刘某，男，40 岁，2024 年 4 月 9 日初诊。

主诉：右踝疼痛 10 余年，加重 1 个月。

现病史：患者 10 年前曾因姿势不慎崴脚后扭伤踝关节，导致踝关节内侧疼痛不适，无骨折，当时未予以及时康复治疗，一直隐约不适。

---

[1] 符仲华.浮针疗法治疗疼痛手册［M］.北京：人民卫生出版社，2011：204-206.

近 1 个月以来因工作强度较大,又经常持摄像机蹲位工作,踝关节疼痛症状明显加重,疼痛以足底内侧为主,可牵及内踝及胫骨内侧下端,局部无明显红肿,站立和行走时疼痛都明显加重,NRS 评分 6 分。

既往史:有踝关节扭伤史,且患者平时经常需要以蹲位持摄像机进行拍摄。有腰椎间盘突出症病史。

浮针专项检查:

(1)局部嫌疑肌:腓肠肌(2 级),胫骨前肌(2 级),踇展肌(3 级)。

(2)远道嫌疑肌:股四头肌(2 级)。

(3)气血嫌疑肌:腹直肌(2 级)。

诊断:陈旧性踝关节扭伤。

治疗:运用浮针在上述患肌周围进针,扫散同时配合相应患肌的再灌注活动,主要是针对腹直肌的鼓气挺腹加压抗阻,针对胫骨前肌的小腿伸直位足背跖屈或背伸抗阻,针对腓肠肌的小腿后伸抬高抗阻,以及针对踇展肌的踇趾背伸后外展抗阻。

即时效果:第一次浮针治疗后,踇展肌附近胀痛和压痛均显著减轻,NRS 评分 4 分。

医嘱:注意休息,不要长时间蹲位持重工作,每天在足底踇展肌部位做热敷 1~2 次,并适当结合踇趾背伸和外展等康复训练。

患者经过 4 次浮针治疗(7~10 天治疗 1 次),踝关节疼痛程度逐渐减轻,至第四诊反馈,踝关节较为剧烈的疼痛在第一次浮针治疗后即显著减轻、未反复,目前踝关节内侧疼痛尚未完全消除,NRS 评分 3 分。截至 6 月初随访,诉足底有酸胀不适感,但未再出现剧烈疼痛,工作中已注意保护踝关节,仍需继续巩固治疗,NRS 评分 2 分。

(陆 瑾)

# 第三节　股骨头缺血性坏死

股骨头缺血性坏死,又称股骨头坏死,是由于股骨头静脉淤滞、动脉血供受损或中断,使骨细胞及骨髓成分部分死亡,引起骨组织坏死及随后发生的修复,共同导致股骨头结构改变及塌陷,引起髋关节疼痛及功能障碍的疾病[1-4](图 12-3-1)。

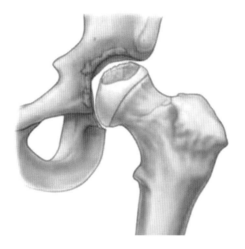

图 12-3-1　股骨头坏死

## 一、临床表现

早期表现不典型,多以髋部、臀部或腹股沟区疼痛为主,可伴有膝关节疼痛、髋关节内旋活动受限,随病情进展而逐渐加重,或有痛性跛行。若病变累及双侧髋关节可表现为双侧交替性疼痛。若股骨头塌陷,可伴有患侧下肢短缩畸形、骨盆代偿性倾斜。查体时常有腹股沟区深压痛,强力内旋时髋部疼痛,下肢内旋、外展活动明显受限,骶髂关节

1　中国医师协会骨科医师分会骨循环与骨坏死专业委员会,中华医学会骨科分会骨显微修复学组,国际骨循环学会中国区.中国成人股骨头坏死临床诊疗指南(2020)[J].中华骨科杂志,2020,40(20): 1365-1376.

2　中国医师协会骨科医师分会显微修复工作委员会,中国修复重建外科专业委员会骨缺损及骨坏死学组,中华医学会骨科分会显微修复学组.成人股骨头坏死临床诊疗指南(2016)[J].中华骨科杂志,2016,36(15): 945-954.

3　赵德伟.加强对股骨头缺血性坏死病理生理的认识[J].中华关节外科杂志(电子版),2014(5): 560-562.

4　赵德伟,胡永成.成人股骨头坏死诊疗标准专家共识(2012 年版)[J].中华关节外科杂志(电子版),2012,6(3): 89-92.

分离试验（又称"4字试验"）阳性,影像学常有明显异常。

## 二、诊断与鉴别诊断

多以髋部、臀部或腹股沟区疼痛为主,可伴有膝关节疼痛、髋关节内旋活动受限。常有髋部外伤史、皮质类固醇类药物应用史、酗酒史及潜水员等职业史。

1. X线检查　可作为初步筛查,髋关节正位和蛙式位是诊断股骨头坏死的X线拍摄基本体位,通常在早期表现为硬化、囊变及"新月征",坏死区与正常区域之间往往可见硬化征象等;晚期股骨头因塌陷失去原有的球面结构,以及呈现退行性关节炎表现。

2. CT扫描　通常可见股骨头星芒征缺失、负重区骨小梁缺失断裂、骨硬化带包绕囊变区或软骨下骨断裂、坏死骨与修复骨交错存在等征象。

3. MRI检查　表现为$T_1WI$局限性软骨下线样低信号或$T_2WI$"双线征"[1]。如果发现软骨下骨折则表明病情正在恶化,但在这方面,CT较MRI更准确[2],在确定病情方面有极大的价值。

4. 放射性核素检查　股骨头急性期骨扫描($^{99}Tc^m$-MDP、$^{99}Tc^m$-DPD等)坏死区为冷区;坏死修复期表现为热区中有冷区,即"面包圈样"改变[3]。

5. 骨组织活检及病理表现　病理形态学上分为血运变化早期(静脉淤滞期)、血运变化中期(动脉缺血期)、血运变化晚期(动脉闭塞期)(图12-3-2)。

国内外学者制定了大量系统的分期方法,包括Ficat分期法、Steinberg分期法(宾夕法尼亚大学分期法)、日本骨坏死研究会(JIC)

---

1　中国医师协会骨科医师分会骨循环与骨坏死专业委员会,中华医学会骨科分会骨显微修复学组,国际骨循环学会中国区.中国成人股骨头坏死临床诊疗指南(2020)[J].中华骨科杂志,2020,40(20):1365-1376.

2　SHI S,LUO P,SUN L,et al.Analysis of MR signs to distinguish between ARCO stages 2 and 3A in osteonecrosis of the femoral head[J].J Magn Reson Imaging,2022,55(2):610-617.

3　何伟.科学看待中医药治疗非创伤性股骨头坏死[J].中华关节外科杂志(电子版),2013,7(3):284-286.

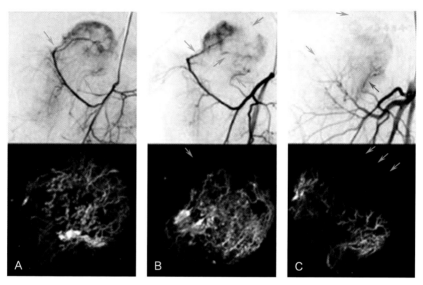

图 12-3-2　股骨头坏死骨组织活检及病理表现

分型、国际骨循环研究协会（Association Research Circulation Osseous，ARCO）分期等，其中 ARCO 分期（2019 年）综合了以上其他分期的内容，是目前最全面、系统、实用的评估方法，在确定治疗方法、疗效评估等方面具有很高的价值（表 12-3-1）[1]。

表 12-3-1　股骨头坏死 ARCO 分期

| ARCO 分期 | 影像学表现 | 影像学特征 |
|---|---|---|
| Ⅰ | X 线正常，MRI 异常 | MRI：带状低信号包绕坏死区，骨扫描中有冷区 |
| Ⅱ | X 线和 MRI 均异常 | 骨硬化、局灶性骨质疏松或股骨头囊性改变等细微表现，无软骨下骨折、坏死区骨折或股骨头塌陷 |
| Ⅲ | X 线或 CT 示软骨下骨折 | 软骨下骨折、坏死区骨折和 / 或股骨头塌陷 |
| Ⅲ A（早期） | | 股骨头塌陷 ≤ 2mm |
| Ⅲ B（晚期） | | 股骨头塌陷 >2mm |
| Ⅳ | X 线示骨关节炎表现 | 关节间隙变窄，髋臼改变和关节破坏 |

[1]　YOON B H，MONT M A，KOO K H，et al.The 2019 revised version of association research circulation osseous staging system of osteonecrosis of the femoral head［J］.J Arthroplasty，2020，35（4）：933-940.

对具有股骨头坏死类似临床症状、影像学表现的患者,应注意与髋关节结核、腰椎间盘突出症、膝关节疼痛相鉴别。

1. 髋关节结核 髋关节结核患者多为儿童和青壮年。结核起病缓慢,最初症状是髋部疼痛,休息后可减轻。因膝关节由闭孔神经后支支配,儿童神经系统发育不成熟,由闭孔神经前支支配的髋部疼痛时,患儿常诉说膝部疼痛。成年时发病的髋关节结核,髋关节疼痛十分剧烈,患侧有时可见轻度隆起,局部有压痛。

2. 腰椎间盘突出症 相当一部分早期股骨头坏死患者,首先出现的临床症状不是髋关节周围疼痛,而是腰部疼痛,当病情逐渐严重时才出现髋关节周围疼痛,所以早期股骨头坏死患者经常被误诊为腰椎间盘突出症。因此,在早期要注意这两种疾病表现的不同特点以鉴别诊断。

3. 膝关节疼痛 因为股骨头坏死可以出现膝关节疼痛的症状,尤其是出现膝关节内上方疼痛。因此,需要进行 X 线检查鉴别诊断。

## 三、病因及发病机制

股骨头坏死可分为创伤性和非创伤性两大类。创伤性股骨头坏死的主要致病因素包括股骨头颈骨折、髋臼骨折、髋关节脱位、髋部严重扭伤或挫伤(无骨折,有关节内血肿);创伤性股骨头坏死在创伤初期就出现动、静脉血运受阻或中断,在病理表现上进入缺血状态,逐渐出现与血运变化中期相似的组织学改变,并可发展到血运变化晚期。

非创伤性股骨头坏死的主要病因为应用皮质类固醇类药物、长期过量饮酒、减压病、血红蛋白病(镰状细胞贫血、血红蛋白 C 病、地中海贫血等)、自身免疫病和特发性疾病等。吸烟、肥胖、放射治疗、怀孕等增加了发生股骨头坏死的风险,被认为与股骨头坏死相关[1]。

---

[1] 中国医师协会骨科医师分会骨循环与骨坏死专业委员会,中华医学会骨科分会骨显微修复学组,国际骨循环学会中国区.中国成人股骨头坏死临床诊疗指南(2020)[J].中华骨科杂志,2020,40(20):1365-1376.

其具体发病机制尚未完全明确,但股骨头血供的破坏是股骨头坏死公认的最重要病理基础。股骨头的血供主要来自旋股内侧动脉。有研究[1]提示,通过 CT 血管造影,确定供应股骨头的三条主要动脉为起源于旋股内侧动脉的深支和后下营养动脉,以及臀下动脉的梨状肌支。大动脉主要穿行在肌间隙中,小动脉穿行在肌肉内,若肌肉发生病理性变化,压迫周围的血管,导致周围血管压力增高,血管的血流动力学受到影响,可导致股骨头的血液循环障碍,长此以往,造成股骨头的缺血性坏死。

浮针医学认为,股骨头坏死属于肌肉后病痛,股骨头供血系统的血管基本穿行于髋部和邻近的肌肉,其中包括髂腰肌、耻骨肌、阔筋膜张肌、缝匠肌、股四头肌及内收肌等。髋部局部肌肉及邻近肌肉的病变,可压迫穿行于其中的血管,导致供血不畅而引起缺血,引起或加重股骨头坏死。浮针通过扫散和再灌注活动,改善相关患肌的血液循环,解除患肌挛缩紧张状态,进而解除对血管的压迫,改善内旋动脉的深支、后下营养动脉以及臀下动脉的梨状肌支三个动脉系供血,保障股骨头的血供,改善其缺血缺氧的不良状态,减缓骨细胞及骨髓成分的坏死,并促进其修复。

## 四、浮针治疗思路

股骨头坏死的治疗主要从肌肉解剖和功能性角度入手。

1. 局部嫌疑肌　臀大肌、臀中肌、臀小肌、梨状肌、股四头肌、股内收肌群、髂腰肌等。

2. 远道嫌疑肌　腹横肌、腹斜肌、阔筋膜张肌等。

3. 气血嫌疑肌　胸大肌、胸小肌、腹直肌、小腿三头肌等。

浮针治疗过程中的再灌注活动根据患者疼痛部位、体征及患肌的生理功能设计,部分患肌的再灌注活动见治疗示例。

---

[1]　中国医师协会骨科医师分会显微修复工作委员会,中国修复重建外科专业委员会骨缺损及骨坏死学组,中华医学会骨科分会显微修复学组.成人股骨头坏死临床诊疗指南(2016)[J].中华骨科杂志,2016,36(15):945-954.

## 五、浮针治疗方法

1. **腹斜肌**　仰卧位,仰卧起坐左右转身触摸对侧膝盖。(图 12-3-3)
2. **股四头肌**　仰卧位,伸膝抗阻。(图 12-3-4)
3. **股内收肌群**　患侧卧位,患侧下肢伸直,对侧下肢自然支撑于床面,患侧内收髋关节抗阻;仰卧位,下肢处于中立位,自然屈髋屈膝,髋关节内收抗阻。(图 12-3-5)

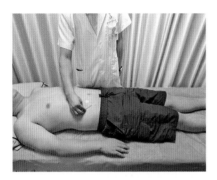 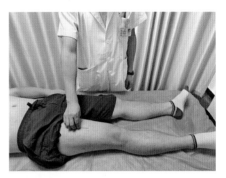

图 12-3-3　腹斜肌进针示例　　　　图 12-3-4　股四头肌进针示例

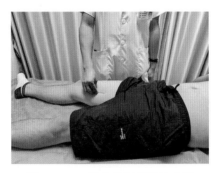

图 12-3-5　股内收肌群进针示例

视频 12-3-1　　　　视频 12-3-2　　　　视频 12-3-3
腹斜肌治疗示例　　　股四头肌治疗示例　　股内收肌群治疗示例

## 六、预后及注意事项

### (一) 预后

临床发现,浮针对股骨头坏死的治疗预后常与股骨头坏死的分期没有密切关系,各期均可取得较好效果,但预后常与病因密切相关,伴活动性强直性脊柱炎者效果很差,伴先天性髋关节发育不良者效果也差。股骨头坏死现有治疗常直接采用手术换髋治疗,手术方案均较为成熟,成功率很高,但更换的人工髋关节使用年限多为15~20年,到期后需再次行手术更换,且部分患者手术后依然有相关临床症状,需要较长时间恢复。选择浮针治疗的股骨头坏死患者,常为早期还未达手术指征者、各种原因自身坚决拒绝手术治疗者、自身基础病多或病情严重而不能行手术治疗者等。

### (二) 注意事项

1. 股骨头坏死治疗之前需要诊断明确,要详查并积极去除发病原因,如为其他疾病导致的股骨头坏死,原发病不除,则本病难以治愈,这一点需要与患者沟通好。

2. 本病治疗周期较长,一般需要几个月,以改善临床症状及减缓影像学上的恶化为目标,早期治疗间隔周期可适度缩短,随着临床症状的改善,治疗间隔周期可逐渐增加。

3. 平时要注意保暖,忌烟酒,禁用激素类药物。

4. 尽量避免久站久行,如确需长时间站立及长距离行走,中途要及时多次休息,减少髋关节负重,切忌持续行走。

## 七、典型病案述评

曹某,女,70岁,2023年2月23日初诊。

**主诉**:左髋关节疼痛伴活动受限3年,加重1周。

**现病史**:患者3年前无明显诱因出现左髋和左腹股沟区疼痛,胀痛为主,伴左髋关节活动受限,尤以左髋关节内旋时受限明显,伴跛行,左大腿肌肉乏力、酸胀感,进行性加重,在外院就诊行核磁共振检查后诊断为"左侧股骨头缺血性坏死",患者拒绝手术治疗,间断服药、理疗、针灸等治疗,效果欠佳。1周前劳累后感上述症状加重,经朋友介绍来我处就诊。现症见左髋和左腹股沟区疼痛,活动受限,左髋关节内旋时明显,不耐久行及久站,伴跛行,精神状态略差,纳食可,夜寐较差,二便正常。

既往史:有高血压病史10余年,长期口服降压药,血压控制尚可。否认糖尿病、冠心病等其他慢性病病史。

查体:左腹股沟压痛明显,左髋4字试验阳性,左髋关节内旋受限。

辅助检查:髋关节MRI提示考虑左侧股骨头无菌性坏死合并退行性变,右侧髋关节未见明显异常。

诊断:左侧股骨头缺血性坏死。

浮针专项检查:左侧髂腰肌(3级),左侧股内收肌群(3级),左侧腹外斜肌(2级),左侧腹直肌(2级),左阔筋膜张肌(2级),左小腿三头肌(2级),臀大肌(2级),臀中肌(1级)。

治疗:患肌常规扫散,配合相应患肌再灌注活动。

(1)髂腰肌:屈髋抗阻,伸髋加压,站立时高抬腿大踏步。

(2)腹直肌:双下肢伸直并拢屈髋30°,抱头仰卧起坐,按压患肌鼓腹。

(3)腹斜肌:仰卧起坐左右转身的同时屈膝触对侧膝盖。

(4)股内侧肌群:髋关节内收抗阻,髋关节屈曲抗阻,髋关节外展加压。

(5)臀大肌、臀中肌:外展髋关节抗阻,后伸髋关节抗阻,屈髋加压。

(6)小腿三头肌:踝关节跖屈抗阻,屈膝抗阻。

即时效果:患者诉左髋关节疼痛稍减轻,左下肢略感轻松。

医嘱:注意休息,避免剧烈运动,注意患肢保暖。

经过5次治疗,患者诉左髋关节疼痛明显减轻,活动较前明显改善。

(肖斌斌)

# 第四节 跟 痛 症

跟痛症是指跟骨及周围软组织退变和损伤引起的围绕跟骨的疼痛，又称足跟痛，是临床常见综合征，其主要病因有跖筋膜炎、足跟脂肪垫综合征、跟骨骨赘、跗管综合征、应力性骨折等。

## 一、临床表现

本病起病缓慢，发病时逐渐加重。男女均可发病，以中老年、肥胖人群更为多见。下肢活动时疼痛加重，主要表现为站立或行走时足跟底部感疼痛，行走时疼痛更明显，活动一段时间后疼痛反而减轻，休息后再行走则感疼痛加剧。部分患者 X 线片可见跟骨底有骨赘形成。不过，这类患者常常两侧跟骨底部有骨赘，但仅仅一侧疼痛。有些患者一侧疼痛好转数月后，另一侧出现类似疼痛，影响患者生活质量。

其特点是初起为阵发性，后为持续性，劳累后更明显。随着病情的进一步发展，跟骨内侧、足跟底部出现肿胀，长距离行走感持续疼痛不适，甚至跛行。跟骨底部、跟骨内侧、跟骨外侧、跟腱止点、跟腱下段分别出现或先后出现疼痛。少数患者踝关节活动时可伴有弹响，严重影响患者下地行走。

## 二、诊断与鉴别诊断

临床上患者以跟部疼痛、行走不适就诊，无外伤病史，查体可见跟腱及止点附近、跟骨内外侧或跟骨底部、周围出现明显压痛、肿胀，实验室检查排除风湿病、痛风、感染等因素，有的患者跟骨 X 线片可见骨赘等骨性变化。排除了腰椎间盘突出症、梨状肌综合征、神经血管性疾病，即可诊断为跟痛症。

本病需与跟骨结核相鉴别。跟骨结核好发于青少年，局部症状明显，肿痛范围较大，全身情况差，并有低热盗汗、疲乏无力、食欲缺乏等，胸部 X 线片可见肺尖部结核表现,根据病史、查体、临床表现、实验室检查和 X 线检查,可以鉴别。

## 三、病因及发病机制

跟骨骨赘属于退行性改变,肥厚的跟腱、跖筋膜反复牵拉跟骨,逐渐出现跟骨骨赘,一般不会引起疼痛,原因如下:①骨赘是应力反复作用,缓慢长出来的,可能需要数月到数年的时间,足部已经适应;②骨质增生都是钝性的,不会产生疼痛。也有跟痛症患者不出现跟骨骨赘。

浮针医学认为,患肌的功能变化才是导致跟痛症疼痛的最重要原因,具体如下:

(1)小腿三头肌向远端移行为跟腱,最后附着在跟腱结节处,是人体最粗大的一块肌腱。例如长期站立上班人群,其小腿三头肌长时间应力不均衡、气血不足时,容易形成患肌。其对跟骨的反复刺激可以引起跟骨骨性变化,主要表现是跟骨骨赘形成。

(2)针对患肌浮针治疗效果明确,但是对跟骨骨赘没有直接作用,而患者症状逐渐减轻或消失。

## 四、浮针治疗思路

根据患者病史、临床表现、第二现场规律,结合浮针治疗五部曲,通过背伸、跖屈、内翻、外翻踝关节来查找引起跟部疼痛的患肌,将嫌疑肌分为 3 大类。

1. 局部嫌疑肌　腓肠肌、比目鱼肌、足底方肌、踇短屈肌、踇收肌、小趾对跖肌等。

2. 远道嫌疑肌　胫骨后肌、胫骨前肌、腓骨长肌、趾长伸肌、趾屈肌等。

3. 气血嫌疑肌　股二头肌、半腱肌、半膜肌、腰大肌等。

浮针医学认为,该病主要嫌疑肌分布规律为:一般对应跟部内侧疼痛点的患肌多在小腿内侧,如比目鱼肌、腓肠肌内侧头等;对应跟部外侧疼痛点的患肌多在小腿的外侧,如腓骨长肌、腓肠肌外侧头、胫骨前肌等。

## 五、浮针治疗方法

### （一）胫骨前肌与腓骨长肌之间进针再灌注治疗

1. 踝关节背伸抗阻　主要治疗的目标肌肉包括胫骨前肌、趾长伸肌等，具体操作方案见图 12-1-2。

2. 踝关节背伸外翻抗阻　主要治疗的目标肌肉包括腓骨长肌、腓骨短肌、趾长伸肌等，具体操作方案见图 12-1-3。

### （二）小腿三头肌后侧进针再灌注治疗

1. 踝关节跖屈抗阻　主要治疗的目标肌肉包括小腿三头肌等，具体操作方案见图 12-1-6。

视频 12-4-1
胫骨前肌治疗
示例

2. 踝关节跖屈内翻抗阻　主要治疗的目标肌肉包括小腿三头肌、趾屈肌等，具体操作方案如图 12-4-1（蓝色箭头为医师用力方向，红色箭头为患者用力方向）。

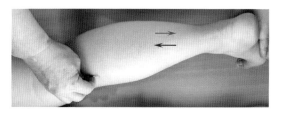

图 12-4-1　踝关节跖屈内翻抗阻再灌注治疗

## 六、预后及注意事项

跟痛症是保守治疗的一个领域，很少需要外科手术。病程长的患者浮针治疗周期略长，可能需要 3~8 周。治疗后嘱患者多休息，少行走，治疗每周 1 次，定期复查。避免跳舞，可以温水泡脚，穿软鞋垫的鞋子或行体外冲击波治疗。总体而言，浮针治疗后近期效果好，远期疗效也不错，预后好。

## 七、典型病案述评

孙某，女，66 岁，2023 年 2 月 5 日初诊。

主诉:右足跟反复疼痛 4 年,加重 3 天。

现病史:4 年前无明显诱因出现右足跟疼痛,最初疼痛程度较轻,未正规治疗。后疼痛逐渐加重,在四川当地医院查 X 线片提示跟骨骨赘,在多家医院行小针刀、按摩、理疗等治疗,无明显好转。饮食睡眠正常,二便正常。3 天前就诊时右足跟疼痛较前加重,借助助行器缓慢行走,VAS 评分 8 分。舌质红,苔薄白,脉弦数。无头晕呕吐。疼痛影响患者日常生活。

既往史:高血压、糖尿病病史 5 年,血压和血糖控制满意。

辅助检查:外院 X 线片提示右侧跟骨骨赘。

浮针专项检查:小腿三头肌(3 级),腓骨长肌(2 级)。

诊断:右跟痛症。

即时效果:浮针治疗后,右跟周围疼痛立刻减轻,下地行走非常有力,踝关节活动范围明显改善:50°~130°,VAS 评分 3 分。可不借助助行器自由行走。

医嘱:避免运动和长距离行走。指导患者进行踝关节背伸和跖屈训练,加强下肢肌力训练。

浮针治疗每周 1 次,6 次后,右足跟疼痛消失,踝关节活动明显正常,下地正常行走。最后一次随诊时的 VAS 评分 0 分。

(邓仲元)

# 第五节　糖尿病足

糖尿病足,是糖尿病代谢紊乱,破坏机体免疫力及组织供血障碍导致的严重并发症之一。是一种由内科疾病引起的以外科表现为主的疑难杂症,临床上以病程长、难治愈、致残率高为其特点,有肢体麻木、疼痛、局部坏疽、感染等表现,严重时需要截肢,甚至导致死亡。[1]

---

[1] 符仲华.浮针医学纲要[M].北京:人民卫生出版社,2016:269.

## 一、临床表现

糖尿病足患者轻者出现足部畸形、皮肤干燥发凉、胖胝,重者会出现足部溃疡、坏疽,严重者会出现骨髓炎坏疽。临床症状复杂多变。

(一)典型症状

1. **缺血型** 足背动脉搏动减弱或消失,皮温下降,足部皮肤变黑、溃疡、间歇性跛行。

2. **神经型** 主要表现为足部感觉减退、袜套样感觉障碍、踩棉花感,也可有足部溃疡。

3. **混合型** 兼有上述两种症状表现。

(二)临床上一般分为3期

1. **缺血代偿期** 缺血的早期有肢体发凉和麻木,偶有间歇性跛行。

2. **缺血失代偿期** 该期可有明显的肢体静息痛,皮温下降,皮肤颜色发绀或苍白。有些患者则是以肢体冰凉无痛为突出表现。

3. **坏死期** 此期出现坏疽,若合并感染即形成感染性坏疽。大部分患者到此期才就诊,此时自身健康已受到严重威胁[1]。

## 二、诊断与鉴别诊断

依据其有糖尿病史,年龄一般在40岁以上,有慢性肢体动脉缺血表现,如肢体麻木、感觉减退、末梢神经炎、怕冷(或怕热)、间歇性跛行、淤血、营养发生改变,甚或溃疡坏疽,常在四肢远端发病,以下肢为重。有上述症状可结合彩色多普勒超声、CT、DSA等辅助检查确诊。临床上要与以下疾病鉴别:

1. **血栓闭塞性脉管炎** 好发于20~40岁男子,多有吸烟史,受累的多为中小动静脉,病理呈慢性炎症过程,多为干性坏疽且局限于肢体的末端。X线检查无动脉钙化斑块影像,视网膜动脉大多正常,无糖尿病史。

---

1. 赵钢,李令根.周围血管病基础与临床[M].北京:人民军医出版社,2015:222.

**2. 多发性大动脉炎**　多发于青少年女性,主要病变在主动脉及其分支部,当病变侵犯腹主动脉时方可出现下肢缺血的表现,患肢很少出现溃疡和坏疽。

**3. 雷诺病**　女性多见,是末梢动脉功能性疾病,常有双侧肢端阵发性对称性皮肤颜色改变,皮温降低,寒冷和精神因素可诱发。

## 三、病因及发病机制

现代医学认为,由于糖尿病所致机体代谢紊乱,会引起大、中、小血管和微血管的病变,使血管基底膜增厚,内膜粗糙,管径变小,弹力及收缩力降低,再加糖尿病的黏稠血液极易形成栓塞,导致组织缺血缺氧形成坏疽。患者免疫功能障碍,易生感染。缺血还可引起神经的营养障碍和缺血性神经炎。

相比于现代医学,浮针医学更注重患肌对于该病的影响。代谢紊乱可以造成患处周边肌肉和血供途径的肌肉出现病理性紧张(患肌化),挤压了穿行于中间的动脉血管,进而影响血供。同时动脉血管壁的肌肉层也可以出现病理性紧张,形成患肌,使得血管收缩力及弹性减弱,让本已内膜粗糙、内径变小的动脉血管内径变得更小甚至闭锁。浮针针对患肌的治疗取得良好的疗效也证明了这点。

## 四、浮针治疗思路

对于糖尿病足的治疗有很多种方法,但在保守治疗方面,浮针具有其优势性。如前所述,糖尿病足主要是由患肌造成的,属于肌肉后病变。利用浮针对影响其血液供应的远道患肌进行治疗,必要时还要对气血患肌进行治疗。通过大面积的扫散,配合恰当的再灌注,消除患肌,解除对血管的挤压,同时也消除血管壁平滑肌本身的紧张状态,血管弹性增加,口径变大,增加了血流的通过,患处组织得以充分涵养,同时血管本身的营养也会改善,可进入逐渐修复状态。气血患肌的治疗也可使机体整体素质得以改善,加强了康复。值得注意的是,由于该病的严重性及复杂性,可能需要一个较长的治疗过程,尽早就医对于预后非常重要。如果已出现骨髓炎和严重的神经破坏,则要请专科进行处理。

1. 局部嫌疑肌　糖尿病足的局部一般不用浮针治疗。

2. 远道嫌疑肌　在局部上端附近的肌肉寻找。

3. 气血嫌疑肌　胸大肌、前锯肌、腹直肌、腹斜肌、膈肌、胸锁乳突肌、大收肌等。

## 五、浮针治疗方法

1. 腓肠肌　可于小腿后侧向上或向下进针扫散,做屈膝、踝跖屈、踝背屈抗阻再灌注。(图 12-5-1A)

2. 胫骨前肌　于髌下外侧向下进针扫散,做踝背屈、足内翻抗阻再灌注。(图 12-5-1B)

3. 腹直肌　针尖对准患肌,可于腹部上、下或左、右处进针扫散,上身和腿部两头抬起做跷跷板活动再灌注。(图 12-5-1C)

视频 12-5-1
糖尿病足治疗
示例

4. 内收肌　于大腿内侧向上进针扫散,做双腿夹枕头、屈髋内翻抗阻等再灌注。(图 12-5-1D)

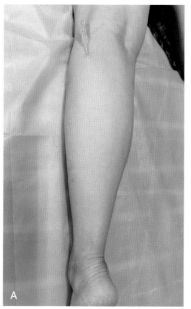
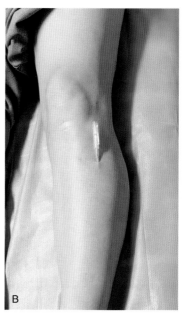

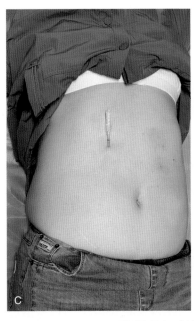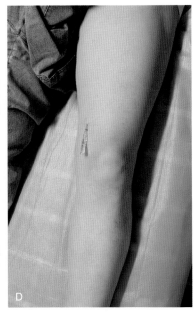

图 12-5-1　糖尿病足患肌治疗

## 六、预后及注意事项

该病临床变化十分复杂,要做到早发现、早治疗。只有选好浮针治疗的适当时机,才能取得理想的效果。

患者要做到:①合理饮食,戒烟酒,积极治疗原发病,控制好血糖;②穿宽松的鞋袜,勤换洗,保持清洁卫生,预防足癣;③洗脚时水温不要过高,暖水袋不要直接接触皮肤以避免烫伤,修脚时不要伤及正常组织;④禁止赤脚行走,注意检查鞋内有无异物,防止被刺伤磨伤。

## 七、典型病案述评

患者,女,68 岁,退休工人,2019 年 4 月 26 日初诊(郑建峰医师提供病案)。

主诉:右足背第 5 跖趾关节上方溃烂伴剧痛 2 月余。

现病史:2 个月前右足背第 5 趾根部皮肤发痒,不慎抓破后出现红肿痛,继之出现溃疡点,在当地诊所"输液上药"治疗 10 余天无效,疮面持续扩大,疼痛加剧,持续性跳痛,程度较重,伴整个右下肢发凉。遂往县人民医院住院治疗1个月,无效,溃疡面进一步扩大,疼痛发凉无减轻,具体治疗不详。外院多位专家先后会诊,建议截除患肢。经其他患者介绍来诊。

体格检查:老年女性,体态偏胖,痛苦面容,面色萎黄,精神差,拄拐跛行,右足背外侧第5跖趾关节上方有一4cm×3.5cm椭圆形溃疡面,深约1.5cm。上覆黑褐色污物,有臭味。可见小指伸肌腱,周围皮肤暗红肿胀。

既往史:高血压病10余年;糖尿病8年,近1年需注射胰岛素控制血糖,血糖控制不稳定。

诊断:糖尿病足。

浮针专项检查:

(1)局部嫌疑肌:一般不在局部做浮针治疗。

(2)远道嫌疑肌:腘肌、内收肌群、股四头肌、髂腰肌、腘绳肌。

(3)气血嫌疑肌:腹直肌、腹斜肌、胸大肌。

治疗:常规消毒后,运用一次性浮针,针对相关患肌进针扫散,并配合再灌注活动。清疮,去除腐肉,无菌敷料覆盖。

医嘱:合理膳食,均衡营养,控制血糖,抬高患肢,注意保暖。

三诊(4月28日):右下肢发凉明显改善,创口周围疼痛减轻。效不更方,继续治疗。

十五诊(6月25日):疮口周围皮色正常,疮口内肌肉基本长满,有时还有刺痛,程度较轻。

二十六诊(8月6日):疮口已完全结痂,周围皮色正常(图12-5-2),无痛,右下肢无发凉现象,已正常行走。自此临床痊愈,半年后回访皮肤恢复良好。

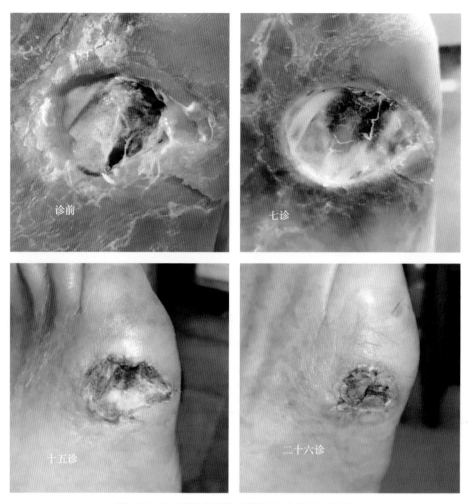

诊前

七诊

十五诊

二十六诊

图 12-5-2　糖尿病足患者浮针治疗前后对比图

（李幸余）

# 第十三章

# 内科疾病

## 第一节 失 眠

失眠是指尽管有合适的睡眠机会和睡眠环境,依然对睡眠时间和/或质量感到不满足,并且影响日间社会功能的一种主观体验[1]。随着生产生活方式的变化和老龄化加速,失眠逐渐成为严重威胁公众健康的常见疾病。长期失眠严重影响患者的生活和工作,同时增加罹患各种健康问题的风险。

### 一、临床表现

失眠的临床表现包括入睡困难(入睡潜伏期超过 30 分钟)、睡眠维持障碍(整夜觉醒次数 ≥ 2 次)、早醒、睡眠质量下降和总睡眠时间减少(通常少于 6.5 小时),同时伴有日间疲劳感、情绪低落、易激惹、躯体不适、认知障碍等。慢性失眠患者常与焦虑障碍和抑郁障碍共病,互相影响。该病男女均可发病,女性多发。

### 二、诊断和鉴别诊断

本病的诊断依据如下:

(1)根据患者的临床表现,同时符合以下特征:①不能单纯用没有合适的睡眠时间或不恰当的睡眠环境(安全、安静、黑暗和舒适的睡眠环境)来解释;②至少每周出现 3 次,持续至少 1 个月(若持续 3 个月以上,可诊断为慢性失眠)。

---

[1] 中华医学会神经病学分会,中华医学会神经病学分会睡眠障碍学组.中国成人失眠诊断与治疗指南(2017 版)[J].中华神经科杂志,2018,51(5):324-335.

（2）以上这些情况不能被其他类型的睡眠障碍更好地解释（如昼夜节律性睡眠障碍等）。患者对睡眠状况的自我评估容易出现偏差，必要时可采取客观检查甄别，尤其是对慢性失眠。多导睡眠图常用于睡眠障碍的评估和鉴别诊断。

本病需要与精神障碍、躯体疾病（慢性瘙痒、慢性疼痛、慢性胃炎等）、药物或物质滥用，以及其他类型的睡眠障碍相鉴别。这里需要指出的是，慢性失眠患者常与焦虑障碍和/或抑郁障碍共病，有研究显示，约70%以上的抑郁患者伴有失眠症状[1]。另一篇文献显示，失眠症患者中有20%~30%患焦虑症[2]。而根据我们的临床观察，在治疗失眠伴随抑郁障碍或焦虑障碍的患者时，随着失眠症状的缓解，抑郁或焦虑症状也同时缓解。失眠与抑郁障碍、焦虑障碍常同病发生，治疗上也存在显著的相关性，这一现象值得我们进一步研究。

### 三、病因及发病机制

目前主流医学认为，失眠受到社会因素、精神心理因素、疾病因素、生理因素等的影响，其病因及发病机制尚不明确。社会因素包括人际关系紧张、家庭突发不良事件、长期夜班工作等。精神心理因素包括精神障碍、情绪障碍等。疾病因素包括各种周期性不宁腿综合征、阻塞性睡眠呼吸暂停综合征、痴呆、帕金森病、慢性阻塞性肺疾病等。生理因素主要是指自然衰老过程中出现的睡眠障碍。发病机制包括遗传学机制、过度觉醒假说、刺激控制假说、认知假说等。

最初我们认为失眠属于神经系统疾病，并不属于浮针适应证。然而在对颈椎病患者进行浮针治疗的过程中，患者反馈颈部疼痛症状改善的同时，入睡困难的症状也得到好转。有的患者反映睡眠质量提高了。此类病例的逐渐增加让我们反思，也许失眠不仅仅是神经系统疾病，还和肌肉有关。

[1]　GEOFFROY P A，HOERTEL N，ETAIN B，et al.Insomnia and hypersomnia in major depressive episode：prevalence，sociodemographic characteristics and psychiatric comorbidity in a population-based study［J］.J Affect Disord，2018，226：132-141.

[2]　OHAYON M M.Observation of the natural evolution of insomnia in the American general population cohort［J］.Sleep Med Clin，2009，4（1）：87-92.

浮针医学认为,失眠属于肌肉本身病痛范畴,那肌肉和睡眠有什么关系呢? 根据我们的日常经验,发现体力劳动者失眠的比例似乎很低,缺乏运动并且工作压力大的白领是失眠的高发人群。二者最大的区别在于肌肉的健康状况和使用情况。肌肉的使用越合理,肌肉的健康状态越高,睡眠质量越好。那么治疗患肌为什么能改善睡眠? 我们推测,人类睡眠时肌肉处于最放松状态,如果存在患肌,这些处于病理性紧张状态的肌肉就会影响睡眠[1]。

## 四、浮针治疗思路

根据患者的临床表现,结合第二现场规律、浮针三辨、浮针治疗五部曲,将嫌疑肌分成 3 大类。

1. 局部嫌疑肌　胸锁乳突肌、颞肌、额枕肌、斜方肌、竖脊肌等。

2. 远道嫌疑肌　斜角肌、冈下肌等。

3. 气血嫌疑肌　腹直肌上段等(如患者素来消化功能差需要考虑)。

## 五、浮针治疗方法

根据罗列的嫌疑肌,通过逐一触诊嫌疑肌以确定患肌,在患肌周围选择进针点,配合扫散和再灌注活动,再灌注活动是根据患肌的生理功能设计的。下面列举部分患肌的再灌注活动。

1. 颞肌　健侧卧位,嘱患者咬紧后槽牙。

2. 冈下肌　坐位或健侧卧位,水平外展肩关节抗阻;肩关节水平外展位外旋上臂抗阻。

视频 13-1-1
颞肌、冈下肌
治疗示例

## 六、预后及注意事项

### (一)预后

浮针疗法对轻中度失眠患者的临床疗效不错。养成良好的睡眠卫生习惯对患者的远期疗效非常重要。对于重度失眠患者需要请专科医

---

[1] 符仲华 . 浮针医学纲要 [ M ] . 北京:人民卫生出版社,2016:246.

生会诊,配合服用相关药物。待症状逐渐好转,择机建议患者药物减量,渐至完全停药。

(二)注意事项

1. 睡眠卫生教育对失眠患者非常重要,有助于提高和巩固疗效。主要是帮助失眠患者认识不良睡眠习惯及其在失眠发生与发展中的重要作用,重塑有助于睡眠的行为习惯。其主要内容包括:①睡前 4~6 小时内避免接触含咖啡因或尼古丁等的兴奋性物质;②睡前不要饮酒,向患者强调不能用酒精帮助入睡;③睡前不宜暴饮暴食或进食不易消化的食物;④每天规律适度的体育锻炼有助于睡眠,避免睡前 3~4 小时剧烈运动;⑤睡前 1 小时内不进行容易引起兴奋的脑力劳动或观看容易引起兴奋的书刊和影视节目;⑥卧室环境应安全、安静、黑暗、舒适及保持适宜的温度;⑦规律的作息时间有助于良好睡眠习惯的养成。

2. 配合认知行为疗法是不错的选择。

3. 同时干预与失眠相关的其他疾病非常必要。

## 七、典型病案述评

曾某,45 岁,2022 年 6 月 12 日初诊。

主诉:入睡困难伴早醒反复发作 3 年余。

现病史:患者 3 年前无明显诱因出现入睡困难,甚至彻夜辗转不能入睡,伴早醒,睡眠时间短,醒后难以入睡。次日感疲倦乏力,易发怒。伴颈部及后枕部酸痛及紧束感。曾前往当地医院诊疗,口服安眠药治疗,疗效尚可,因惧怕成瘾,自行停药。而后前往当地美容院行全身按摩治疗,按摩当刻可自然入睡,回家仍难以入睡。偶因锻炼至大汗淋漓,当晚睡眠可。二便可,食纳尚可。

既往史:否认高血压及糖尿病病史。否认手术外伤史。

浮针专项检查:

(1)局部嫌疑肌:胸锁乳突肌(4 级),颞肌(3 级),额枕肌(3 级),斜方肌(4 级)。

(2)远道嫌疑肌:斜角肌(3 级)。

(3)气血嫌疑肌:无。

辅助检查：未提供。

诊断：失眠症；颈椎病。

治疗：针对上述患肌，先在胸骨柄下端处进针对胸锁乳突肌、斜角肌进行治疗，然后在肩胛骨内上角针对斜方肌、枕肌进行治疗，最后在太阳穴附近进针对额肌、颞肌进行治疗。同时配合相关患肌的再灌注活动。

即时效果：患者觉颈部及整个头部轻松感。次日就诊反馈躺在床上不一会儿就睡着了，入睡非常顺利。

医嘱：规律作息时间，避免睡前进行脑力活动和观看手机、电视，适度进行体育锻炼，以微汗为度。

经过 20 次浮针治疗（每 2~3 天 1 次），患者已无入睡困难的烦恼，常躺在床上一会儿不自觉已睡着，偶有早醒，次日起床后精神好，无疲倦感。

2023 年 4 月 9 日随访：患者诉未再频发入睡困难，偶因情绪波动或生活琐事而入睡较晚。嘱规律作息时间，坚持规律适度体育锻炼。

按语：根据患者的临床表现，诊断明确。患者合并颈椎病，并且经按摩后即刻入睡，也因为锻炼后睡眠改善，由此可以推断患者失眠和肌肉相关。根据失眠患者的加重或减轻因素来判断是否为浮针的适应证是一个不错的选择。

（赵奇林）

# 第二节　抑　　郁

一项流行病学调查显示，我国抑郁障碍的终身患病率为 6.8%，其中重度抑郁症为 3.4%[1]。抑郁障碍是因各种原因引起的以显著而持久的抑郁症候群为主要临床特征的一类心境障碍。抑郁症候群的核心症状为

[1]　HUANG Y Q, WANG Y, WANG H, et al.Prevalence of mental disorders in China: a cross-sectional epidemiological study [J].Lancet Psychiatry,2019,6(3): 211-224.

与处境不相符合的心境低落和兴趣丧失。除此之外,还伴有焦虑和激越症状,以及各种与抑郁相关的躯体不适症状,甚至幻觉、妄想等精神病症状。

## 一、临床表现

抑郁障碍的典型症状包括心境低落、兴趣或愉悦感减少或消失、精力减退。认知功能受损也是常见症状,主要表现为注意力难以集中、记忆力下降、反应迟钝、学习困难、语言流畅性差等。其他表现还包括思维活动缓慢、运动型迟滞(活动减少、动作迟缓、生活懒散)或激越(脑中反复无目的思考、烦躁、易紧张、易怒)、焦虑、无价值感,甚至出现消极观念、自杀行为、精神病性症状(如幻觉、妄想等)。还表现为躯体症状,如睡眠障碍、身体各部位疼痛、心慌胸闷、消化不良、尿频尿急、便秘等。这些症状至少发作2周,并不同程度损害患者社会功能或给患者造成痛苦。典型病例病情呈现晨重暮轻特点。一般起病年龄为40岁,发作持续3~12个月,发作间期可完全缓解。

在临床中,有一类患者是以躯体症状为主诉前来就诊,这些躯体症状包括头痛等身体各部位疼痛、周身不适感、睡眠障碍、心慌、胸闷、恶心、呕吐、口干、出汗、视物模糊、食欲减退或亢进、胃肠胀气、消化不良、便秘、尿频、尿急、月经不调、阳痿早泄等。这类患者经过躯体及神经系统体格检查、各类辅助检查和实验室检查都无异常时,常被诊断为抑郁症躯体化障碍,这一类患者常常否认自己是抑郁障碍患者,坚称"我就是这里不舒服,这个症状好了,就什么病都没有了"!然后辗转于多个医院之间就诊。根据我们的临床经验,遇上这类情况,往往是浮针露一手的时候。但是请大家仔细触摸患肌,见"肌"行事!

## 二、诊断和鉴别诊断

根据典型的临床表现,不难诊断。部分患者因表达情绪能力差,或者因为病耻感而回避表达情绪问题,容易漏诊,临床上需注意。本病需要与焦虑障碍、双相情感障碍、创伤后应激障碍、躯体所致抑郁障碍相鉴别。抑郁障碍以情绪低落为核心症状,而焦虑障碍以害怕、恐惧、担忧、着急为核心症状,但二者也可共病。双相情感障碍常伴有1次以上的躁狂发作史,多25岁前发病,口服足量、足疗程抗抑郁药不能缓解。创伤后应激障碍起病前经历过灾难性或威胁生命的创伤事件,而后产生抑郁症状,且以创伤事件的闯入性记忆反复出现在意识和梦境中为特征。躯体疾病所致抑郁障碍在临床不少见,如甲状腺功能减退、卒中、脑外伤、帕金森病后。抑郁障碍与这些疾病可能相互促进,需要仔细甄别,诊疗抑郁障碍的同时需注意鉴别诊断这些原发病。

## 三、病因及发病机制

目前抑郁障碍的病因和发病机制尚不明确,发病的危险因素包括遗传学因素、应激性生活事件、不良童年经历、消极人格等。主流医学主要基于"单胺类神经递质功能失调假说"研究其病理机制。现有的抗抑郁药物主要基于此假说,但目前现有的抗抑郁药物只对60%~70%的患者有用,说明该机制只能部分解释抑郁障碍的病理机制。

之前我们认为抑郁属于精神疾病,并不属于浮针的适应证,然而在对疼痛类、失眠、便秘等患者针对患肌进行浮针治疗的过程中,患者反馈疼痛、失眠、便秘症状改善的同时,患者的抑郁情绪也立刻改善。此类病例的逐渐增加让我们反思,肌肉和抑郁情绪具有相关性,甚至患肌和抑郁障碍(情绪)之间存在互为因果关系。理由如下:

1. 抑郁障碍的患者常有疲倦乏力、体力下降、精力下降的表现,这正是患肌的临床表现。

2. 抑郁障碍的患者常活动减少、动作缓慢、不愿出门,身体常保持一个姿势,这都为患肌的形成创造了条件。

3. 人们在长期疲劳(肌肉过度使用)的情况下,容易形成抑郁情绪。反之,通过浮针疗法松解患肌,患者的抑郁情况立刻得到改善。

根据以上临床现象,浮针医学认为抑郁属于肌肉本身病痛或肌肉后病痛范畴。

## 四、浮针治疗思路

根据抑郁障碍患者的临床表现,结合第二现场规律、浮针三辨、浮针治疗五部曲,将嫌疑肌分成 3 大类。

1. 局部嫌疑肌　膈肌、腹直肌、腹斜肌、竖脊肌、胸锁乳突肌、枕下肌等。

2. 远道嫌疑肌　斜角肌、冈上肌、头颈夹肌、股内收肌群(生殖泌尿系症状需要考虑)等。

3. 气血嫌疑肌　胸大肌等。

需要指出的是,抑郁障碍患者躯体症状多样,可以根据具体症状触摸检查并列出针对性嫌疑肌。比如该患者以胃肠胀气、消化不良、便秘等症状为主,那么除外以上列举的嫌疑肌,还需要考虑胫骨前肌、股四头肌等;如月经不调、遗精早泄等症状,还要考虑盆底肌群、腰方肌等。

## 五、浮针治疗方法

根据罗列的嫌疑肌,通过逐一触诊嫌疑肌确定患肌,在患肌周围选择进针点,配合扫散和再灌注活动,再灌注活动是根据患肌的生理功能设计的。下面列举部分患肌的再灌注活动:

1. 膈肌　按压腹部鼓肚子;吹气球。

2. 竖脊肌　仰卧位,小燕飞动作;站立位,伸懒腰。

视频 13-2-1
膈肌、竖脊肌
治疗示例

## 六、预后及注意事项

### (一)预后

浮针疗法对轻中度抑郁患者的临床疗效不错。对于中重度抑郁障碍患者,需要请专科医生会诊,配合服用相关药物,待症状逐渐好转,择机建议患者药物减量,渐至完全停药。

### (二)注意事项

1. 嘱患者养成良好的睡眠卫生习惯,规律运动锻炼,避免接触烟酒、含咖啡因的物质。

2. 与专科医生配合进行自杀风险管理。

3. 进行家属健康教育,同时建立良好医患关系,形成治疗同盟,对于该病治疗非常必要。

4. 轻中度抑郁障碍患者可以配合心理治疗。

## 七、典型病案述评

万某,男,35 岁,教师,2022 年 4 月 5 日初诊。

主诉:右前臂酸痛 1 年,加重伴情绪低落半年余。

现病史:患者 1 年前出现右前臂酸痛,甚至不能使用筷子进食,酸痛为持续性,伴阵发性加剧,每因上课后出现,休息后稍缓解。伴右侧颈肩部不适,偶有消化不良感。曾前往多家当地医院检查治疗,行颈椎 CT、颈椎 MRI、前臂肌电图、风湿五项、生化常规等检查,均无阳性结果,口服非甾体抗炎药,效果一般。曾被某院诊断为抑郁症躯体障碍。半年前开始出现因情绪低落或紧张右前臂酸痛加重的情况,因反复就诊不能治愈,近半年感情绪低落,对许多事物失去兴趣。不能接受被诊断为抑郁症。偶因右前臂酸痛而睡眠浅,二便可,食纳尚可。

既往史:否认高血压及糖尿病病史。否认手术外伤史。

浮针专项检查:

(1)局部嫌疑肌:肱桡肌(3 级),指伸肌群(3 级),指浅屈肌(3 级),胸锁乳突肌(4 级),斜方肌(4 级)。

(2)远道嫌疑肌:斜角肌(3 级)。

(3)气血嫌疑肌:无。

辅助检查:未提供。

诊断:抑郁症躯体化障碍。

治疗:针对上述患肌,先在前臂进针对肱桡肌、指伸肌群进行治疗,然后在前臂掌面进针对指浅屈肌治疗。继而在胸骨柄下端进针针对胸锁乳突肌、斜角肌进行治疗,最后在肩胛内上角附近进针对斜方肌进行治疗。同时配合相关患肌的再灌注活动。

即时效果:患者觉右前臂和颈部松弛感,心情愉悦,生活有了转机。

医嘱:规律作息时间,适度进行体育锻炼(以微汗为度),丰富业余生活,不要把过多注意力放在病情上。

经过 10 次浮针治疗(每 2~3 天 1 次),患者前臂已无酸痛感,颈部亦无不适。

2023 年 1 月 5 日随访:患者诉右前臂酸痛未再发,偶因伏案工作过久出现颈肩部不适,休息后好转。嘱患者规律作息,坚持规律且适度的体育锻炼。

按语:该患者属于典型的抑郁症躯体化障碍的病例,或者说,应该是躯体疾病导致的抑郁障碍,但是这个躯体疾病在现有的检查手段下不能被发现。显然通过浮针医学的学习,我们多了一个秘密武器,患肌的触诊让我们对疾病的认识更全面。话已至此,似乎还有一个疑问没有解开,该患者右前臂的酸痛是如何形成的? 后来通过在治疗期间多次与患者聊天得知,患者每每上课时有捏粉笔头的习惯,久而久之患者前臂形成患肌。

(赵奇林)

# 第三节　帕　金　森　病

帕金森病是一种常见的中老年神经系统退行性疾病,以震颤、肌强直、动作迟缓、姿势平衡障碍的运动症状和睡眠障碍、嗅觉障碍、自主神经功能障碍、认知和精神障碍等非运动症状的临床表现为显著特征。

## 一、临床表现

帕金森病通常在 40~70 岁发病,起病隐袭,发病缓慢,运动症状主要表现为静止性震颤、运动迟缓、肌张力增高和姿势步态异常,非运动症状主要表现为嗅觉障碍、便秘、睡眠障碍等。根据帕金森病的临床特征可将其分为 3 型:

1. 震颤型　主要以肢体震颤为主,肌肉强直很轻或不明显。

2. 强直型　主要以肌肉僵硬、强直表现为主,可以没有震颤或伴轻微震颤。

3. 混合型　同时有肢体震颤和肌肉强直的表现,即震颤 - 强直型或强直 - 震颤型,此型占帕金森病的大多数。

## 二、诊断与鉴别诊断

本病的诊断主要依靠病史和完整的神经系统体格检查,辅以治疗初期患者对多巴胺能药物的反应。实验室检查无特异性。

鉴别诊断:

1. 继发性帕金森综合征　由明确的病因(如感染、药物、中毒、脑动脉硬化、外伤等)引起的帕金森症状,病史结合不同疾病的临床特征是鉴别诊断的关键。

2. 原发性震颤　大多有家族史,各年龄段均可发病,姿势性或动作性震颤为唯一表现,无肌强直和运动迟缓,饮酒或服用普萘洛尔后震颤可显著减轻。

## 三、病因及发病机制

帕金森病的病因迄今尚未完全明确,暂时还没有确切可靠的临床或检测手段来确定其病因。目前多数学者认为本病与年龄因素、环境因素和遗传因素之间的相互作用有关。

帕金森病由于黑质多巴胺能神经元变性、丢失,纹状体多巴胺含量显著降低,乙酰胆碱系统功能相对亢进,产生震颤、肌强直、运动减少等临床症状。此外,中脑-边缘系统和中脑-皮质系统多巴胺含量亦显著减少,可能导致认知功能减退、行为情感异常、言语错乱等高级神经活动障碍。多巴胺递质减少程度与患者症状严重度一致,病变早期通过多巴胺更新率增加(突触前代偿)和多巴胺受体失神经后超敏现象(突触后代偿),临床症状可能不明显(代偿期),随疾病的进展可出现典型帕金森病症状(失代偿期)。

## 四、浮针治疗思路

浮针以及很多外治方法治疗帕金森病皆有一定临床效果,但是临床及实验无法证明浮针可以引起大脑神经通路的变化从而使得黑质多巴胺的分泌增多。我们能确定的是,通过浮针治疗可以缓解肌肉的病理性紧张状态。所以,我们认为浮针等外治方法并不是通过干预中枢神经系统而起到治疗作用,而是通过治疗肌肉起作用。

所以说针对静止性震颤、肌强直,浮针治疗不占优势,但由于震颤、肌强直、姿势障碍引起的患肌,表现出的一部分临床症状,如局部躯干或肢体的僵硬、酸痛及便秘等,浮针可以发挥积极的作用。

因此,本病是神经系统病变,在疾病不同阶段,根据受累部位寻找嫌疑肌。

## 五、浮针治疗方法

结合临床表现,根据罗列的嫌疑肌,通过触摸确定患肌,在患肌周围选择进针点,再灌注活动是根据患肌的生理功能设计的。

视频 13-3-1
帕金森病治
疗示例

具体治疗方案可参考颈肩部、胸背部等症状相关章节治疗。

## 六、预后及注意事项

(一) 预后

对这种肌肉前病痛,外治方法只能在一定范围内取得有限效果,一般预后较差。

(二) 注意事项

1. 浮针并不能治好帕金森病,只是缓解临床症状。要与患者及家属做好沟通,降低期望值。

2. 嘱患者适当户外运动,多与人交流。

## 七、典型病案述评

唐某,女,77 岁,2024 年 2 月 26 日初诊。

主诉:双手颤抖 1 年余。

现病史:患者 1 年前无明显诱因出现双手颤抖,于多家医院诊治,曾行头颅 MRI 等检查,未见明显异常,予以药物等治疗,症状稍有改善,仍双手不自主颤抖,遂来诊。症见双手不自主颤抖,右手为主,做夹菜等动作时抖动明显,伴双下肢乏力感,右手掌桡侧时有麻木,无肢体抽搐,无恶寒发热,纳眠可,二便调。

既往史:胸椎腰椎压缩性骨折6年。

浮针专项检查:双侧肱桡肌(3级),双侧前臂伸肌群(3级),双侧前臂屈肌群(2级),双侧肱二头肌(2级),双侧腹直肌(2级),双侧股四头肌(2级)。

治疗:双侧腕横纹中间近心端大约10cm处向肘关节方向进针,掰手腕抗阻、屈腕关节、屈肘关节抗阻再灌注,治疗前臂屈肌群、肱二头肌、斜角肌、胸大肌;双侧前臂背侧大约下1/3中间向肘关节方向进针,腕关节背伸抗阻再灌注,治疗前臂伸肌群;双侧腓骨长肌大约下1/3处向腹部进针,平卧位抬高下肢抗阻再灌注,治疗腹直肌、股四头肌等。

即时效果:双手抖动情况减轻,自觉下肢力量增强。

医嘱:回家注意休息,适度活动。

二诊(2024年3月1日):患者述治疗后症状有所减轻,尤其夹菜抖动等有所改善。治疗有效,继续一诊治疗思路,并嘱患者回家加强营养支持。

(贺青涛)

# 第四节　痛风性关节炎

痛风性关节炎是一种以高尿酸血症和尿酸钠结晶沉积为特征的炎症性关节炎,同时伴有难以忍受的剧烈疼痛和肿胀,晚期出现的痛风石可导致关节功能受损。本病可发生在任何年龄,常见的是发生在40岁以上的中年男人;女性一般在50岁之前不会发生痛风,但是在更年期后发病率会增高。脑力劳动者、体胖者发病率较高。痛风多见于男性的原因是男性长期饮酒,喜食富含嘌呤、蛋白质的食物,使体内尿酸增加,排出减少。

## 一、临床表现

痛风常见的临床表现为反复发作的红肿热痛的急性炎性关节炎[1]。第一跖趾关节最常被累及，大概有 50% 的患者都有此关节的病症表现（图 13-4-1），其次有踝关节、膝关节、腕关节、手指关节等[2]。痛风可侵蚀皮肤至骨关节各层（图 13-4-2）。

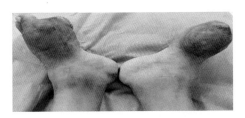

图 13-4-1　痛风累及第一跖趾关节

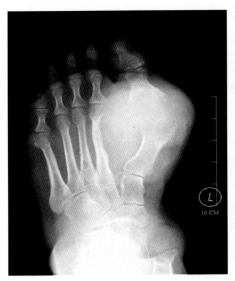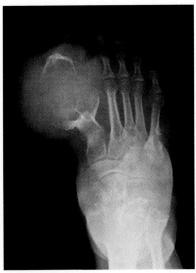

图 13-4-2　痛风石 X 线片影像

1　CHEN L X, SCHUMACHER H R.Gout: an evidence-based review［J］.J Clin Rheumatol,2008, 14(S5): 55-62.

2　SCHLESINGER N.Diagnosing and treating gout: a review to aid primary care physicians［J］. Postgrad Med,2010,122(2): 157-161.

痛风性关节炎急性发作多在夜间,可能的原因是夜间体温下降[1]。痛风不仅仅有关节病症的表现,还表现为患病关节容易疲劳和局部发热,甚至全身发热。长期的高血尿酸可以产生痛风石,即乳白色的硬尿酸结晶。广泛的痛风石可以造成慢性关节炎,也能造成尿路结石和痛风性肾病[2-3]。

## 二、诊断与鉴别诊断

本病诊断标准读者可参照相关专著。

假性痛风是一种由于焦磷酸钙晶体沉积于肌肉、骨骼、关节及其周围组织引起的以关节炎为主要表现的疾病,因症状类似痛风而得名,又称焦磷酸钙沉积症或软骨钙化症。好发于 50 岁以上的老年人,发病率随年龄增长逐年增加,男女之比为 1.4∶1。慢性痛风由于痛风石侵犯,手指关节变形,可以出现与类风湿关节炎的手指变形相似的症状。两者的不同点:痛风为局部变形,类风湿关节炎为全部和大部分变形;痛风变形的突起部分往往不对称,而类风湿关节炎突起部分对称。

## 三、病因及发病机制

痛风,是一种因嘌呤代谢障碍,使血液中尿酸累积,尿酸钠盐沉积在关节、软骨、肌腱、韧带、滑膜囊、软组织和肾脏中,急性发作时引起组织的急性炎性反应,症见剧烈疼痛、肿胀、肢体活动困难。急性发作后,慢性痛风会出现痛风石或单钠尿酸盐晶体巢,周围被巨噬细胞和多核巨细胞包围,引发肉芽肿性炎症。慢性痛风会逐渐导致其他几种并发症,包括骨关节破坏、尿酸盐肾病、泌尿系结石和继发感染。

浮针医学认为,痛风属于浮针医学的肌肉前病痛。浮针治疗痛风

1　CHEN L X,SCHUMACHER H R.Gout: an evidence-based review [ J ].J Clin Rheumatol,2008,14(S5): 55-62.

2　MCQUEEN F M,DOYLE A,REEVES Q,et al.Bone erosions in patients with chronic gouty arthropathy are associated with tophi but not bone oedema or synovitis: new insights from a 3T MRI study [ J ].Rheumatology,2014,53(1): 95-103.

3　LU C C,WU S K,CHUNG W S,et al.Metabolic characteristics and renal dysfunction in 65 patients with tophi prior to gout [ J ].Clin Rheumatol,2017,36(8): 1903-1909.

性关节炎,可以明显缓解一些临床症状。我们推测,受累关节周围的患肌是导致患者疼痛的罪魁祸首。受累关节局部尿酸盐结晶引发的炎症反应促使患肌的形成,而患肌一旦产生,常会加剧相应关节疼痛,因此通过消除患肌能很快解除疼痛。如痛风性踝关节炎,主要嫌疑肌常在小腿腓肠肌、胫骨前肌、腓骨长肌等。

## 四、浮针治疗思路

一般情况下,当痛风急性发作出现红肿热痛或者有发热的情况,不建议采用浮针治疗,需要采用非甾体消炎镇痛药物解热镇痛,降尿酸,碱化尿液,大量饮水,此法治疗效果满意。与传统西药比较,桂枝芍药知母汤可被视为临床治疗痛风的有效替代方药,副作用更低[1]。

当痛风处于非急性期,没有红肿热痛等临床表现,可以采用浮针治疗。因为患肌可以出现在不同的地方,所以进针点的选取等操作方法也有不同,需要医生随机应变。对于发生在第一跖趾关节的慢性痛风,可以在小腿下段进针(图 13-4-3A),也可以在足背部进针(图 13-4-3B)。

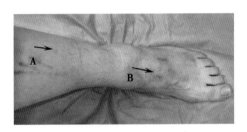

图 13-4-3　第一跖趾关节慢性痛风治疗示意图

以痛风性踝关节炎为例,根据患者病史、临床表现,结合浮针三辨、浮针治疗五部曲,将嫌疑肌分为 3 大类。

1. 局部嫌疑肌　小腿腓肠肌、胫骨前肌、腓骨长肌等。
2. 远道嫌疑肌　股四头肌、缝匠肌、半腱肌、股薄肌等。
3. 气血嫌疑肌　股二头肌、阔筋膜张肌、内收肌等。

---

1　ZHANG Q,LI R,LIU J,et al.Efficacy and tolerability of Guizhi-Shaoyao-Zhimu decoction in gout patients: a systematic review and Meta-analysis［J］.Pharm Biol,2020,58(1): 1023-1034.

临床上通过浮针扫散治疗结合再灌注活动逐步消除这些患肌,患者疼痛症状可即刻得到缓解,红肿、活动受限等症状需要全身治疗才能消失。

## 五、浮针治疗方法

临床上根据患者病史、临床表现、疼痛的部位,找到相应的嫌疑肌,通过详细触摸患肌,在患肌、拮抗肌的周围选择合适的进针点,进行扫散、再灌注活动。以第一跖趾关节慢性痛风性关节炎为例。

1. 胫骨前肌　患者平卧位,踝关节屈曲 90° 左右,踝关节背伸,见图 13-4-4。

2. 姆趾伸肌　患者平卧位,踝关节屈曲,踝关节、足趾关节背伸,见图 13-4-5。

3. 腓骨长肌　患者侧卧位,踝关节屈曲,足部旋后,足趾背伸,见图 13-4-6。

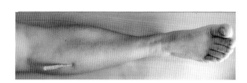

图 13-4-4　胫骨前肌再灌注

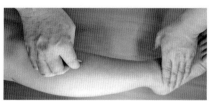

图 13-4-5　姆趾伸肌再灌注

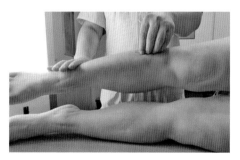

图 13-4-6　腓骨长肌再灌注

## 六、预后及注意事项

浮针治疗慢性痛风的近期和远期效果都较好。告知患者不要酗酒，少食用海鲜、动物内脏。一旦诊断为痛风，应避免食用高嘌呤食物，及时到风湿免疫科、骨科医师处就诊。辛辣、刺激的食物也不宜多吃，还要戒烟酒。

## 七、典型病案述评

胡某，男，40岁，2020年5月2日初诊。

主诉：右足第一跖趾关节慢性疼痛1年，加重1天。

现病史：1年前无明显诱因出现右足第一跖趾关节疼痛，发作频率1~2次/月，疼痛程度较重。在当地医院查尿酸最高达570μmol/L，诊断为痛风性关节炎。疼痛主要位于右足第一跖趾关节，疼痛性质为持续剧烈胀痛，每次发作持续半小时左右，服布洛芬缓释胶囊后1个小时左右可缓解。劳累、熬夜等因素都可诱发。仍坚持工作。睡眠质量可，不易惊醒，醒后可以再次入睡。二便可。就诊时右足第一跖趾关节疼痛、红肿，服镇痛药后疼痛部分缓解，VAS评分9分，舌质厚，苔白腻，不能站立行走，无头晕呕吐。严重影响患者工作及生活。

既往史：无高血压、糖尿病病史。

浮针专项检查：胫骨前肌（2级），屈趾肌（3级），伸趾肌（3级），腓骨长肌（2级）。

诊断：痛风性关节炎。

即时效果：浮针治疗后，右侧蹈趾疼痛明显改善，蹈趾肿胀活动改善，VAS评分4分，可以下地行走。

医嘱：抬高右下肢，休息，避免运动。建议每天清淡饮食，口服降尿酸的药物别嘌醇等，定期复查肝功能。

浮针治疗每周1次，治疗3次后，问及近况，诉右侧足趾疼痛减轻，肿胀消失，足趾活动度明显好转，可以下地自由行走。最后一次随诊时VAS评分1分。

（邓仲元）

# 第五节　类风湿关节炎

类风湿关节炎是一种以关节滑膜炎为主要特征的慢性全身性自身免疫性疾病。滑膜炎持久反复发作,可导致关节内软骨和骨的破坏,关节功能障碍,甚至废用畸形。类风湿关节炎不仅仅危害关节滑膜,也可累及肺、心包、胸膜等,故本病又称为类风湿病。大概有 1% 的人不同程度地被类风湿关节炎折磨,妇女发病率 3 倍于男性,可发生在任何年龄段,但大多在 40~50 岁 [1]。

## 一、临床表现

目前仍采用美国风湿病协会 1987 年的诊断标准 [2]:①晨僵持续至少 1 小时(每天),病程至少 6 周;②有 3 个或 3 个以上的关节肿,至少持续 6 周;③腕、掌指、近指关节肿,至少持续 6 周;④对称性关节肿,至少持续 6 周;⑤有皮下结节;⑥手 X 线片改变(至少有骨质疏松和关节间隙的狭窄);⑦类风湿因子阳性(滴度>1:20)。

凡符合上述 7 项者为典型的类风湿关节炎;符合上述 4 项者为肯定的类风湿关节炎;符合上述 3 项者为可能的类风湿关节炎;符合上述标准不足 2 项而具备下列标准 2 项以上者为可疑的类风湿关节炎:①晨僵;②持续或反复的关节压痛,或活动时疼痛,至少持续 6 周;③现在或过去曾发生关节肿大;④皮下结节;⑤血沉增快;⑥ C 反应蛋白阳性;⑦虹膜炎。

类风湿关节炎大体可以按如下分期:

1. 急性活动期　以关节的急性炎症表现为主,晨僵、疼痛、肿胀及功能障碍显著,全身症状较重,常有低热或高热,血沉超过 50mm/h,

---

[1]　NGIAN G S.Rheumatoid arthritis [J].Aust Fam Physician,2010,39(9): 626-628.
[2]　符海.慢性类风湿节炎新的诊断标准(美国风湿病协会 1987 年修订)[J].临床荟萃,1991(3): 129.

白细胞计数超过正常值,中度或重度贫血,类风湿因子阳性,且滴定度较高。

2. **亚急性活动期** 关节处晨僵、肿痛及功能障碍较明显,全身症状多不明显,少数可有低热,血沉异常但不超过50mm/h,白细胞计数正常,中度贫血,类风湿因子阳性,但滴定度较低。

3. **慢性迁延期** 关节炎症状较轻,可伴不同程度的关节强硬或畸形(图13-5-1),血沉稍增高或正常,类风湿因子多阴性。

4. **稳定期** 关节炎症状不明显,疾病已处于静止阶段,可留下畸形并产生不同程度的功能障碍。

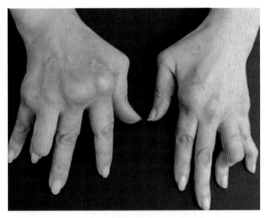

图 13-5-1 类风湿关节炎关节畸形
(图片来源:南方医科大学珠江医院关节骨病外科左智杰医师提供)

## 二、诊断与鉴别诊断

本病主要需与风湿性关节炎相鉴别。风湿性关节炎与类风湿关节炎虽然仅有一字之差,但两者症状相差很大。

风湿性关节炎是风湿热的一种表现。风湿热是由溶血性链球菌感染所致的全身变态反应性疾病,病初起时常有丹毒等感染病史。风湿热起病急,且多见于青少年。风湿性关节炎可侵犯心脏,引起风湿性心脏病,并有发热、皮下结节和皮疹等表现。风湿性关节炎有两个特点:一是关节红、肿、热、痛明显,不能活动,发病部位常常是髋、膝、踝等下肢大关节,其次是肩、肘、腕关节,手足的小关节少见;二是疼痛游走不定,一段时间是这个关节发作,一段时间是那个关节不适,但疼痛持续时间不长,几天就可消退。血沉加快,抗"O"滴度升高,类风湿因子阴性。治愈后很少复发,关节不留畸形,与属于自身免疫疾病的类风湿关节炎区别很大。详见表 13-5-1。

表 13-5-1　类风湿关节炎与风湿性关节炎的鉴别

| 鉴别要点 | 类风湿关节炎 | 风湿性关节炎 |
|---|---|---|
| 病因 | 以关节滑膜炎症为主要病理基础的慢性、进行性、炎性的自身免疫性疾病 | 风湿热的主要表现之一,A 族乙型溶血性链球菌感染引起的全身结缔组织炎症,属于变态反应性疾病 |
| 临床表现 | 多累及手、腕、足的小关节,早期常表现为关节疼痛、肿胀、功能障碍等,晚期关节僵硬畸形,肌萎缩,残疾;还有类风湿结节及心肺、周围神经病变 | 以关节和肌肉游走性红肿、疼痛为特征,下肢大关节如膝、踝关节最常受累;还有环形红斑、舞蹈症、心肌炎的症状 |
| 实验室检查 | 类风湿因子(RF)、抗环瓜氨酸肽(anti-CCP)抗体、抗角蛋白抗体(AKA)阳性 | 抗链球菌溶血素 O 凝集效价高,咽拭子培养阳性,白细胞计数增多 |
| 发病年龄 | 40~60 岁女性多见 | 9~17 岁多见 |
| 疼痛程度 | 中重度 | 轻中度 |
| 治疗目标 | 防止关节破坏,保护关节功能,最大限度提高生活质量 | 消除链球菌感染为主 |
| 药物治疗 | 抗风湿药、生物制剂、非甾体抗炎药、糖皮质激素 | 首选青霉素,中医中药 |
| 手术治疗 | 关节严重畸形的患者可选择关节置换手术 | 不需要手术治疗 |
| 预后 | 晚期出现关节畸形,且难以恢复 | 治疗后关节无后遗症 |

### 三、病因及发病机制

类风湿关节炎的病因研究近几十年来一直是全世界医学家的热门课题,可惜至今未明。病毒、细菌、真菌都曾经被怀疑为罪魁祸首,但一直没有得到确凿的证据。比较可以确认的是,类风湿关节炎是可能与遗传、性别有关的自身免疫性疾病。寒冷、潮湿、疲劳、营养不良、创伤、精神因素等常为本病的诱发或加重因素。普遍认为,疾病的初始部位在关节内的滑膜,其中肿胀和充血导致免疫细胞浸润。我们认为,患者的体液免疫并不能直接造成骨性变化、关节畸形,在它们之间有一个重要的环节——肌肉病理性紧张。因为肌肉的功能性改变,才有疼痛、关节僵硬,并逐步出现骨性变化、关节畸形。骨性变化最显著的地方都是在肌肉附着处。因此,我们推断,浮针可以治疗该病,尤其是非活动期,浮针对肌肉这个环节产生影响。

浮针医学将类风湿关节炎归属于浮针适应证的肌肉前病痛,这种自身免疫性疾病,先累及肌肉,使得肌肉长期处于病理性紧张状态,由此影响到机体功能性改变。举例:手指指间关节疼痛,前臂掌部的肌肉如桡侧腕屈肌、屈腕肌、屈指肌、尺侧腕屈肌等都是近端在前臂,止点在腕及手指的各个关节,通过触摸评估,可推测是患肌;同时把前臂背侧拮抗的肌肉如尺侧腕伸肌、拇长伸肌等作为患肌,一并治疗。

### 四、浮针治疗思路

类风湿关节炎属于肌肉前病痛。浮针主要针对类风湿关节炎病情缓解期治疗,非活动期的远期效果也肯定。对于这类免疫疾病引起的肌肉功能性改变起作用,从而缓解了疼痛,降低了关节变形的概率。虽然有较好的疗效,但是也要掌握适应证,如血沉、C反应蛋白升高处于活动期的患者,建议进行专科治疗。以手指关节疼痛、晨僵为例,根据患者病史、临床表现,结合浮针治疗五部曲,将嫌疑肌分为3大类:

1. 局部嫌疑肌　桡侧腕屈肌、屈腕肌、屈指肌、尺侧腕屈肌等。

2. 远道嫌疑肌　尺侧腕伸肌、拇长伸肌等。

3. 气血嫌疑肌　肱桡肌、肱三头肌、肱二头肌等。

通过浮针扫散治疗,结合再灌注活动,逐步消除这些患肌。治疗过程中配合的再灌注活动是根据患肌的生理功能设计的,部分患肌的再灌注活动详见治疗示例。

## 五、浮针治疗方法

根据患者临床表现、疼痛的部位,找到相应的嫌疑肌,通过详细触摸患肌,在患肌、拮抗肌的周围选择合适的进针点,进行扫散、再灌注活动。

1. 桡侧腕屈肌　患者坐立位,肩关节自然下垂,肘关节屈曲 90° 左右,各手指关节握拳,腕关节掌屈,旋前。

视频 13-5-1
桡侧腕屈肌
治疗示例

2. 尺侧腕伸肌　患者坐立位,肩关节自然下垂,肘关节屈曲,前臂放松,保持旋后状态,各手指关节握拳,腕关节背屈。

3. 拇长伸肌　患者坐立位,肩关节自然下垂,肘关节屈曲 90° 左右,前臂旋后位,腕关节伸直位,拇指背伸。

## 六、预后及注意事项

严格掌握好适应证。浮针疗法对于类风湿关节炎可以收到神奇之功效。将浮针疗法、运动、康复、饮食与抗风湿药物结合使用,对类风湿关节炎患者进行综合管理。总体治疗的次数要比治疗软组织伤痛多得多,但该病症凶险,致残可能性很大,所以,依旧十分值得采用浮针疗法治疗。

浮针的疗效不单单是近期的,部分患者远期效果也很好。为什么呢?我们认为,浮针消除了 MTrP,使得局部骨质变形的可能性大大降低,人体渐渐地复原。因此,从这个角度说,并非浮针可以对患者免疫力施加魔法,而是浮针能够让疼痛缓解,关节不再变形。加强关节的功能锻炼,每天 4 次,每次半小时。注意个人卫生和生活规律,出汗后尽量洗热水澡,避免冷水淋浴和吹风扇,适当运动,适当加强营养,多吃高蛋白和热性食物(鱼、蛋、羊肉等)。定期复查血沉、C反应蛋白。

## 七、典型病案述评

宋某,男,60岁,2020年1月2日初诊。

主诉:双手指慢性疼痛伴晨僵5年,加重1个月。

现病史:双侧手指疼痛晨僵5年,最初只是双侧示指、中指疼痛,发作频率1~2次/月,程度较轻。频率逐渐增加,大约1周发作1次,疼痛的部位进展到双侧五指近、中节指间关节,疼痛性质为持续胀痛,伴僵硬,持续半小时左右,服用塞来昔布胶囊1个小时后可部分缓解。劳累、熬夜等因素都可诱发。仍坚持日常生活和工作。睡眠质量可,易惊醒,醒后可以再次入睡。实验室检查RF阳性。舌质淡,苔白腻。二便可。就诊时双侧示指、中指、环指疼痛,肿胀,位置在近、中节指间关节,持续1小时左右,VAS评分7分,无颈部、腰部僵硬等症状,无头晕呕吐。明显影响患者工作及生活。

既往史:否认高血压及糖尿病病史。

辅助检查:RF、抗CCP抗体、AKA阳性。

浮针专项检查:桡侧腕屈肌(2级),尺侧腕屈肌(3级),拇收肌(3级),指屈肌(2级)。

诊断:类风湿关节炎。

即时效果:浮针治疗后,手指疼痛明显改善,活动灵便,关节活动大幅好转,VAS评分3分。

医嘱:注意休息,不要熬夜,注意四肢末端的保暖。建议每天有氧运动,比如散步、慢跑,或练习八段锦、气血操等。

浮针治疗每周1次,5次后,患者双侧手指疼痛减轻,肿胀减轻,患侧手指活动度明显好转,晨僵减轻。日常活动无明显影响。最后一次随诊时的VAS评分2分。

(邓仲元)

# 第六节　强直性脊柱炎

强直性脊柱炎是一种慢性进行性疾病,主要侵犯骶髂关节、脊柱骨突、脊柱旁软组织及外周关节,并可伴发关节外表现,严重者可发生脊柱畸形和关节强直。本病以男性多见,男女比例约为(5~10):1,且男性发病者症状明显较女性患者重。本病的发病年龄多在 10~40 岁,以 20~30 岁为高峰,很少发生在 40 岁以上。[1]

## 一、临床表现

1. 腰骶部疼痛　主要表现为慢性、轻中度疼痛,少数疼痛很严重。90% 的患者早期疼痛位于腰骶部,疼痛常在夜间加重。骶髂关节分离试验、骨盆侧压试验、床边试验阳性。

2. 腰部僵硬和活动受限　有腰背部僵硬,晨起时尤为明显,称为晨僵,晨僵时间常大于 1 小时,活动后可减轻。Schober 试验阳性,指地距异常。

3. 颈部和背部疼痛　由于脊柱炎呈上行性进展,可累及全部脊柱,颈部活动受限,枕墙距异常。

4. 髋部和腹股沟疼痛　有时可出现间歇性或两侧交替性髋部疼痛、腹股沟酸痛或不适。

5. 关节外表现　强直性脊柱炎的伴发症状包括眼损害、肾损害、心血管表现、肺部表现等,发生率较低,一般不超过 5%。

## 二、诊断与鉴别诊断

### (一)诊断标准

一般采用美国风湿病学会 1984 年修订的纽约标准,具体内容

---

[1]　冯兴华.风湿病中医临床诊疗丛书:强直性脊柱炎分册[M].北京:中国中医药出版社,2019:984-998.

如下：

1. **临床标准** ①腰痛晨僵持续 3 个月以上，活动后减轻，休息后无缓解；②腰椎额状面和矢状面活动受限（前、后、侧屈受限）；③胸廓活动度低于相应年龄、性别的正常人（可<2.5cm）。

2. **放射学标准** 骶髂关节炎，双侧 ≥ Ⅱ级或单侧Ⅲ~Ⅳ级。

骶髂关节炎分级标准如下：0 级，正常；Ⅰ 级，可疑；Ⅱ 级，为轻度异常，有侵蚀、硬化，但关节间隙正常；Ⅲ 级，为明显异常，有侵蚀、硬化、关节间隙增宽或狭窄、部分强直等 1 项（或以上）改变；Ⅳ 级，为严重异常，即完全性关节强直。

3. **诊断标准** ①肯定强直性脊柱炎符合放射学标准，加 1 项或 1 项以上临床标准者；②可能强直性脊柱炎符合 3 项临床标准，或符合放射学标准而不伴有任何临床标准者。

（二）鉴别诊断

本病应当与骨性关节炎、类风湿关节炎、脊柱结核、急性或慢性腰肌劳损、致密性骶髂关节炎等疾病相鉴别。

## 三、病因及发病机制

一般认为，强直性脊柱炎是以骶髂关节和脊柱为主要症状的慢性炎症性自身免疫性疾病，也就是说，人们大多以为免疫系统发生的问题直接导致脊柱或者其他关节的变化。

我们认为，实际上免疫病变并没有直接影响（作用）到脊柱，而是通过一个中间环节——肌肉影响到脊柱，尤其是脊柱旁肌肉。理由如下：

1. 免疫系统病变侵犯其他系统必须通过血液或者体液，脊柱血供较少，而肌肉多得多。

2. 所有的强直性脊柱炎都是先有疼痛，再有脊柱改变，疼痛主要是肌肉的病变。

3. 所有的强直性脊柱炎患者都能发现肌肉受累的征象，如肌肉僵硬、萎缩，或变扁平。

4. 临床上，我们发现，解决肌肉问题后疼痛消除，脊柱症状继续进展的情况也就不再发生。

## 四、浮针治疗思路

浮针治疗本病有"两个确定",一是确定能够改变的是肌肉功能性病变;二是确定不能改变脊柱本身已经出现的融合、关节间隙变小、僵硬等骨性改变。有一个"不确定",即不确定是否对免疫系统直接产生影响。对于血沉、C反应蛋白很高(活动性)的病例,我们的建议是请这些患者先去专科治疗。

对于非活动性的强直性脊柱炎,浮针常常可以发挥很大作用,不仅近期效果好,远期效果也不错。远期效果好的原因可能是随着年龄的增长自身免疫活动减弱,病变逐渐平稳,浮针在脊柱融合之前,减轻患者的临床症状,减轻或预防椎体融合。

## 五、浮针治疗方法

1. 局部嫌疑肌　竖脊肌、多裂肌、臀中肌、菱形肌、头夹肌、斜方肌、肩胛提肌、冈上肌、冈下肌等。

2. 远道嫌疑肌　大圆肌、小圆肌、腹斜肌、腰方肌、腓肠肌、比目鱼肌等。

3. 气血嫌疑肌　胸大肌、腹直肌等。

本病所涉肌肉众多,影响范围很广,可从下肢腓肠肌处进针进行远程轰炸,针对臀部、背腰部肌肉进行治疗和放松,再行局部患肌治疗。治疗过程中可配合再灌注活动。

视频 13-6-1
强直性脊柱
炎治疗示例

## 六、预后及注意事项

### (一)预后

本病的预后和发病年龄密切相关,发病年龄越小,疾病的预后越差,日常生活功能的影响就越大;中年以后发病的强直性脊柱炎患者,预后较好,对日常生活功能的影响较轻。合并其他风湿免疫类疾病时,治疗难度加大,预后较差。

（二）注意事项

1. 注意生活中的姿势，站立时尽量保持挺胸、收腹和双眼平视前方的姿势，坐位也应保持胸部直立。

2. 劝导患者要谨慎而不间断地进行体育锻炼，并减少或避免引起持续性疼痛的体力活动。

3. 保持乐观情绪，消除紧张、焦虑、抑郁和恐惧的心理。

4. 戒烟酒；规律作息。

## 七、典型病案评述

王某，男，31，白领，2016年11月26日初诊。（山东济南赵鹏医师提供病案）

主诉：脊柱疼痛6年。

现病史：患者6年前脊柱胸腰段疼痛，行腰椎CT检查正常，行骶髂关节CT提示强直性脊柱炎，HLA-B27阳性。做各种推拿、针灸、理疗多次，每次只能维持1~2天，甚为苦恼，长期服用益肾蠲痹丸。2016年11月看到浮针疗法的宣传前来一试。

既往史：无重大疾病史。

诊断：强直性脊柱炎。

体格检查：腰部前屈、后仰、左右旋转诱发疼痛。

浮针专项检查：臀大肌，竖脊肌，腹直肌。

血液检查：血沉、CRP正常。

即时效果：治疗后患者前屈痛剩30%，后仰、左右旋转疼痛消失。建议停服益肾蠲痹丸，观察疗效。

二诊（2016年11月28日）：患者反映效果稳固，前屈痛仍维持30%，处理竖脊肌、多裂肌后前屈疼痛消失。

三诊（2016年12月3日）：患者反映前屈时脊柱少许疼痛，双骶髂关节疼痛，处理臀大肌、竖脊肌、多裂肌，疼痛消失。

四诊（2016年12月10日）：患者反映臀部少许疼痛，处理臀大肌、臀小肌，疼痛消失。

六诊（2016年12月21日）：巩固治疗臀大肌、竖脊肌、多裂肌。

患者为浮针疗效折服,开了6次治疗。二月份因出差,未能继续治疗。

十诊(2017年3月17日):患者诉1个多月未治疗,出现髋关节疼痛,脊柱及臀后未见疼痛,处理双侧臀小肌,疼痛消失。嘱坚持半月1次长期治疗。

医嘱:尽量不要长期低头,久坐时注意挺胸,谨慎做轻度的体育活动,克服紧张、焦虑心理,注意适当休息。

按:该患者血沉、C反应蛋白正常,关节活动受限较轻,属强直性脊柱炎早期,治疗起来效果稳固,并不比颈椎病、腰椎间盘突出症难治多少。浮针治疗需长期、长间歇如给药样维持,可实现1~2周甚至1个月治疗1次的维持周期。强直性脊柱炎的治疗方法很多,都有效,但都是对症治疗,目前没有什么方法可以除根,都是减轻疼痛,延缓或拖住骨桥形成骨质增生的过程,改善生活质量和维持活动范围。使用免疫抑制剂、非甾体抗炎药等都有明显的副作用,长期服用对人体损伤很大。中药、中成药也大都含有雷公藤这类有生育毒性的药物,对患者的正常生育有影响,而虫类药如蜈蚣、全蝎等搜骨剔风之品,长期服用常产生各种不良反应。督灸、雷火灸等方法,灸后可能产生水疱,形成瘢痕。[1] 浮针治疗早中期强直性脊柱炎,效果好,不痛苦,间歇周期长,经济方便。本病是浮针"上工少涉"最直接的体现。强直性脊柱炎也不都像此例患者治疗起来这么简单,很多中度以上的强直性脊柱炎,或血液指标不良,治疗起来需要反反复复积累上一段时间,才能进入长间歇维持治疗的"蜜月期",享受到浮针疗法的好处。对这个病医嘱也要下达执行,如果长期久坐不活动,长期玩手机、玩游戏,疗效必然会打折扣,美好的结果都是医生和患者共同努力实现的。浮针对早中期强直性脊柱炎的控制是很好的治疗方法。

(孙 健)

1　陈鲁,谭素云,夏有兵.针灸治疗强直性脊柱炎的现状及进展[J].中国处方药,2023,21(1):167-169.

# 第七节　慢　性　胃　痛

胃痛又称胃脘痛,以上腹胃脘部近心窝处疼痛为主症。慢性胃炎、消化性溃疡、胃痉挛、胃下垂、胃黏膜脱垂、胃神经症、十二指肠球炎,以及部分肝胆疾病等以上腹部疼痛为主要表现时,均可参考本病辨证论治。

## 一、临床表现

慢性胃痛表现为胃肠道的消化不良症状,如上腹部饱胀、无规律的隐痛、嗳气、胃灼热感、食欲减退、进食后上腹部不适加重等,少数患者可伴有乏力、体重减轻等全身症状。伴有胃黏膜糜烂时,粪便隐血试验结果可呈阳性,呕血和黑便较为少见。部分患者可无症状。大多无明显体征,有时可有上腹部轻度压痛或按之不适感,少数患者伴有消瘦、贫血。

## 二、诊断与鉴别诊断

本节讨论的是上腹胃脘部疼痛疾患。患者常伴有食欲缺乏,胃脘痞闷胀满,恶心呕吐,吞酸、嘈杂等胃气失和的症状,发病常与饮食、情绪、劳累、受寒等因素有关。上消化道 X 线钡餐透视、胃镜及组织病理学等检查可见胃、十二指肠黏膜炎症、溃疡等病变,有助于诊断。

结合患者病史及临床症状体征、胃镜检查等,与冠心病、心绞痛、心肌梗死、肠梗阻、胆绞痛等相鉴别。

## 三、病因及发病机制

慢性胃痛常见的病因[1]包括幽门螺杆菌感染、胆汁反流、长期服用非甾体抗炎药等药物、乙醇摄入等;慢性胃痛还常见于感染性、嗜酸性粒细胞

---

[1] 杜艳茹,王彦刚,柴天川.慢性胃炎中西医诊疗[M].北京:中国中医药出版社,2019:25-27.

性、淋巴细胞性、肉芽肿性胃炎,甲状腺疾病、1型糖尿病、白癜风、脱发、银屑病等亦可伴发胃痛。其发病机制包括胃黏膜的炎症损伤、溃疡等。

浮针医学将慢性胃痛归属于肌肉本身病痛。生理情况下,胃平滑肌的运动对食物进行机械性消化,使食物与胃液充分混合形成食糜,然后通过胃平滑肌的运动将食物以适当的速率排向十二指肠。个体因为用餐不定时、摄入刺激性食物或进食过饱等因素导致胃酸分泌不足或过多,胃部消化食物和排空的能力下降,胃平滑肌需要强力收缩以推动食物充分混合,而当胃平滑肌过度收缩时,常可导致胃平滑肌缺血缺氧形成患肌,诱发胃痛产生,胃痛产生的另一种情况与腹部的肌肉紧张有关,处于病理性紧张状态的胸腹部肌肉可以影响通向胃的血液循环,使供应胃的血液循环减少,导致胃平滑肌缺血性痉挛,引起胃痛。

胃平滑肌可通过自动节律来消化食物,当胃的血液循环不充分时,会影响胃平滑肌的收缩节律,引起胃部停留过多的食物,导致腹胀、嗳气,而停留过多的胃酸引起泛酸,甚至胃黏膜被腐蚀导致胃黏膜溃疡;胃平滑肌为了推动食物到十二指肠而过度收缩,导致胃的痉挛,引起胃痛乃至胃绞痛等症状。此时胃周围的胸腹肌肉成为患肌,引起了胃功能障碍。

幽门螺杆菌属于微需氧菌[1],在厌氧环境中无法生存,当胃平滑肌出现缺血性痉挛时,胃部形成微需氧环境,更容易促进幽门螺杆菌生长。改善胃平滑肌的血液循环则会阻碍幽门螺杆菌的繁殖,利于胃炎修复,解决胃痛症状。

解决慢性胃痛需从患肌出发,通过解决给胃造成挤压以及影响胃部血流供应的患肌,可快速解决疼痛。同时适当配合慢性胃炎的专科治疗,如抗幽门螺杆菌、抑酸、保护胃黏膜、助消化等药物治疗,或者增加治疗疗程,可以标本共治,从而治愈慢性胃痛。

## 四、浮针治疗思路

根据患者的症状表现、第二现场(胃部)等,将嫌疑肌分为3大类。

---

[1] 孙海凤,杨建军.肿瘤与环境[M].西安:陕西科学技术出版社,2021:213-214.

1. 局部嫌疑肌　腹直肌、前锯肌、膈肌、肋间肌等。
2. 远道嫌疑肌　竖脊肌、腹内斜肌等。
3. 气血嫌疑肌　腹直肌、胸大肌等。

## 五、浮针治疗方法

根据上述罗列的嫌疑肌确定触诊范围,判断患肌,并根据肌肉的功能活动设计再灌注活动。

1. 腹横肌　腹部深呼吸抗阻。
2. 腹内斜肌　仰卧位屈膝、膝内收抗阻。
3. 腹外斜肌　仰卧位膝外展抗阻。
4. 腹直肌　卧位卷腹抗阻。
5. 背阔肌　俯卧同侧手支撑抗阻。
6. 前锯肌　同侧前臂前伸及内收抗阻。
7. 肋间肌　深吸气抗阻。
8. 膈肌　仰卧位上腹部抬起抗阻。

视频 13-7-1
慢性胃痛治
疗示例

## 六、预后及注意事项

### (一)预后

根据临床观察,浮针治疗可以快速改善胃痛症状,但因为胃黏膜损伤程度不一样,特别是当饮食不定时、吃刺激性食品及情绪波动比较大时,可引起胃酸分泌异常等表现,病情容易反复,浮针即时效果好,并随着治疗次数增多,部分病例可出现胃黏膜恢复正常的结果。

### (二)注意事项

1. 饮食宜选用富含营养、少刺激、易消化的食物,避免吸烟、酗酒、咖啡、浓茶以及对胃有刺激的药物。调整精神、情绪,保持心情乐观、舒畅、平和,确立积极健康的生活态度。

2. 浮针治疗本病可快速改善胃痛症状,但如需修复胃黏膜,治疗需要较长时间,需与患者交代疗程,免得患者期待过高而影响治疗效果。

3. 如配合药物治疗慢性胃痛,浮针疗法可促进药物的作用。根据患者的意愿可选择浮针治疗或者浮针结合药物治疗。

## 七、典型病案述评

王某,女,62 岁,2023 年 12 月初诊。

主诉:胃脘部疼痛 1 年余。

现病史:患者 1 年前因胃脘部疼痛就医,碳 13 尿素呼气试验阴性,胃肠镜检查有慢性浅表性胃炎、肠息肉(二次复发,镜检剔除),并诊断为"十二指肠球部溃疡",经中西医用药后疗效一般,要求浮针处理。刻下症见胃脘部疼痛,以上腹部及中腹部为主,疼痛性质以胀痛隐痛为主,夜间 3 点痛醒,影响睡眠。患者爱好乒乓球运动,常吃饭不定时。

既往史:否认高血压、糖尿病等病史。

辅助检查:碳 13 尿素呼气试验阴性;胃肠镜检查发现慢性浅表性胃炎、十二指肠球部溃疡,发现肠息肉并剔除。

诊断:慢性胃痛(胃炎、十二指肠球部溃疡)。

浮针专项检查:触诊范围为腹部、背部等。腹直肌(3 级),髂腰肌(2 级),膈肌(3 级),背阔肌(2 级)等。

即时效果:当晚睡眠稍好转,胃脘部疼痛稍缓解。

医嘱:定时吃饭,坚持治疗。饮食清淡,忌刺激性食物。

疗效:患者首次治疗疗程为 3 次,隔日 1 次。后每周 1 次,共治疗 12 次左右。胃脘痛胀痛缓解明显,夜间未再胀醒。复查胃肠镜提示十二指肠球部溃疡好转,肠息肉未复发。

(黄辉霞)

## 附:功能性腹痛综合征

功能性腹痛综合征(functional abdominal pain syndrome,FAPS)是指一种与生理事件(进食、排便、月经等)无关的腹部疼痛综合征,患者症状至少持续 6 个月,疼痛持续,或近乎持续,或至少频繁发作,伴随一定程度的日常活动能力减退。多数患者表现有心理障碍,焦虑或抑郁,病情时好时坏。

### (一)临床表现

FAPS 病程较长,腹痛范围弥散,难以确准病位,腹痛与排便、进食、月经等生理活动无关,频繁发作,导致工作生活受限,但发作间隙一切如常。主诉腹痛程度严重,患者分散注意力时疼痛可减轻,而在讨论病情或检查过程中可加重;患者用情绪化的语言来形容疼痛症状,常合并明显的焦虑、抑郁情绪,频繁就诊,主动要求各种检查(甚至剖腹探查)以完全明确腹痛病因;期待医生能够完全消除腹痛症状,却疏于自我管理来适应慢性病。

（二）诊断与鉴别诊断

诊断[1]必须包括以下所有条件:①持续性或近乎持续性的腹痛;②与生理行为(即进食、排便或月经)无关或仅偶然相关;③日常活动能力部分丧失;④疼痛不是伪装的;⑤不符合可能解释疼痛的其他功能性胃肠病诊断标准。

诊断前症状出现至少 6 个月,近 3 个月满足以上标准。

由于排除诊断较烦琐,且消耗大量医疗资源,对符合上述功能性腹痛诊断标准、临床上找不到其他能解释其症状的疾病且无报警症状的患者,目前国外多建议采用经济的排除诊断方法。主要检查内容包括血常规、血沉、血生化、C 反应蛋白和粪便隐血。

患者的疼痛主要需与功能性消化不良、肠易激综合征、功能性胆道疼痛、痛经等功能性疾病相鉴别(表 13-7-1)。

表 13-7-1　功能性腹痛与其他伴有腹痛的功能性疾病的鉴别

| 疾病 | 病位 | 频率 | 诱因 |
|---|---|---|---|
| 功能性腹痛 | 弥散而不精确 | 持续性或基本持续性 | 与生理事件无关 |
| 肠易激综合征 | 多数在下腹部,少数其他 | 间断性,每周>3 次 | 排便前腹痛,便后缓解 |
| 功能性胆道疼痛 | 右上腹或上腹部 | 间断性,持续 30 分钟,1 年 1 次或数次 | 油腻饮食 |
| 痛经 | 下腹部为多 | 与月经时间相关性强,每月 1 次 | 与月经密切相关 |
| 功能性消化不良 | 上腹部 | 间断性,每周>3 次 | 进食 |

---

[1]　陈旻湖.消化病临床诊断与治疗方案[M].北京:科学技术文献出版社,2010:172-174.

功能性腹痛还应同时与器质性病变引起的腹痛相鉴别,鉴别点包括如下:①功能性腹痛发作时间较长,器质性腹痛发作时间较短;②功能性腹痛患者描述腹痛症状时多使用情绪化语言,器质性疾病患者的腹痛性质较明确,可为绞痛、锐痛、戳痛等;③功能性腹痛患者疼痛部位弥散,可伴有躯体化症状,器质性疾病患者疼痛部位精确;④体格检查示功能性腹痛按压腹部时患者由于恐惧而闭眼,以相同压力将听诊器置于以手触诊能诱发疼痛的压痛点上,并不引起疼痛 [1]。

（三）病因及发病机制

现代医学认为,FAPS 的发生可能是由于脑干下行抑制性神经系统（阿片能、5- 羟色胺能和非肾上腺素能）异常或抑制性 / 兴奋性神经调控通路失衡,导致调控外周疼痛感觉的脊髓神经兴奋性异常,痛觉被放大所致。

浮针医学认为,FAPS 主要的原因在于腹部出现患肌,患肌的紧张僵硬使供应腹部器官的血液循环受到影响,导致腹肌的收缩能力受限,引发腹肌的缺血性痉挛导致疼痛,因腹部疼痛症状难以解决,反复多次的情绪紧张时会引发焦虑抑郁,使中枢对于这些症状的出现有情绪过度的表现。

（四）浮针治疗思路

根据患者的症状表现、第二现场规律、浮针三辨、浮针治疗五部曲等,将嫌疑肌分为 3 大类。

1. 局部嫌疑肌　腹直肌、前锯肌、膈肌、肋间肌等。

2. 远道嫌疑肌　背阔肌、腹内斜肌等。

3. 气血嫌疑肌　腹直肌、膈肌、胸大肌等。

这类病程长的病种患肌会比较复杂,应注意触诊范围扩大,需排查与疼痛、情绪相关的患肌。

（五）浮针治疗方法

根据上述罗列的嫌疑肌确定触诊范围,通过触摸确定患肌,并根据肌肉的功能活动设计再灌注活动。

---

[1]　于飞.实用消化内科疾病诊疗新进展［M］.天津:天津科技翻译出版有限公司,2018:185-187.

1. 腹横肌　腹部深呼吸抗阻。
2. 腹内斜肌　仰卧位,屈膝膝内收抗阻。
3. 腹外斜肌　仰卧位,膝外展抗阻。
4. 髂腰肌　屈膝位,屈髋抗阻。
5. 腰方肌　侧卧位,大腿伸直侧屈抗阻。
6. 大腿内收肌　屈髋屈膝位,膝内收抗阻。
7. 闭孔内肌　俯卧位,屈膝膝外展抗阻。

视频 13-7-2
功能性腹痛
综合征治疗
示例

（六）预后及注意事项

1. 预后　根据临床观察,大部分 FAPS 的情绪状态是因为腹痛症状无法解决导致的,当腹部患肌解决、腹痛缓解的时候,患者的情绪通常可以缓解,故预后一般良好。但因为患者受情绪影响时间过于长久,所以在首次治疗好转后,期待值会突然增加,容易出现情绪大起大落的特点,故治疗时应适当降低患者期待值,将疼痛及情绪调整配合稳步解决,可增加长期疗效,缩短病程。

2. 注意事项

（1）为避免遗漏重要病史,可按照诱因、疼痛性质、疼痛放射范围、疼痛严重程度、疼痛时间、治疗情况的顺序采集关于腹痛的病史。

（2）功能性腹痛尽管腹痛剧烈,但大多无自主神经激活表现(如心率增快、血压升高、出汗等),这些体征大多见于器质性疾病,但也可见于惊恐障碍等心理疾患。腹部可能有多处手术瘢痕,提示既往不必要的手术探查或切除史。

（3）在诊断功能性疾病之前,应当设法排除器质性疾病。可让患者专科就诊排查后进行浮针诊治。

（4）需注意患者常合并心理疾病,但各类心理疾病缺少一致性表现,无法用于诊断;患者可同时存在一定程度的胃肠功能障碍,例如食欲下降、腹泻等。

（5）对初诊患者,要特别注意有无提示器质性疾病的报警征象。

（6）功能性腹痛慢性间歇性腹痛的发作时间可长可短,从数分钟、数小时以至数日不等,但有完全正常而无疼痛的发作间期,病程可长达数年。其病因为功能性疾病的可能性较高,但部分患者仍可找出器质性病因。

（七）典型病案述评

周某,女,40 岁,2023 年 4 月初诊。

主诉:下腹部疼痛半年余。

现病史:患者于半年前无明显诱因出现下腹部疼痛,疼痛持续性,经中西医药物、物理治疗后缓解不明显,分别行腹部 CT 检查、胃肠镜检查等未见明显异常,子宫 B 超示子宫肌瘤、甲状腺 B 超显示甲状腺结节等。患者辗转于广州各大医院治疗,情绪焦虑,且有疑病病症,无便秘腹泻等表现,无痛经,腹痛与经期无关,饮食可。刻下症见语言反复,情绪焦虑,语音快速,睡眠较差,抱怨各医院疗效不好,面容晦暗,腹痛位置不固定,常游走出现,常自行网络搜索看病,忧心忡忡。

既往史:否定家族病史。

诊断:功能性腹痛。

浮针专项检查:触诊范围包括胸腹部、腰背部、颈项部。膈肌(4级),斜角肌(3级),背阔肌(3级),髂腰肌(2级),腹直肌(3级),腹内斜肌(3级)等。

即时效果:首次治疗后,病情稍好转,腹痛缓解,疼痛程度变轻。

医嘱:气血操,每日 2 次;腹式呼吸,每日 2 次,1 次 2 组,每组10 个。

疗效:患者共治疗 6 次,间隔时间长,大概 1 周 1 次,腹痛程度缓解,但病情时有反复,总体较之前好转。

（黄辉霞）

# 第八节　功能性便秘

功能性便秘是临床常见的功能性胃肠病之一,主要表现为持续性排便困难、排便次数减少或排便不尽感。严重便秘者可伴有烦躁、易怒、失眠、抑郁等心理障碍。

## 一、临床表现

排便困难和 / 或排便次数减少,粪便干硬。排便困难包括排便费力、排出困难、排便不尽感、肛门直肠堵塞感、排便费时及需辅助排便。排便次数减少指每周排便少于 3 次。

## 二、诊断与鉴别诊断

可根据下列诊断标准进行诊断。诊断前症状出现至少 6 个月,近 3 个月症状有下列特点:

(1)必须符合以下两点或两点以上:①至少 25% 的排便感到费力;②至少 25% 的排便为块状便或硬便;③至少 25% 的排便有不尽感;④至少 25% 的排便有肛门直肠梗阻感 / 阻塞感;⑤至少 25% 的排便需以手法帮助(如以手指帮助排便、盆底支持);⑥每周排便<3 次。

(2)不使用轻泻药时几乎无松软便。

(3)没有足够的证据诊断肠易激综合征。

本病需与继发性便秘相鉴别,包括:①肠道疾病,如结直肠肿瘤、肛管狭窄、直肠黏膜脱垂、先天性巨结肠;②代谢或内分泌紊乱,如糖尿病、甲状腺功能减退、高钙血症、垂体功能低下、卟啉病;③神经源性疾病,如脑卒中、帕金森病、多发性硬化、脊髓病变、自主神经病及某些精神疾病;④系统性疾病,如系统性硬化、皮肌炎、淀粉样变;⑤药物性便秘,麻醉剂、抗胆碱能药物,含阳离子类药物(铁剂、铝剂、含钙剂、钡剂)、阿片类制剂、神经节阻断药、长春碱剂、抗惊厥药物、钙通道阻滞剂等 [1]。

## 三、病因及发病机制

功能性便秘发病往往是多因素的综合效应。正常的排便生理包括产生便意和排便动作两个过程。直肠壁受压力刺激并超过阈值时引起便意,这种冲动沿盆神经、腹下神经传至腰骶部脊髓的排便中枢,再上升至丘脑达大脑皮层,若环境允许排便,则耻骨直肠肌和肛门内括约肌

---

[1] 王晨,许明昭,杨涛,等 . 内科疾病临床诊疗实践[ M ]. 哈尔滨:黑龙江科学技术出版社,2022.

及肛门外括约肌松弛,两侧肛提肌收缩,盆底下降,腹肌和膈肌也协调收缩,腹压增加,促使粪便排出。正常排便生理过程中出现某一环节的障碍都可能引起便秘。功能性便秘患者可因直肠黏膜感觉减弱、排便动作不协调,从而发生排便出口梗阻。功能性便秘也可因感觉或动力异常所致。感觉异常型便秘是指直肠对引起排便的刺激阈值升高时引起的功能性便秘;动力异常是指动力障碍,其引起的便秘有 3 个类型,即肛门痉挛(排便时肛门外括约肌出现反向性收缩)、肛门松弛障碍、腹肌无力所致的排便困难。

浮针医学认为,大便的正常排出需要有正常的腹压,肛门括约肌、肠道及周围的肌肉等有正常的血液循环供应。

功能性便秘是由于产生腹压的肌肉及肛门括约肌成为患肌,腹压肌(腹横肌、腹内斜肌、腹外斜肌)无力,腹压下降,无法辅助推动肠道蠕动,有时腹部患肌可以影响肠道蠕动,成为患肌的肛门括约肌过度紧张,导致大便从肠道排出时受阻,出现便秘。患肌通过浮针治疗解除病理性紧张的患肌后,肌肉收缩的能力恢复正常,大便排出的阻力消除,便秘就可以缓解。当腹部的血液循环供应因为患肌的存在受到影响时,肠道平滑肌没有足够的动力收缩及被腹压推动,会产生慢传输型便秘;当肛门括约肌没有得到足够的血液供应出现缺血性痉挛时,则会出现出口梗阻型便秘。有时是两种情况夹杂在一起。解除患肌,恢复腹压的正常及盆腔的血液供应是解决功能性便秘的方法。

## 四、浮针治疗思路

根据患者的症状表现、第二现场规律、浮针三辨、浮针治疗五部曲等,将嫌疑肌分为以下 3 类。

1. 局部嫌疑肌　腹横肌、腹直肌、腹内斜肌、腹外斜肌等。
2. 远道嫌疑肌　大腿内收肌群等。
3. 气血嫌疑肌　腹直肌、腹内斜肌等。

## 五、浮针治疗方法

根据上述罗列的嫌疑肌确定触诊范围,判断患肌,并根据肌肉的功能活动设计再灌注活动。

1. 腹横肌　腹部深呼吸抗阻。
2. 腹内斜肌　仰卧位,屈膝膝内收抗阻。
3. 腹外斜肌　仰卧位,膝外展抗阻。
4. 髂腰肌　屈膝位,屈髋抗阻。
5. 腰方肌　侧卧位,大腿伸直侧屈抗阻。
6. 大腿内收肌　屈髋屈膝位,膝内收抗阻。
7. 闭孔内肌　俯卧位,屈膝膝外展抗阻。

视频 13-8-1
功能性便秘
治疗示例

## 六、预后及注意事项

（一）预后

根据临床观察,功能性便秘患者在浮针治疗后,配合重新调整排便习惯,改变饮食习惯,注意摄入膳食纤维等,预后常较好。

（二）注意事项

1. 改变生活方式,增加饮水量及膳食纤维,加大活动量;调整心态;重建排便反射,避免过度用力排便;形成良好的排便习惯。

2. 适当选用通便药,针对便秘的病理生理选药,避免药物滥用加重便秘。

## 七、典型病案述评

李某,女,49 岁,2024 年 3 月初诊。

主诉:便秘 10 余年。

现病史:患者自 10 多年前开始逐渐出现大便次数少,3~5 天 1 次,常需服用通便药才能解出大便,便质干,有便意,但排出困难。舌淡暗,苔白,脉沉。

既往史:2023 年 11 月左肩关节关节镜手术史。

辅助检查:胃肠镜检查未见明显异常。

浮针专项检查:患肌触诊范围包括从腹部到背部、腰骶部,以及大腿内收肌群、臀部肌群等。腹直肌(3 级),髂腰肌(2 级),大腿内收肌(2级),闭孔内肌(2 级),腹内斜肌(3 级),腰方肌(2 级)。

诊断:功能性便秘。

即时效果:1周后复诊诉大便次数增多。

医嘱:治疗后嘱多食用高膳食纤维饮食,饭后散步等。

疗效结果:二诊后,可2天1次大便。共治疗3次,每周1次,便秘缓解明显,诉开始停用通便药,并进一步巩固治疗。

(黄辉霞)

# 附:功能性腹泻

功能性腹泻是指大便稀溏,次数增多,便量增加而便前便后无腹痛及不适感的一组综合征。它既不符合肠易激综合征和功能性消化不良的诊断标准,又能排除其他导致腹泻的病因,如糖类吸收不良、肠道感染、分泌功能障碍等。

(一)临床表现

功能性腹泻主要临床表现为腹泻,大便稀溏呈粥状、糊状或更稀。大便次数增多,一般为每日2~3次及以上,亦有每日1次者,大便质稀甚如水泻。大便总量较常人增多,大便前后无腹痛或不适感。可为持续性腹泻或者间歇性腹泻,饮食量一般或减少,亦有食量较常人为多者,常因受凉、进食冷饮、饮酒或情志刺激等诱发或加重病情。大便检查无病原体,内镜检查无器质性病变[1]。

(二)诊断与鉴别诊断

根据2022年公布的罗马Ⅳ诊断标准来进行功能性腹泻的诊断,标准如下:

25%以上的排便为松散粪或水样粪,且不伴有明显的腹痛或腹胀不适;诊断前症状出现至少6个月,近3个月符合以上诊断标准;应排除符合腹泻型肠易激综合征诊断标准的患者。

同时辅助检查血常规、尿常规、血生化(血糖、肝功能、肾功能)、血沉、甲状腺功能检查正常。腹部B超常无阳性表现。结肠镜检查黏膜无明显变化,组织学检查基本正常。X线钡灌肠检查无阳性发现,或结

---

[1] 马洪波,代方明,窦媛媛,等.临床内科疾病综合诊疗[M].长春:吉林科学技术出版社,2020:10.

肠有激惹表现。

本病需与肠易激综合征、乳糖不耐受、乳糜泻、结直肠癌、显微镜下结肠炎以及其他（炎症性肠病、贫血、甲状腺疾病）等相鉴别[1]。

（三）病因及发病机制

功能性腹泻病因和发病机制尚不十分明确，目前认为主要原因包括胃肠动力障碍和内脏感觉系统异常、精神异常或者对某些食物不耐受导致。

浮针医学认为，因上述原因导致腹部出现患肌，腹压受影响，腹部肌肉紧张僵硬，腹部的血液循环、水液代谢、肠道的正常蠕动受影响，使水液潴留在腹部、肠道等，导致大便等分泌物的水分增加、排便次数增多，引起腹泻。所以治疗功能性腹泻可以通过解除腹部、腰背部、腰骶部、盆腔的患肌，恢复腹部肌肉的正常收缩，使水液输布正常，肠道蠕动恢复正常，从而达到治疗目的。

（四）浮针治疗思路

根据患者的症状表现、第二现场规律、浮针三辨、浮针治疗五部曲等，将患肌分为以下 3 类。

1. 局部嫌疑肌　腹直肌、腹内斜肌、腹外斜肌等。

2. 远道嫌疑肌　髂腰肌、腰方肌等。

3. 气血嫌疑肌　腹直肌、大腿内收肌、闭孔内肌等。

（五）浮针治疗方法

根据上述罗列的嫌疑肌确定触诊范围，判断患肌，并根据肌肉的功能活动设计再灌注活动。

1. 腹横肌　腹部深呼吸抗阻。

2. 腹内斜肌　仰卧位，屈膝膝内收抗阻。

3. 腹外斜肌　仰卧位，膝外展抗阻。

4. 髂腰肌　屈膝位，屈髋抗阻。

5. 腰方肌　侧卧位，大腿伸直侧屈抗阻。

6. 大腿内收肌　屈髋屈膝位，膝内收抗阻。

视频 13-8-2
功能性腹泻
治疗示例

[1] 段素社，周焕荣，段浩博.功能性胃肠病中西医特色诊疗［M］.哈尔滨：黑龙江科学技术出版社，2021：202-203.

7. 闭孔内肌　俯卧位,屈膝膝外展抗阻。

(六)预后及注意事项

1. 预后　功能性腹泻的治疗目标是改善症状,提高患者的生活质量,一般预后好,疗程短。但本病常与饮食方式、情绪状态密切相关,故与患者建立良好的沟通能帮助达到较好预后效果。

2. 注意事项　需协助患者进行生活方式、情绪及饮食的调整。

(1)调整饮食:避免进食诱发或加重腹泻的食物,尤其是肠道不耐受的食物。一旦明确食物变应原,应避免摄入含有该成分的食物。对于临床怀疑或明确麦麸过敏或乳糜泻患者,需推荐无麸质饮食。

(2)调整生活方式和社会行为:如减少烟酒摄入、注意休息、保证充足睡眠等,可明显阻止腹泻症状的反复出现或加重。

(3)认知治疗:对疾病的病因和危害的不恰当认知可能会加重症状,因此在处置过程中应建立良好的医患沟通和信任关系,使患者充分了解疾病本质,并对患者开展关于治疗策略的良好沟通,可以显著提高近期和远期疗效。

(七)典型病案述评

杨某,男,71岁,2022年5月初诊。

主诉:水样便1月余。

现病史:患者1个月前因旅游外出,因饮食不慎出现大便次数增多,每日10多次,用中西药物处理后,大便次数相对减少,5~6次,但每日大便软烂,外出不方便。遂来就诊。

既往史:否认胃肠病史,有高血压、高尿酸血症。

辅助检查:胃肠镜检查未见明显异常。

浮针专项检查:腹部触冷,大腿根部发凉,触诊范围为腰腹部及大腿内侧。腹直肌(4级),腹内斜肌(3级),腹外斜肌(2级),大腿内收肌(3级)。

诊断:功能性腹泻。

即时效果:患者腹部及大腿根部发凉改善,腹部不适频率减少。

医嘱:注意穿衣保暖,禁食冷饮及生冷,并于治疗后配合艾灸等。

疗效:3次治疗后,患者大便次数逐渐减少,便质偏向正常。

(黄辉霞)

# 第九节　呃　逆

呃逆即打嗝，是指膈肌痉挛而引起的一种临床症状，膈肌痉挛是由各种原因引起的膈肌间歇性不自主收缩运动。吞咽过快、突然吞气或腹内压骤然增高可引起短暂呃逆，多可自行消退。有些呃逆持续较长时间而成为顽固性呃逆，某些疾病的晚期出现顽固性呃逆提示预后不良。

## 一、临床表现

喉间呃呃连声，声短而频，不能自主，呃声或高或低，或疏或密，间歇时间不定，或伴有胸膈痞闷、胃脘不适等症状。

## 二、诊断与鉴别诊断

呃逆经常被分为中枢性及周围性呃逆，临床多需要专科检查来明确诊断。

中枢性呃逆多见于颅内病变，如中枢神经系统感染、颅内肿瘤、脑积水、脑血管病变、头部外伤或术后、炎性脱髓鞘疾病等。

周围性呃逆可见胸腹等病变，如胃肠道、胸、腹膜、膈肌受累。

## 三、病因及发病机制

呃逆发生机制尚不明确，常规认为呃逆反射是一种不受主观意识支配的低级反射，具有完整的反射弧。呃逆涉及控制呼吸肌的神经或大脑中枢，膈肌痉挛的原因主要为局部劳累，或膈肌受到挤压，或邻近肌肉的影响等。

## 四、浮针治疗思路

浮针医学认为，多数呃逆理化检查常无明显异常，并非器质性改变,而是由肌肉本身引起,治疗膈肌及其周边的肌肉往往可以取得良好的效果。临床上要区分是生理性呃逆还是病理性呃逆。若一过性气逆而作呃逆,稍后自行缓解,属于生理现象,不必使用浮针治疗。若呃逆持续或反复发作,影响生活,属于顽固性呃逆,需要积极诊治。

部分呃逆是由于其他病症引发膈肌痉挛导致的,例如纵隔肿瘤、食管炎、食管癌等,属于肌肉前病痛,治疗时需要对因治疗。长期发病,要排除食管、胃肠道、心脏、纵隔等部位病变。

1. 局部嫌疑肌　膈肌等。

2. 远道嫌疑肌　中段的竖脊肌、上段的腹直肌等。

3. 气血嫌疑肌　左侧胸大肌、双侧腹直肌等。

### 五、浮针治疗方法

再灌注活动:仰卧位,深呼吸、咳嗽等增加腹压;俯卧位,脊柱背伸抗阻。

### 六、预后及注意事项

视频 13-9-1
呃逆治疗
示例

#### (一) 预后

本病如果由单纯患肌引起,浮针治疗呃逆发作时效果较好,如果为非患肌引起,往往效果不佳。

#### (二) 注意事项

1. 生理性呃逆常为一过性,多可自行缓解,故多不必应用浮针治疗,但应避免再次接触引起呃逆发作的诱发因素。

2. 长期卧床的患者(脑外科术后更应注意)要勤翻身。

3. 注意腹部及相关部位的保暖。

### 七、典型病案述评

廖某,女,63 岁,2021 年 11 月 4 日初诊。

主诉:呃逆伴嗳气反酸 1 周。

现病史:患者 1 周前无明显诱因出现呃逆、反酸,伴嗳气,食物酸腐味,夜晚较甚,偶有恶心欲呕,胃脘部抽痛,胃纳差,遂至脾胃科行中药口服治疗。症状稍缓解,仍感不适,为求进一步诊治来诊。现症见呃逆、嗳气,晨起较重,晚饭后偶有反酸,胃脘部抽痛感,伴胃部嘈杂感,无恶心呕吐,无胸闷心慌,纳少,眠差,大便偏烂,每日2次,小便如常。

既往史:高血压病史1年,服用药物血压控制可。

浮针专项检查:双侧腹直肌(3级),膈肌(2级)。

诊断:呃逆。

治疗:肚脐双侧旁开3cm左右,向上进针,配合卷腹抗阻、深呼吸再灌注,治疗双侧腹直肌中上段、膈肌。

即时效果:呃逆明显减轻,胃脘疼痛消失。

医嘱:建议回家后可以热敷腹部。

二诊(2021年11月5日):患者述回去后呃逆、反酸及嗳气未再发作,胃脘部抽痛基本缓解,考虑治疗有效,继续一诊治疗方案。

三诊(2021年11月9日):患者反馈效果明显,呃逆症状未再出现,反酸、嗳气等症状基本控制,局部疼痛等症状未再发作。继续原方案巩固治疗,本疗程结束。

(贺青涛)

# 第十节　慢性咳嗽

慢性咳嗽指持续时间≥8周,以咳嗽为唯一或主要症状,且患者胸部体格检查和X线片无明显异常,主要由于气管、支气管黏膜或胸膜受炎症、异物、物理或化学性刺激引起的病症。

## 一、临床表现

以长期咳嗽为主,常表现为干咳,这种咳嗽通常有以下特点:

1. 经胸片或肺部CT检查无肺实质性病变。

2. 与天气变化有一定关联性。当天气转为阴雨天气时,咳嗽表现较明显,有加重趋势,当天气好转时,咳嗽减轻;其次,在冬天遇到冷空气或夏天使用空调时,咳嗽会加重。

3. 当触摸到相关患肌,如触摸下段的胸锁乳突肌时,患者常有瘙痒感,会诱发刺激性连续性干咳。

## 二、诊断与鉴别诊断

本节主要讨论的是非感染性咳嗽,临床以长期咳嗽为主,常表现为干咳,可诊断为慢性咳嗽。结合患者病史及症状体征,应与支气管炎、肺炎、肺结核等非浮针适应证相鉴别。

## 三、病因及发病机制

慢性咳嗽的病因复杂,主要由胃食管反流、咳嗽变异性哮喘、上气道咳嗽综合征、嗜酸性粒细胞性支气管炎引起。其他引起咳嗽的病因包括变应性咳嗽、慢性支气管炎、支气管扩张、气管 - 支气管结核、服用血管紧张素转化酶抑制剂类药物、支气管肺癌和严重心理问题,颈椎病、气管憩室、心脏副神经节瘤、舌下异位甲状腺、纵隔脂肪过多症、支气管内错构瘤、悬雍垂过长等罕见原因也可引起慢性咳嗽。本节主要讨论肌肉本身原因导致的慢性咳嗽。

浮针医学认为,慢性咳嗽属于肌肉本身病痛,咳嗽本质上都是平滑肌异常收缩造成的,所以浮针医学也将慢性咳嗽称为肌源性咳嗽。咽喉、气管、胸廓周围的肌肉及邻近的骨骼肌产生患肌(主要表现为紧张、痉挛),紧张的患肌对位于气管、胸壁膜上的咳嗽感受器形成机械刺激,传导至咳嗽中枢,反射性引起呼吸肌剧烈收缩,形成咳嗽。[1]

## 四、浮针治疗思路

慢性咳嗽的治疗多从肌肉解剖及功能性角度入手,将嫌疑肌分为 3

---

[1]　吕中广. 浮针治疗慢性咳嗽 20 例[J]. 中国针灸,2010,30(1): 22.

大类。

1. 局部嫌疑肌　胸锁乳突肌、前锯肌、斜角肌、肋间肌、膈肌等。

2. 远道嫌疑肌　斜方肌、竖脊肌等。

3. 气血嫌疑肌　胸大肌、腹直肌等。

浮针治疗过程中的再灌注活动根据患肌的生理功能设计,部分患肌的再灌注活动见治疗示例。

## 五、浮针治疗方法

再灌注活动:

1. 胸锁乳突肌　仰卧位,屈颈抗阻;向对侧旋转头颈,抬头抗阻。(图 13-10-1)

2. 前锯肌　坐位,肩关节后伸屈肘,肘部外展抗阻;肩关节前屈,上肢伸直,手掌往前推抗阻。(图 13-10-2)

3. 膈肌　仰卧位,双下肢伸直,吸气鼓肚子抗阻。(图 13-10-3)

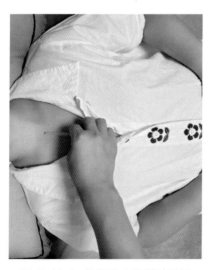

图 13-10-1　胸锁乳突肌进针示例

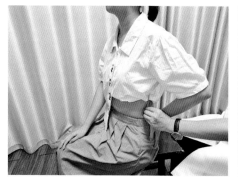
图 13-10-2　前锯肌进针示例

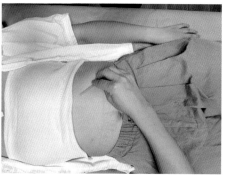
图 13-10-3　膈肌进针示例

视频 13-10-1
胸锁乳突肌治
疗示例

视频 13-10-2
前锯肌治疗
示例

视频 13-10-3
膈肌治疗示例

## 六、预后及注意事项

### （一）预后

对于符合本节讨论的以久咳、干咳为主要症状的非感染性咳嗽，通过浮针治疗改善相关患肌后，往往可取得非常好的效果，甚至可以痊愈。

### （二）注意事项

1. 勿进食生冷，畅情志，减少长期伏案工作时间，劳逸结合。
2. 远离粉尘环境，遇到冷空气注意保暖。
3. 适度进行体育锻炼，提高免疫力。
4. 适量喝水，戒烟戒酒。

## 七、典型病案述评

李某，女，50岁，2023年10月15日初诊。

主诉：咳嗽间发1年余，再发加重伴咽痒1月余。

现病史：患者自诉约 1 年前受凉之后出现咳嗽，少痰，当时无发热、头痛、气促等症状，自行在药店购止咳药(具体不详)后咳嗽稍缓解，后仍有反复发作，间断服用止咳药处理。1 个月前受凉后咳嗽再次加重，呈阵发性干咳，自行服用止咳药后效果不明显，为求进一步诊疗，经人介绍前来就诊。现症见干咳，呈阵发性，伴咽痒，无咽痛，受凉后症状可加重，无咳痰，无发热，无胸闷气促感，精神状态一般，纳食尚可，夜寐一般，二便正常。

既往史：既往体健，否认高血压、糖尿病、冠心病等慢性病病史。

辅助检查：胸部 X 线片未见明显异常。

诊断：慢性咳嗽。

浮针专项检查：左侧胸锁乳突肌(2 级)，左侧斜方肌上段(2 级)，膈肌(2 级)，左侧前锯肌(2 级)，竖脊肌(1 级)。

治疗：

(1)斜方肌：耸肩，同侧侧头抗阻，对侧转头侧头加压。

(2)膈肌：按压腹部鼓肚子。

(3)前锯肌：扩胸加压、肩胛骨向前加压。

(4)竖脊肌：小飞燕动作，左右扭动腰臀部。

即时效果：诊室观察，30 分钟内未见明显咽痒咳嗽。第二天患者反馈，咳嗽频率较前明显减少，无明显咽痒。

医嘱：注意休息，避风寒，少熬夜。

3 次浮针治疗后(根据患者的反馈 5~7 天治疗 1 次)，患者的咳嗽症状明显改善，频率明显减轻，咳嗽好转。

(肖斌斌)

## 附：慢性咽炎

慢性咽炎，是指咽部黏膜、黏膜下及淋巴组织的慢性炎症，为上呼吸道慢性炎症的一部分。患者常表现为咽部有异物感、灼热感、干燥感、痒感等不适症状。该病多见于成年人，病程长，症状顽固，临床无特效疗法。其病变在肩颈部，咽喉或胸廓周围的肌肉，与慢性咳嗽相似，浮针治疗其相关患肌(同慢性咳嗽)，能缓解咽部平滑肌的痉挛状态，使咽炎得以痊愈。浮针治疗慢性咽炎时,常会涉及吞咽的再灌注活动,相比直接吞咽动作(俗称干吞咽),建议采用少量多次饮水(俗称湿吞咽)方法,患者体验感更好。

# 第十一节　过敏性哮喘

机体受到某些刺激(如吸入花粉等)后引起过敏性反应,导致支气管平滑肌痉挛、黏膜的水肿及分泌物的增加,使气道狭窄而引发支气管哮喘急性发作,称过敏性哮喘,又称特应性哮喘,既往也称外源性哮喘。

## 一、临床表现

过敏性哮喘的典型临床表现为反复发作性气喘、胸闷、咳嗽和两肺可闻哮鸣音等,患者发病前会有打喷嚏、流涕、咳嗽、胸闷等表现,如果不及时治疗,会加重病情,严重时会有生命危险,在临床上还存在非典型表现的哮喘。如咳嗽变异性哮喘,患者无明显诱因咳嗽 2 个月以上,夜间及凌晨常发作,运动、冷空气等诱发加重,气道反应性测定存在高反应性,抗生素或镇咳、祛痰药治疗无效,但需排除引起咳嗽的其他疾病。

## 二、诊断与鉴别诊断

临床可通过临床症状、变应原暴露史、支气管扩张药的使用效果、过敏试验等辅助检查对过敏性哮喘进行诊断。

诊断条件包括:存在可变性的喘息、气紧、胸闷、咳嗽等临床症状,有可变性气流受限的客观证据,并排除其他可引起哮喘样症状;暴露于变应原(主要为尘螨、花粉、真菌和动物毛发)可诱发或加重症状;症状可因用支气管扩张药缓解,或自行缓解,并排除其他疾病,即可初步诊断。结合辅助检查如支气管激发试验、变应原皮肤点刺试验或血清特异性 IgE 检测,至少对一种变应原呈阳性反应等可确诊。

本病需与支气管扩张、呼吸道异物、嗜酸性粒细胞增多症、心源性哮喘、细支气管炎、喘息性支气管炎、气管淋巴结核等相鉴别[1]。(见表 13-11-1)

表 13-11-1　过敏性哮喘的鉴别诊断

| 疾病 | 病因 | 症状 | 辅助检查 |
|---|---|---|---|
| 过敏性哮喘 | 暴露于变应原(主要为尘螨、花粉、真菌和动物毛发) | 喘息、气紧、胸闷、咳嗽 | 变应原皮肤点刺试验或血清特异性IgE检测 |
| 支气管扩张 | 以往严重的肺部感染 | 反复肺不张、咳出痰液 | 胸部X线及支气管造影或CT检查 |
| 呼吸道异物 | 异物吸入 | 剧烈咳嗽、呼吸困难、体重减轻 | 胸部X线检查、支气管镜检查 |
| 嗜酸性粒细胞增多症 | 有明确的寄生虫病史 | 与过敏性哮喘症状相似 | 痰液内嗜酸性细胞极多,末梢血中嗜酸性细胞可超过10%或更多,X线片显示云雾状阴影、游走样 |
| 心源性哮喘 | 老年人常见,由左心衰竭引起,小儿风湿性心脏病所致二尖瓣狭窄和闭锁不全,发生左心衰竭时亦可引起 | 与哮喘急性发作相似,夜间比较常见;患者不能平卧,常可咳出血性痰 | X线、心电图、心肌酶检查等 |
| 细支气管炎 | 呼吸道合胞病毒,副流感病毒Ⅲ型等 | 有季节性变化,起病缓,支气管扩张剂无明显疗效 | 血液分析白细胞总数正常;病原体检测 |
| 喘息性支气管炎 | 1~4岁患儿临床上常伴有呼吸道感染 | 可喘,但呼吸困难不严重,非骤然发作和突然发作停止,病程持续1周 | X线、血常规、病原体检查 |
| 气管淋巴结核 | 部分结核干酪样病变溃破后进入气管,引发呼吸困难 | 严重咳嗽,并呼吸困难,但无显著的阵发现象 | 结核菌素试验、X线检查 |

## 三、病因及发病机制

过敏性哮喘是典型的环境和机体交互影响的疾病,其发病机制包

---

[1]　李朝品,叶向光.粉螨与过敏性疾病[M].合肥:中国科学技术大学出版社,2020.

括免疫机制和神经调节机制。关于免疫调节,其发生涉及适应性(又称获得性)免疫和固有免疫应答机制,发病机制涉及特应质、过敏反应或变态反应。神经调节机制的神经因素是哮喘发作的重要因素。支气管受复杂的自主神经支配,另外,受肾上腺能神经、胆碱能神经、非肾上腺素能、非胆碱能神经系统等影响,神经源性炎症能通过局部轴突反射释放感觉神经肽而引起哮喘发作。

浮针医学认为,本病与肌肉相关,相关患肌为支气管平滑肌及其周围的呼吸肌等。当过敏性哮喘在首次接触致敏原时,引起了过度强烈的免疫反应,导致支气管平滑肌痉挛、黏膜的水肿及分泌物的增加,使气道狭窄而引发支气管哮喘急性发作,出现剧烈的喘息、气紧、胸闷、咳嗽等症状,剧烈的喘息可使相关呼吸肌过度使用形成患肌,病理性紧张状态的呼吸肌又会影响到支气管的通气功能,虽然症状可暂时缓解,但患肌的存在会成为再次哮喘发作的基础。当再次遇到同样的致敏物质时,机体再次出现免疫反应,喘息、咳嗽等症状会较前加重,并加重相关患肌的病理性紧张状态。由于患肌的存在,呼吸肌功能下降,其吸气、呼气的功能必然更差,故呼吸系统的功能较平常的呼吸系统更脆弱,更容易受致敏物激惹,黏膜水肿及支气管分泌物更难以排出,支气管平滑肌及周围的呼吸肌病理性紧张更严重,形成恶性循环。

所以将患肌解除,恢复气管平滑肌、呼吸肌等肌肉的收缩能力是解决问题的关键。

## 四、浮针治疗思路

只有将患肌消除后,机体的呼吸功能大部分恢复,局部血液循环能力恢复,症状才能逐渐减缓。

根据患者的症状表现、第二现场规律、浮针三辨、浮针治疗五部曲等,将嫌疑肌分为以下 3 类:

1. 局部嫌疑肌　胸锁乳突肌、胸大肌、胸小肌、前锯肌、肋间肌等。
2. 远道嫌疑肌　背阔肌、竖脊肌等。
3. 气血嫌疑肌　腹直肌、胸锁乳突肌、膈肌等。

## 五、浮针治疗方法

根据上述罗列的嫌疑肌确定触诊范围,判断患肌,并根据肌肉的功能活动设计再灌注活动。

1. 胸大肌　卧位,手臂外展120°抗阻。
2. 胸小肌　卧位,胸前内收抗阻。
3. 前锯肌　同侧肩前伸内收抗阻。
4. 肋间肌　深长呼吸抗阻。
5. 胸锁乳突肌　卧位,对侧头旋转抗阻。
6. 膈肌　仰卧位,上腹部悬空抗阻。

视频 13-11-1
过敏性哮喘治
疗示例

## 六、预后及注意事项

### (一)预后

根据临床观察,过敏性哮喘初次或急性发作时,浮针治疗效果好,疗程短。对过敏性哮喘亚急性期及慢性期、病程长的患者,需要更多的治疗次数,当进行多次规律规范的治疗后,患者的呼吸肌及呼吸系统功能恢复较好,一般优于药物等被动治疗,同时浮针治疗可促进药物疗效。

### (二)注意事项

1. 过敏性哮喘急性发作时引起气管痉挛严重影响呼吸时,请及时配合药物处理,以免危及生命。

2. 当使用药物治疗时,浮针仍能用于配合治疗,减缓症状。过敏性哮喘属于肌肉前病变,应注意配合原发病变的规范治疗,以缩短疗程,请注意甄别病情严重程度及病情发展时期,在慢性期、亚急性期可以放心使用浮针治疗,对改善症状有明显效果。

3. 浮针治疗过敏性哮喘效果可,该疾病治愈疗程较长,仍需注意酌情避免环境致敏物质暴露,以免病情反复发作,导致疗程延长,故避开变应原及过敏环境仍是治疗的重要环节。

## 七、典型病案述评

患者,女,36岁,2021年7月初诊。

主诉：哮喘反复发作 10 余年。

现病史：患者于 20 岁时曾因反复低热入院治疗，当时发热原因未明。低热缓解后，每次遇到剧烈的气味刺激、冷空气刺激，则会引发哮喘，且持续 1~3 个月才能逐渐康复。患者在 1 个月以前经过新装修的工地，闻及刺激性气味，即刻出现喘息、咳嗽、呼吸困难，经抗过敏治疗、中药治疗后症状稍平复，但仍有阵发性咳嗽，咳嗽时间长、声音轻、频率高，求诊于浮针。刻下症见低声咳嗽，无痰，胸部发紧，喘息，呼吸稍困难，疲倦，动则汗出。服用中药效果不佳。患者素体肥胖，运动能力差，容易感冒。

既往史：否认高血压、糖尿病等病史。有荨麻疹病史。

辅助检查：变应原试验阳性。

诊断：过敏性哮喘。

浮针专项检查：触诊范围从胸部到腹部、颈部到背部。斜角肌（3级），胸锁乳突肌（3级），膈肌（3级），髂腰肌（2级），背阔肌（3级），前锯肌（2级），肋间肌（2级）等。

即时效果：首次治疗后患者觉胸部发紧改善，咳嗽次数减少，有时能忍住。

医嘱：腹式呼吸，每日 1 次，每次 2 组，每组 10 次深度呼吸。以气血操作为日常锻炼方式，早、晚各 1 次。

疗效：患者每周治疗 2 次，共治疗 20 次，呼吸功能逐渐改善，咳嗽次数减少，愿意运动，出汗减少，说话语音音调增高，肥胖改善。过敏性哮喘发作频率减少。

（黄辉霞）

# 附：慢性支气管炎

慢性支气管炎是指由于感染或非感染因素引起的气管、支气管黏膜及其周围组织的慢性非特异性炎症。临床上以咳嗽、咳痰或伴有喘息为主要症状，疾病不断进展，可并发阻塞性肺气肿、肺源性心脏病，严重影响生活和健康。

（一）临床表现

慢性支气管炎起病缓，病程长，主要表现为"咳""痰""喘""炎"。

咳嗽长期慢性、反复、逐渐加重,秋冬寒冷季节或气候骤变时加重,清晨或夜间加重。痰为白色黏液或浆液泡沫痰,以清晨排痰较多,合并感染时可呈黏液脓性或脓性,痰量增多。喘息型可引起哮喘伴肺部哮鸣音,严重时有呼吸困难和发绀。

（二）诊断与鉴别诊断

慢性支气管炎可根据临床分型及分期进行诊断[1]。

分型分为单纯型(反复咳嗽、咳痰而无喘息)及喘息型(伴有明显的哮喘及肺部哮鸣音),分期分为急性发作期、慢性迁延期、临床缓解期。

本病需与支气管哮喘、咳嗽变异性哮喘、支气管扩张、肺结核、肺癌、肺尘埃沉着病相鉴别。

（三）病因及发病机制

病因尚未完全清楚,一般认为是多种因素长期互相作用的结果。这些因素主要包括吸烟、理化因素、感染因素、气候、过敏因素、呼吸道局部免疫功能减低和自主神经功能失调。当机体抵抗力减弱时,呼吸道在不同程度易感性基础上,有一种或多种外因的存在,长期或反复作用,形成慢性支气管炎。

浮针医学认为,慢性支气管炎是肌肉前病变。当患者因机体免疫力下降、自主神经失调时,因感染、吸烟、过敏等原因,产生了咳嗽、气道分泌物增多等症状时,膈肌等呼吸肌需强力收缩才有可能将气道分泌物如痰、水等排出。但分泌物比较黏腻难以排出时,反复多次的咳嗽并不能把分泌物悉数排出,反而使参与咳嗽的呼吸肌逐渐变成了患肌,即部分肌肉开始缺血缺氧、收缩能力下降、变得紧僵硬滑。这些肌肉的能力越来越差,咳嗽越来越无力,利用咳嗽将气道分泌物排出的可能性越来越小,反复咳嗽使呼吸肌越来越疲劳,患肌越来越多,形成恶性循环。

（四）浮针治疗思路

根据患者的症状表现、第二现场规律、浮针三辨、浮针治疗五部曲等,将嫌疑肌分为以下 3 类。

---

[1] 王晨,许明昭,杨涛,等.内科疾病临床诊疗实践[M].哈尔滨:黑龙江科学技术出版社,2022:7.

1. 局部嫌疑肌　胸大肌、颈深屈肌、肋间肌、前锯肌等。

2. 远道嫌疑肌　背阔肌、膈肌等。

3. 气血嫌疑肌　胸锁乳突肌、腹直肌等。

（五）浮针治疗方法

根据上述罗列的嫌疑肌确定触诊范围,判断患肌,进针点为距离嫌疑肌3~5cm的肌腹处,并根据肌肉的功能活动设计再灌注活动。

1. 前锯肌　同侧肩前伸内收抗阻。

2. 肋间肌　深长呼吸抗阻。

3. 胸锁乳突肌　卧位,对侧头旋转抗阻。

4. 膈肌　仰卧位,上腹部悬空抗阻。

5. 背阔肌　俯卧位,手臂外展抗阻。

6. 颈深屈肌群　仰卧位,颈部悬空仰头及侧头抗阻。

7. 腹直肌　仰卧位,卷腹抗阻。

视频13-11-2
慢性支气管炎
治疗示例

（六）预后及注意事项

1. 预后　根据临床观察,慢性支气管炎的临床疗效较好。病程长短决定了患肌的多寡,故充分的浮针治疗可以大大缩短患者恢复的时间。部分年老体弱、病程长、多种疾病混杂的病例疗效较差。

2. 注意事项

（1）加强体育锻炼;加强个人卫生,戒烟;气候变化时注意及时添减衣服,避免受凉感冒;忌寒凉食物、忌油炸及辛辣刺激食物。

（2）进行呼吸肌锻炼,尤其是腹式呼吸训练。

（3）该病症属于肌肉前病变,病程比较长,疗程需较长,注意上述生活方式调整,同时可积极配合药物治疗,缩短疗程,也可只用浮针治疗。

（七）典型病案述评

患者,女,44岁,2024年1月初诊。

主诉:咳嗽2月余。

现病史:患者2个月前感冒后出现咳嗽,经中西医药物治疗缓解不明显,求助于浮针治疗。刻下症见咳嗽,干咳,咳声阵阵,夜间及躺下明显,影响睡眠,咽部有异物感,疲劳,不爱运动,怕冷,汗少。晨起时可发作性咳嗽,日间咳嗽不明显。

既往史:否认高血压、糖尿病等病史。无手术外伤史。

辅助检查:肺部CT检查提示慢性支气管炎、肺部小结节。

诊断:慢性支气管炎。

浮针专项检查:触诊范围从颈项部到胸背部。肋间肌(2级),背阔肌(3级),前锯肌(3级),膈肌(3级),胸锁乳突肌(3级),斜角肌(3级)等。

即时效果:当晚咳嗽缓解,可以入睡。

医嘱:忌食寒凉;每日做1次气血操。

疗效:浮针治疗3次后,咳嗽已完全缓解。

(黄辉霞)

# 第十四章

# 杂 病

## 第一节 冷 症

冷症是以手、足、肘、膝、髋、腰、肩等部位或全身在通常不感觉到寒冷的环境下有特别冷感为主症的一类病症。一般情况下,这种"冷"症添加衣物即可缓解,穿着稍减少时,冷感又会出现。对季节变化敏感,夏去秋来时,受累部位就能感觉到寒意。通常女性发病率较男性高[1]。

### 一、临床表现

冷症可以表现为全身性冷症或局部性冷症。全身性冷症周身怕冷,对天气变化极为敏感;局部性冷症,常常固定在局部,例如手、足、踝、膝、腰骶部、腹部、颈肩部等,这些部位常常较身体其他部位怕冷,常需较身体其他部位多加衣物,喜暖恶寒,受累部位不能吹冷风,或被描述为受累部位透风(或描述为钻风、灌风)感,受凉后,酸软不适,严重时冷痛、肢体僵硬,暂时出现功能障碍等。

冷症患者常伴其他症状,例如四肢无力、手足肿胀、转筋(或称抽筋)、肌肉疼痛、易疲劳、易感冒、失眠、焦虑或抑郁等。受累的部位皮温相对身体其他部位偏低。浮针专科检查常在受累部位的近心端发现患肌。血常规、生化、动脉血管超声等辅助检查无明显异常。

### 二、诊断与鉴别诊断

根据患者临床表现多可确诊。临床主要与导致怕冷的代谢率降低

---

[1] 符仲华.浮针医学纲要[M].北京:人民卫生出版社,2016:264.

的疾病,例如甲状腺功能减退、贫血、低血压、低血糖等进行鉴别,还需要当心动脉本身病变。浮针治疗前应完善相应的辅助检查或由内科诊治,以排除这些疾病。

## 三、病因及发病机制

从现代生理学角度分析,人体供能需要以血液为载体,血液不仅仅运送氧气及各种身体所需要的物质,还要为脏器、肌肉、皮肤带来"热量"。肌肉有了良好的血液供应,才能为血液循环提供充足的动力。人体的热量来自肌肉和肝脏。平静时的热量来源主要是肝脏,例如长期卧床的患者,其热量主要来自肝脏代谢。机体主要的热量来源于肌肉,通过肌肉运动产生热量。肝脏和肌肉产生的热量要输布全身的器官组织,需要肌肉和血液循环的共同作用,也就是说热量的产生和输送都与肌肉关系密切。

动脉相当于"暖气管道"的作用,不仅要供给机体氧气、营养、水等,还要传输来自各产热器官的热量来维持全身各部位的代谢水平。因为身体各部位的血液循环并不均匀,躯干、头部等部位较为丰富,四肢则相对较差,所以,人体各部位的体温并不均衡,尤其在安静或较冷的环境里,这种不均衡尤为明显,这就是冷症易见于四肢远端的原因。

冷症在浮针适应证里属于肌肉后病症,我们认为除了代谢类疾病、内分泌疾病、动脉斑块等血管本身病变外,患肌是造成冷症的主要因素。人体的血管、神经多与肌肉伴行或穿行于肌肉间隙,因此,肌肉如果在某些因素(外伤、劳累、长时间维持一个姿势或受凉等)的影响下处于病理性紧张状态而形成患肌,就会对邻近的动脉血管产生机械性压迫,影响动脉血管动力学,使动脉的搏动性变差,从而影响血量供应,使相关区域的"供暖"效率变差,导致冷症发生。

## 四、浮针治疗思路

根据患者的临床表现,将嫌疑肌分为 3 大类。需要辨别全身冷症还是局部冷症,然后根据冷症发生的具体部位,检查评估与上游动脉血管走行区域关系密切的嫌疑肌：

**1. 局部嫌疑肌** 局部经常没有。

**2. 远道嫌疑肌** 在冷症局部动脉的近心端的附近肌肉中去找。

**3. 气血嫌疑肌** 胸大肌、前锯肌、腹直肌、腹斜肌、膈肌、胸锁乳突肌、大收肌等。

通过浮针治疗，结合再灌注活动，使这些患肌舒缓，从而达到治疗目的。治疗过程中配合的再灌注活动是根据患肌的生理功能设计的，部分患肌的再灌注活动详见治疗示例。

## 五、浮针治疗方法

浮针治疗首先根据冷症的具体部位罗列嫌疑肌，通过触摸评估确定患肌后，在患肌周围 3~5cm 选择合适的进针点，边扫散边配合再灌注活动（再灌注活动根据患肌的生理功能设计），一边评估患肌的舒缓程度一边咨询患者冷症的改善情况，一般情况下，如果冷症为患肌所致，多数可即刻改善。

**1. 大收肌** 采取仰卧位，抗阻内收髋关节（向心收缩），髋关节外展 45° 加压（离心收缩）。

**2. 胸大肌** 坐位或仰卧位，抗阻内收肩关节。值得注意的是，胸大肌分锁骨部、胸骨部、肋骨部 3 个部分，可令上肢在不同的高度做抗阻内收肩关节动作，精准灌注胸大肌的不同分部。

**3. 髂腰肌** 仰卧位，屈曲髋关节抗阻（向心收缩）；请患者靠近治疗的一侧，使患侧下肢自然下垂加压伸髋（离心收缩），或进行屈伸髋关节活动，可根据情况做 3~5 次。

视频 14-1-1
大收肌治疗
示例

视频 14-1-2
胸大肌治疗
示例

视频 14-1-3
髂腰肌治疗
示例

## 六、预后及注意事项

### (一) 预后

根据我们的临床观察,浮针治疗后多数局部冷症可很快缓解,全身冷症的患者尤其处于绝经期前后的女性,治疗时间相对较长,需与患者沟通后,嘱调节情绪,多增加室外活动,适当锻炼,多做气血操(可2小时左右做1次)。另外,冷症在浮针治疗后,日常工作生活仍需要加以注意,根据天气变化及时添加衣物,平常多锻炼,增强身体机能,常预后较好。

### (二) 注意事项

1. 注意保暖,特别是早晚气温较低时,要根据天气变化及时增减衣物。

2. 对于颈肩或腰骶部冷症者,注意不要长时间维持一个姿势,比如不要长时间使用手机、电脑等,使用电脑时注意肘部不要悬空,可放置在电脑桌子上或椅子扶手上。

3. 下肢冷症患者,尤其要注意不要久坐,特别要注意不要坐矮凳子或沙发,女性患者不要长时间穿塑形衣。

4. 女性月经期前后不要进食寒凉食物,例如冰激凌、冰镇饮料等,腰腹部要注意保暖。

5. 全身冷症患者尤其需要坚持练习气血操,可在早晨起床后或长时间伏案工作、久坐之后坚持做气血操,可令肌肉缓、气血行。

## 七、典型病案述评

刘某,男,46岁,2024年3月18日初诊。

**主诉:**右膝关节怕冷10年余,伴小腿外侧麻木1年。

**现病史:**多年前踢足球汗出受凉后出现右膝关节怕冷,最近5年明显,睡眠需要加戴护膝,如若不戴则会因右膝冷痛醒来。1年前出现右小腿外侧麻木,麻木持续存在,触摸时症状明显。膝关节活动无异常,久坐症状明显,久坐右膝关节需要加盖衣物。曾针灸治疗,自述无任何改善。

既往史:否认高血压及糖尿病病史。

辅助检查:未提供。

浮针专项检查:大收肌(2级),腹斜肌(2级),缝匠肌(2级),长收肌(2级),股内侧肌(2级),股外侧肌(2级),比目鱼肌(2级),腓骨长肌(2级)。

诊断:冷症。

治疗:在患肌周围3~5cm处选择进针点,常规消毒皮肤后,使用进针器将浮针刺入皮下浅筋膜层,运针后退针入管,然后扫散,根据患肌的生理功能设计再灌注活动,根据浮针操作五部曲依次处理上述患肌,最后留置软管,软管留置时间在6小时左右。

即时效果:膝关节暴露环境温度(18°左右)中不感觉寒冷。小腿外侧触摸无麻木。

医嘱:不要久坐、久站,坚持每天晨起做气血操。

二诊(2024年3月25日):反馈上次治疗后睡眠不需要加戴护膝,也不会因为膝冷醒来,久坐膝关节发冷改善,小腿外侧轻微麻木。天气变化仍会感觉右膝关节较身体其他部位怕冷,会因冷诱发疼痛。继续评估上述患肌后治疗。

三诊(2024年4月1日):反馈久坐膝关节不觉得寒冷,小腿外侧无症状。天气变化膝关节无异常。临床痊愈。

2024年5月19日电话随访,诉浮针治疗后膝关节冷症未再出现。

(于 波)

# 第二节　局限性水肿

人体组织间隙分布过量液体,使组织肿胀,称为水肿。水肿按部位分为全身性水肿和局限性水肿。局限性水肿是指液体积聚在身体的某一个或几个局部呈现水肿。[1]

---

[1]　詹华奎.诊断学[M].北京:中国中医药出版社,2021:40-42.

## 一、临床表现

水肿发生时,皮肤紧张、发亮,皮肤皱纹变浅、变少或消失,甚至有液体渗出,或以手指按压后局部发生凹陷。水肿部位常出现疼痛、无力、活动度下降、紧绷、沉重感等不适。

考虑局限性水肿前,必须排除急性心力衰竭、急性肾衰竭等危重病情。局限性水肿多考虑局部的炎症、血管堵塞,往往伴有局部的红、肿、热、痛。淋巴回流受阻的局限性水肿,局部皮肤粗糙、增厚,并起褶皱,皮下组织也增厚。

## 二、诊断与鉴别诊断

根据患者的临床表现,排除心源性水肿、肾源性水肿、肝源性水肿、营养不良性水肿等全身性水肿常可以确诊。局限性水肿按病因分类,大致分为以下 4 类:炎症性水肿、静脉回流障碍性水肿、淋巴回流障碍性水肿、血管神经性水肿。临床需注意,不是所有局限性水肿都是浮针的优势病种,浮针擅长治疗由于患肌影响静脉回流和淋巴回流引起的局限性水肿,深静脉血栓等不属于浮针治疗范畴。

4 类局限性水肿鉴别要点详见表 14-2-1。

表 14-2-1　4 类局限性水肿鉴别要点

| 炎症性水肿 | 静脉回流障碍性水肿 | 淋巴回流障碍性水肿 | 血管神经性水肿 |
|---|---|---|---|
| 局部有压痛和红肿,可有发热 | 多为凹陷性水肿,血管超声检查可发现静脉血栓或血液回流受阻 | 多为非凹陷性水肿,水肿部位皮肤变厚、粗糙如象皮 | 多为急性起病,有变应原接触史;常见于颜面部、上肢、下肢,水肿部位可伴瘙痒;可反复发作 |

## 三、病因及发病机制

局限性水肿的病因包括局部组织炎症、局部静脉回流受阻、淋巴回流受阻、血管神经性病变。其中,与患肌有关的静脉回流受阻和淋巴回流受阻属于浮针适应证的范畴,因此主要分析与这两种病因相关的发病机制。在肌肉间隙内,静脉自远端开始逐渐汇集成束,穿行其中。当这些肌肉出现病理性紧张时,患肌会对静脉施加机械性的压迫,导致静脉管腔相对狭窄,进一步导致远端静脉压上升,随之而来的是毛细血管静水压的增高,以及渗透压的增大。这些生理变化驱动着细胞外液向周围组织渗透,导致组织液积累过多。当这些组织液超出了淋巴回流的代偿能力时,局部水肿的现象便逐渐形成[1]。当淋巴回流受阻时,在淋巴管阻塞的远端,淋巴管因受阻而显著扩张,同时瓣膜结构受损,淋巴液淤积。这种淤积的淋巴液由于蛋白含量较高,易于凝结,为成纤维细胞的增殖提供了有利条件。因此,皮内和皮下组织中纤维组织的生成显著增加,进一步加剧了淋巴管的阻塞状况。随着病程的发展,脂肪组织逐渐被大量的纤维组织所替代,致使皮肤及皮下组织显著增厚。

浮针医学将以上描述的局限性水肿归属于浮针适应证的肌肉相关疾病。认为与患肌有关的静脉回流受阻的直接原因在肌肉,静脉沿途的肌肉紧张是造成水肿的主要原因。淋巴回流障碍性水肿属于肌肉前疾病,由于淋巴回流障碍刺激,引起局部肌肉病理性紧张。通过浮针治疗患肌,改善局部循环,从而缓解局部水肿。

## 四、浮针治疗思路

根据患者的临床表现、水肿的具体位置,结合第二现场规律、浮针三辨、浮针治疗五部曲,将嫌疑肌分为3大类。以下肢为例论述。

1. 局部嫌疑肌　小腿三头肌、胫骨前肌、腓骨长短肌等。

2. 远道嫌疑肌　股四头肌、腘绳肌、股内侧肌、阔筋膜张肌等于下肢静脉走行路径周围者。

3. 气血嫌疑肌　腹直肌、髂腰肌等。

通过浮针治疗,结合再灌注活动使这些患肌舒缓,从而达到治疗目的。部分患肌的再灌注活动详见治疗示例。

---

[1]　陈香美.临床肾脏疾病经典问答800问[M].北京:人民卫生出版社,2014:15-17.

## 五、浮针治疗方法

结合临床表现,根据罗列的嫌疑肌,通过触摸确定患肌,在患肌周围选择进针点,再灌注活动根据患肌的生理功能设计。

1. 小腿三头肌　俯卧位,踝关节跖屈抗阻。
2. 胫骨前肌　仰卧位,背屈踝关节抗阻。
3. 腓骨长短肌　仰卧位,足外翻抗阻,踝关节跖屈抗阻。

## 六、预后及注意事项

(一) 预后

根据我们的临床观察,浮针治疗后多数与患肌有关的静脉回流受阻和淋巴回流受阻的局限性水肿可缓解,但治疗周期较长,需让患者建立信心。常预后较好。

(二) 注意事项

1. 低盐低脂饮食,注意补充优质蛋白,如鱼、蛋、瘦肉等,提高免疫力。

2. 保持皮肤清洁,勤换鞋袜,避免使用碱性较强的肥皂清洁皮肤,适当使用润肤油,防止皮肤干燥;勤修剪趾甲,避免甲沟炎;减少感染并发症。

3. 适当运动,注意劳逸结合;定期监测体重变化。

4. 避免足部和下肢损伤,切勿割伤、灼伤,避免穿挤脚的鞋;控制泡脚水温(42℃以下),不要泡温泉或蒸桑拿;如使用电热毯类取暖用具,建议睡前关闭。

5. 避免久坐和久站,避免在没有防护措施的情况下长时间走路;坐飞机或火车进行长途旅行、长时间走路或攀爬时,建议使用医用弹力袜或绷带。

6. 适当进行下肢功能锻炼,循序渐进地进行下肢关节活动、有氧运动;运动结束后,建议卧床休息,腿抬高约45°,休息10分钟。日常休息时也注意抬高下肢,促进淋巴回流。

## 七、典型病案述评

吴某,男,38 岁,2017 年 6 月 21 日初诊。(杨栋医师提供病案)

主诉:右下肢反复红肿热痛 20 年。

现病史:20 年前开始右大腿反复肿胀,伴水疱、红热,间有全身发热,症状反复,经医院诊断为淋巴性水肿,病因不明,对症治疗后无好转;近 5 年加重,右小腿渐肿胀;近 2 年发热频繁,2~3 次/月,每次持续 3~5 天。现右下肢肿胀明显,右大腿皮肤变黑、色素沉着、粗糙,右大腿多处水疱,部分破裂,澄清液体渗出,无臭,伴有膝关节轻微疼痛,经病友介绍来诊。双下肢局部情况见图 14-2-1。

既往史:否认高血压病、糖尿病等病史。

辅助检查:B 超示脂肪肝。

浮针专项检查:右腹直肌(2 级);右下肢全患肌,无法分级表述(右股四头肌、股内侧肌群、腘绳肌、阔筋膜张肌、小腿三头肌、胫骨前肌、腓骨长肌、腓骨短肌)。

诊断:象皮肿。

治疗:右腹直肌、股四头肌、股内侧肌群、腘绳肌、阔筋膜张肌。

即时效果:浮针治疗后即感右下肢轻松。

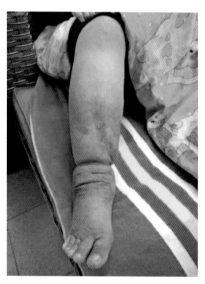

图 14-2-1　治疗前右下肢水肿情况

医嘱:清淡饮食、作息规律;穿弹力袜。

在 5 次浮针治疗后(1 周治疗 1 次),患者右下肢肿胀程度逐渐减轻,发热间隔 20 天,发热次数逐渐减少,未出现肿胀加重,皮肤颜色较前变浅。至第十六诊时,反馈 1 个月未发热,双下肢肤温正常,右下肢肿胀减轻,弹力袜从大号换至小号,皮肤色素沉着较前变浅,水疱明显减少,无膝关节疼痛,与治疗前症状对比见表 14-2-2。

至 2019 年 12 月 12 日,共计 100 诊,渗液、水疱消失,肿胀、肤色明显好转(图14-2-2),无反复发热,无膝关节痛。至此,患者右下肢的肿胀、水疱和肤色问题基本解决。

表14-2-2　浮针治疗前与浮针治疗后的症状对比

| 症状 | 浮针治疗前 | 浮针治疗16次后 | 浮针治疗100次后 |
| --- | --- | --- | --- |
| 发热 | 2~3次/月,3~5天/次 | 无 | 无 |
| 吃药 | 每天2~3次 | 无 | 无 |
| 渗液 | 半杯/次 | 无 | 无 |
| 水疱 | 右大腿部大量水疱 | 明显缩小 | 无 |
| 肿胀 | 右下肢明显 | 逐渐好转 | 明显好转 |
| 肤色 | 肤色变黑,色素沉着 | 颜色变淡,逐渐好转 | 明显好转 |
| 膝关节痛 | 有 | 无 | 无 |

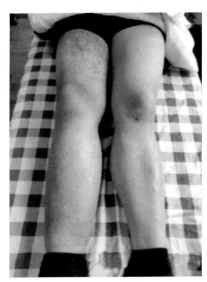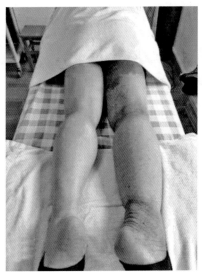

图14-2-2　浮针治疗100次后的下肢图片

(孙　健)

# 第三节　局　部　麻　木

麻木是指感觉缺失,各种原因引起身体某一处或多处部位在一定程度上丧失了正常的感觉。每个人都有过肢体麻木的感觉,特别是中老年人,麻木症状的发生率更高。

## 一、临床表现

通常感觉麻木困胀、屈伸不利、运动不灵活,"蚂蚁爬一样"或"针刺样感觉",部分患者会有"袜子""袖套"型异样感觉,自觉皮肤变厚一样,感觉迟钝。不少患者常于夜间睡眠时发作,甚至麻醒,或者早晨起床后双手困胀,麻木不适、僵硬感,稍活动后可缓解。个别患者还有一些复杂的异常感觉,如脚底踩棉花感。

患者通常用"麻木"来形容各种症状,包括感觉缺失、异常、无力或麻痹。但是,麻木实际是感觉缺失,可以是部分性(感觉减退)或完全性(感觉丧失)。

## 二、诊断与鉴别诊断

麻和木是不同的感觉,"麻"是人们日常生活中常常会出现的症状,如不正确睡姿、如厕蹲久了均可引发,但本症状一般会在短时间内消除,不会有什么大问题。"木"是知觉缺乏,对疼痛等外来刺激反应迟钝或者没有感觉。因此,"麻"实际上并不等于"木"。临床上出现"木"(多为中枢或外周神经遭到实质性损伤引起相关辖区内知觉阙如,如截瘫造成的知觉缺失)的概率小,因此,常将麻、木并称,但临床治疗前要明确区分。

麻木和酸痛、胀痛等都是不适感觉,有时个别患者会把酸痛、胀痛称为麻木,需要注意鉴别。鉴别方法:患肌和麻木多半不在一处,患肌和疼痛有时在一起,因此,患肌处的"麻木"多半是酸痛、胀痛等的另一种表达。

## 三、病因及发病机制

普遍认为,引起肢体麻木的原因主要有颈、腰椎体压迫到神经及糖尿病、中毒、感染、自主神经功能紊乱等。

## 四、浮针治疗思路

我们在临床将麻木分为 2 种:第一种为症状范围内麻木程度一致,这种麻木在日常生活中很容易体会到,如久坐地板会造成一侧机体麻木;第二种为麻木的程度越到四肢末端越重,此种称之为渐变麻木。

两种麻木都是神经缺血所致,第一种由患肌压迫神经引起,第二种由患肌或者其他原因致血供减少引起。

1. 局部嫌疑肌　麻木局部一般没有。

2. 远道嫌疑肌　在麻木局部近中枢端附近肌肉中寻找。

3. 气血嫌疑肌　胸大肌、腹直肌等。

## 五、浮针治疗方法

视频 14-3-1
局部麻木治
疗示例

结合临床表现,根据罗列的嫌疑肌,通过触摸确定患肌,在患肌周围选择进针点,再灌注活动是根据患肌的生理功能设计的。

由于部位不同,详细可见视频示例。

## 六、预后及注意事项

(一) 预后

1. 第一种麻木的治疗效果大大好于第二种,且麻木症状在处理患肌后会即时消失。

2. 麻木症状的出现说明患肌较为严重,因此经常反复出现,需要多次巩固治疗。

（二）注意事项

1. 不要长时间保持同一个姿势，平时要注意保持正确的睡姿和坐姿，避免局部血管和神经组织受压而致发麻。

2. 营养不良导致的肢体麻木，建议患者加强营养。

## 七、典型病案述评

叶某，女，72 岁，2024 年 4 月 25 日初诊。

主诉：左侧面部麻木 20 余天。

现病史：患者 4 月初无明显诱因出现左侧面部麻木，自行休息后症状未见明显改善，遂于 4 月 12 日于外院住院治疗，诊为"脑动脉硬化"并予以相应治疗，未见明显效果，出院来诊。症见左侧面部麻木，面颊、嘴角尤甚，有牵扯感，伴左眼视物模糊，时有头晕头痛，无面部抽搐，无口眼㖞斜，无恶寒发热，纳眠可，二便如常。

既往史：高血压病史多年，服用药物控制可。

浮针专项检查：左侧斜角肌（3 级），胸锁乳突肌（3 级），咀嚼肌（2 级）。

诊断：麻木。

治疗：胸锁乳突肌下部向斜角肌和胸锁乳突肌方向进针，以夹手机动作再灌注。

即时效果：麻木症状基本消失。

医嘱：返回后可按摩面部。

二诊（2024 年 4 月 30 日）：麻木情况明显改善，仍余口角周围麻木、紧绷感，治疗同一诊。

三诊（2024 年 5 月 7 日）：麻木情况未再发，紧绷感亦明显减轻，治疗同前。

在 3 次浮针治疗后，患者症状基本缓解，后亦未反复。

（贺青涛）

# 第四节 黄斑变性

黄斑变性,双眼先后发病或同时发病,属不可逆性进行性视力损害,严重者可失去视力、色觉,甚至失明。

## 一、临床表现

根据临床表现及病理改变分为两型:萎缩型黄斑变性(又称干性黄斑变性)和渗出型黄斑变性(又称湿性黄斑变性)。

1. 萎缩型黄斑变性　多发生于 50 岁以上的老年人,起病缓慢,患者视力逐渐减退,可有视物变形,双眼程度相近,易被误诊为眼睛"老化"。病程早期眼底后极部可见大小不一的黄白色类圆形玻璃膜疣,色素上皮增生或萎缩,中心凹光反射消失,后极部色素紊乱,进而出现边界清晰的地图样萎缩区(图 14-4-1)。发展至晚期,该区可见到裸露的脉络膜大血管。

2. 渗出型黄斑变性　临床表现为突发单眼视力下降、视物变形或出现中央暗点,另一眼可能在较长时间后出现症状。眼底后极部视网膜下出血、渗出,其中有时可见灰黄色病灶,即可能为新生血管(图 14-4-2)。随着时间推移,黄斑区出血机化,形成盘状瘢痕,中心视功能完全丧失。[1]

## 二、诊断与鉴别诊断

45 岁以上患者双眼渐进性视力减退,眼底散在玻璃膜疣,或后极部视网膜、脉络膜有萎缩病灶,可诊断为萎缩型黄斑变性。突然严重视力障碍,后极部深、浅层出血,伴有新生血管和玻璃膜疣或黄斑区盘状瘢痕者,即可诊断为渗出型黄斑变性。

应结合患者病史及相关专科检查,与中心性浆液性脉络膜视网膜

---

[1]　赵堪兴,杨培增.眼科学[M].9 版.北京:人民卫生出版社,2018.

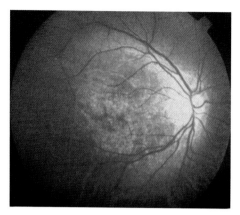

图14-4-1 右眼萎缩型黄斑变性

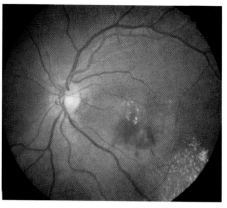

图14-4-2 左眼渗出型黄斑变性

病变、高度近视性黄斑新生血管出血、外伤性脉络膜视网膜病变、脉络膜黑色素瘤和特发性息肉样脉络膜血管病变相鉴别。

### 三、病因及发病机制

本病确切的病因尚不明确,可能与遗传因素、环境影响、视网膜慢性光损伤、营养失调、代谢障碍等有关。黄斑变性的主要病理生理改变是外层视网膜、视网膜色素上皮层、Bruch膜及脉络膜毛细血管层的退行性病变,以黄斑区细胞外沉积物为典型特征。

浮针医学认为黄斑变性属于肌肉后病痛,由于各种原因导致黄斑区域组织缺血,影响其正常代谢功能,进而出现相关症状。临床上发现,运用浮针处理头颈部的肌肉常可获得立竿见影之效,因此考虑黄斑变性可能与患肌有相关性。浮针治疗主要通过改善患肌的病理性紧张,改善视网膜缺血状态,进而改善相关临床症状。

### 四、浮针治疗思路

黄斑变性的治疗多从肌肉解剖及功能性角度入手,将嫌疑肌分为3大类。

1. 局部嫌疑肌　眼轮匝肌、皱眉肌、降眉肌、眼内外直肌等。
2. 远道嫌疑肌　颞肌、斜方肌、头夹肌等。
3. 气血嫌疑肌　斜角肌、胸锁乳突肌、胸大肌、腹直肌等。

浮针治疗过程中的再灌注活动根据患肌的生理功能设计,部分患肌的再灌注活动见治疗示例。

## 五、浮针治疗方法

1. 胸锁乳突肌　仰卧位,屈颈抗阻;向对侧旋转头颈,抬头抗阻。(图 14-4-3)

2. 头夹肌　坐位,仰头抗阻;侧头抗阻;转头抗阻。(图 14-4-4)

3. 腹直肌　仰卧位,四肢伸直抬离床面,卷腹。(图 14-4-5)

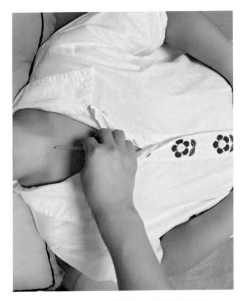

图 14-4-3　胸锁乳突肌进针示例

视频 14-4-1　　　视频 14-4-2　　　视频 14-4-3
胸锁乳突肌治　　头夹肌治疗　　腹直肌治疗
疗示例　　　　　示例　　　　　示例

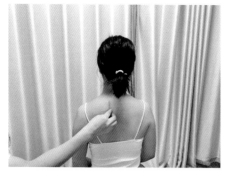

图 14-4-4　头夹肌进针示例

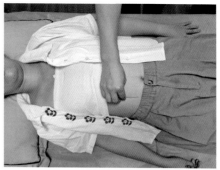

图 14-4-5　腹直肌进针示例

## 六、预后及注意事项

### (一)预后

黄斑变性目前尚无确切有效治疗手段,无法完全治愈,但几乎所有的病例在接受浮针治疗后一两天内都有不同程度的改善,部分患者远期效果也较为稳定。需要注意的是,浮针治疗只能改善症状或延缓发展,并不能完全治愈。

### (二)注意事项

1. 均衡饮食,多食用富含维生素 C、维生素 A 及叶黄素的食物。少食辛辣刺激类食物,少摄入高脂肪食物。戒烟戒酒。

2. 适度锻炼,控制体重、血压、血脂。

3. 合理休息,避免过度劳累,养成良好生活习惯,保持心情舒畅。

4. 避免光损伤,在强光下应佩戴太阳镜。

5. 坚持练习气血操,对黄斑变性,尤其是干性黄斑变性有帮助。

## 七、典型病案述评

何某,女,61 岁,2022 年 6 月 17 日初诊。

主诉:右眼视力下降伴视物变形 2 年余。

现病史:患者自诉约 2 年前无明显诱因出现右眼视力下降,当时以为过度劳累所致,未引起重视,约半月后右眼视力仍无好转且出现视物变形,遂前往医院就诊。经眼科检查诊断为"黄斑变性",予叶黄素和维生素A口服长期治疗,但病情无明显好转。后经朋友介绍前来就诊。现症见右眼视物模糊、视物变形,行走尚稳,无其他不适,纳食、夜寐、二便尚可。

既往史:高血压病史3年余,平素口服降压药,自诉血压控制可。2型糖尿病病史1年余,现口服降糖药,自诉血糖控制尚可。否认冠心病病史。

辅助检查:光学相干断层扫描(OCT)示右眼黄斑神经上皮层变薄且多处团状高反射。

诊断:黄斑变性。

浮针专项检查:右侧胸锁乳突肌(2级),右侧斜方肌(2级)。

浮针治疗:患肌常规扫散,配合相应患肌再灌注活动。①胸锁乳突肌:仰卧位,屈颈抗阻;向对侧旋转头颈,抬头抗阻。②斜方肌:俯卧位,仰头抗阻。③腹直肌:仰卧位,按压患肌鼓肚子;双下肢并拢屈髋;抱头仰卧起坐。

即时效果:自觉右眼视物模糊明显改善。

医嘱:合理休息,避免过度劳累,尤其注意不要过度用眼,保持心情舒畅,避免光损伤,避免强光直射眼睛。

经过12次治疗,患者视物模糊及视物变形明显改善。嘱患者定期复查并建议定期治疗以巩固疗效。

（肖斌斌）

# 第五节　局灶性癌痛

癌痛,又称癌性疼痛,是因肿瘤压迫、侵犯有关组织神经所产生的疼痛;局灶性癌痛是未全身扩散的、局限于一定范围的癌性疼痛,是癌症患者最常见和难以忍受的症状之一。晚期癌症患者的疼痛发生率可达60%~80%,严重影响患者的生活质量[1]。

---

[1] 中华人民共和国卫生部.癌症疼痛诊疗规范(2011年版)[J].中华危重症医学杂志(电子版),2012,5(1):31-38.

## 一、临床表现

局灶性癌痛的主要表现形式为固定部位的刺痛、烧灼痛、胀痛、酸痛等,同时可能伴有头晕、恶心、呕吐、乏力、焦虑、失眠等躯体及心理症状,可为肿瘤原发部位疼痛,也可为转移后疼痛。

## 二、诊断与鉴别诊断

通过病理学检查诊断为癌症的患者,疼痛出现于感觉神经损伤或病灶所破坏的区域,即可诊断为局灶性癌痛。在进行浮针治疗前,首先需要尽早进行详尽的疼痛评估,应遵循"常规、量化、全面、动态"的原则。

1. 常规评估　医护人员应主动询问癌症患者有无疼痛,鉴别疼痛发作的原因,并进行护理常规检测及相应病历记录。

2. 量化评估　可使用数字分级法(NRS)和疼痛程度数字评估量表(图 14-5-1)对癌痛程度进行量化评估[1]。该量表将疼痛程度用数字 0~10 依次表示,由患者选择最能代表自己疼痛程度的数字,1~3 为轻度疼痛,4~6 为中度疼痛,7~10 为重度疼痛。

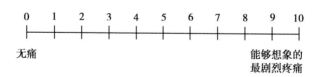

图 14-5-1　疼痛程度数字评估量表

3. 全面评估　应辨明疼痛的病因和类型(躯体性、内脏性或神经病理性),记录疼痛发作的情况(疼痛的部位、性质、程度、加重或减轻的因素)、止痛治疗情况、重要器官功能情况、心理精神情况等,推荐使用《简明疼痛评估量表(BPI)》。

4. 动态评估　应持续性、动态地监测、评估癌痛患者的疼痛症状及变化情况,包括疼痛发作的变化情况、疼痛减轻和加重因素、浮针等

---

1　中华人民共和国国家卫生健康委员会.癌症疼痛诊疗规范(2018 年版)[J].临床肿瘤学杂志,2018,23(10):937-944.

止痛治疗的效果以及不良反应等。

局灶性癌痛需要与普通软组织疼痛进行鉴别,详见表 14-5-1。如有不确定可结合实验室检查(血常规、肝肾功能、电解质等)和影像学检查(CT、MRI 等)进行鉴别。

表 14-5-1　局灶性癌痛与普通软组织疼痛鉴别表

| 鉴别要点 | 局灶性癌痛 | 普通软组织疼痛 |
| --- | --- | --- |
| 家族史 | 多有 | 多无 |
| 持续时间 | 较长 | 较短 |
| 发作时间 | 多为夜间发作 | 无特定时间 |
| 发病诱因 | 癌症侵犯相关组织、神经引起 | 多因外伤、负重、劳累、天气等因素引起 |
| 疼痛程度 | 中重度 | 轻中度 |
| 治疗效果 | 疼痛可缓解,但易复发 | 经浮针治疗后可明显减轻或消失,不易复发 |

## 三、病因及发病机制

局灶性癌痛的可能病因包括肿瘤相关性疼痛(病灶发展侵犯邻近组织和神经)、抗肿瘤治疗相关性疼痛(如术后疼痛、化疗后周围神经病变等)和非肿瘤因素性疼痛(其他合并症、并发症等非肿瘤因素所致的疼痛)。肿瘤的生长导致局部压力增大,压迫邻近组织结构,破坏感觉神经末梢;肿瘤细胞和相关的免疫细胞会释放一系列的潜在致痛因子(如前列腺素、内皮素、炎症因子等),通过外周伤害性感受器或直接激活初级传入神经元上的特异受体而发挥作用,导致癌痛的产生和维持[1]。

浮针医学认为,局灶性癌痛是一种肌肉后疼痛,虽然不能直接治疗癌症,但可以治疗引起疼痛的患肌。肿瘤的生长会压迫邻近组织器官,周围肌肉长期自我保护性收缩导致过度疲劳,缺血缺氧形成患肌,直接引发疼痛;紧张的肌肉也会压迫邻近神经、血管,侵犯空腔脏器造成梗

---

[1]　中国医师协会疼痛科医师分会,中华医学会疼痛学分会,国家疼痛专业医疗质量控制中心,等.癌症相关性疼痛评估中国专家共识(2023 版)[J].中国疼痛医学杂志,2023,29(12):881-886.

阻,或侵犯实质脏器造成包膜张力过高,间接引起疼痛,即"不通则痛"。肿瘤患者疾病发展速度较快,加之手术消耗、术后康复等消耗大量气血,营养缺乏,肌肉供血供氧较差,也会导致疼痛和疼痛的反复发作,即"不荣则痛"。

### 四、浮针治疗思路

根据患者的临床表现、疼痛的具体位置,结合浮针三辨、浮针治疗五部曲,将嫌疑肌分为 3 大类。

1. 局部嫌疑肌 即疼痛部位周围肌肉。嘱患者指出最痛的部位,评估周围肌肉的紧张程度和其他异常感觉。

2. 远道嫌疑肌 如表 14-5-2 所示。

表 14-5-2 局灶性癌痛解剖位置相关嫌疑肌

| 疼痛部位 | 相关嫌疑肌 |
| --- | --- |
| 腹部 | 腹直肌、腹斜肌、髂腰肌等 |
| 背部 | 竖脊肌、菱形肌、腰方肌、腹肌、臀肌等 |
| 胸胁部 | 肱桡肌、胸大肌、胸小肌、肋间肌、前锯肌等 |
| 下肢部 | 臀肌、股四头肌、胫骨前肌、腓肠肌等 |

3. 气血嫌疑肌 胸大肌、腹直肌、胸锁乳突肌等。

### 五、浮针治疗方法

结合患者临床表现,根据罗列的嫌疑肌,通过触摸确定患肌,针尖对准患肌处,并配合相应肌肉的再灌注活动。

### 六、预后及注意事项

(一)预后

根据临床观察,浮针治疗局灶性癌痛效果显著。但癌痛多为慢性疼痛,兼具伤害感受性疼痛和神经病理性疼痛的特点[1],原发病难以根

---

[1] 中国抗癌协会癌症康复与姑息治疗专业委员会(CRPC)难治性癌痛学组.难治性癌痛专家共识(2017 年版)[J].中国肿瘤临床,2017,44(16):787-793.

治,发病及医疗干预过程中影响因素复杂,因此浮针治疗后虽然能快速缓解,但易复发,需准确评估、坚持治疗。

(二)注意事项

1. 局灶性癌痛部位不定,需根据患者具体疼痛部位结合浮针三辨及治疗五部曲论治。

2. 肿瘤患者体质较差,治疗过程中应尽量减少进针点,以匀速扫散为主,配合精准、适量的再灌注活动,避免过度消耗。

3. 肿瘤患者多有血环境不良,治疗过程中应以"气血新论"[1]为指导,注重"肌肉功能 - 血循环"和脾胃功能的改善,提升整体能量供应,加速疼痛和原发疾病恢复。

4. 肿瘤患者多有精神紧张、抑郁,而精神、情绪与肌肉、疾病的关系十分密切。因此治疗过程中应注重对患者精神的安抚,争取获得更好的疗效。

## 七、典型病案述评

杜某,男,57 岁,2020 年 12 月 17 日初诊(杨琳丽医师提供病案)。

主诉:贲门癌全胃切除术后腹痛 1 月,加重 1 周。

现病史:患者 2020 年 1 月 21 日因贲门癌行全胃切除术,术后化疗 3 周期。近 1 月间断性腹部绞痛,疼痛评分 5 分,未规律服用止痛药。自述近 1 月不能直立行走,不能平卧,少量进食即腹胀。左侧胸部近剑突处簇状疱疹 4 天,局部无疼痛、无瘙痒,无抓破流水,眠差,精神可,大便干,小便可。自手术以来体重下降约 25kg。

既往病史:高血压病史 7 年;否认其他病史。

体格检查:患者面色无华,表情淡漠,消瘦,呈端坐位,平卧角度 100° 左右诱发腹痛,余略。

辅助检查:2020 年 12 月 10 日 CT 示:食管 - 胃吻合口未扩张,局部软组织影增厚,组织分辨率低,与肠管分界不清;双侧锁骨上区软组织影增多,纵隔、双肺门、内乳区、腹腔、腹膜后、髂血管旁多发肿大淋巴

---

[1] 符仲华,甘秀伦.气血新论:基于浮针医学的中西汇通[M].北京:人民卫生出版社,2021.

结,倾向转移;肝内多发低密度结节;胸腔积液、腹腔积液;双肺及胸膜多发小结节。血常规、生化全项及降钙素原未见明显异常。术后病理示:胃腺癌。

浮针专项检查:左侧腹直肌上段(4 级),右侧腹直肌中上段(4 级),左侧前锯肌(2 级),左侧竖脊肌(1 级)。

治疗:第一针在左侧脐旁约 6cm 处进针,针尖斜向内上方,进行扫散,因患者体质较弱,只配合呼吸运动及咳嗽,未行其他再灌注方法,在扫散十几下后患者即觉上腹部出现从未有过的轻松感。

第二诊:患者诉第一诊治疗后,少量进食后无腹胀,平卧角度较前改善,能直立行走去卫生间,腹痛明显减轻。第一针治疗同前,第二针选择右侧脐旁约 6cm 进针,针尖分别对准剑突及脐方向扫散,治疗后患者轻松感较前更加明显,腹部已无明显疼痛,平卧角度 160° 无诱发疼痛。

第三诊:患者无反复,精神状态好,继续前法治疗。

(孙 健)

# 第六节 脑 瘫

脑瘫,即小儿脑瘫,是一组持续存在的中枢性运动和姿势发育障碍、活动受限症候群,这种症候群是由于发育中的胎儿或婴幼儿脑部非进行性损伤所致。

## 一、临床表现

主要表现为中枢性运动障碍及姿势异常,伴有或不伴有感知觉和智力缺陷等。病位在脑,累及四肢,表现多样,可伴有智力低下、惊厥、听觉和视觉障碍、行为异常等,是儿童致残的主要疾病之一。

虽然导致脑瘫的脑损伤为非进行性损伤,但其功能障碍是永久性的,甚至可能会呈进展性。

## 二、诊断与鉴别诊断

1. 诊断  应根据神经系统查体、运动功能评估,参考临床病史、神经影像学、生物学指标等进行综合判断。

必备条件:①中枢性运动障碍持续存在;②运动和姿势发育异常;③肌张力及肌力异常;④反射发育异常。

参考条件:①有引起脑瘫的病因学依据(早产、低出生体质量、缺氧缺血性脑病、胆红素脑病和宫内感染等);②颅脑磁共振影像学(MRI)佐证。

脑瘫的诊断条件包括4个必备条件和2个参考条件。4个必备条件指的是中枢性运动协调障碍、肌肉张力异常、反射发育异常、保护性伸展反应未出现或延缓出现。2个参考条件指的是依据病因学和核磁影像学检查来诊断脑瘫。

2. 鉴别诊断

(1)本病与一过性运动障碍或发育迟缓、智力落后等相比较,后者后期运动功能会正常或接近正常。

(2)颅内感染性疾病、颅内感染、脑肿瘤等疾病结合检查、影像学等可以明确。

## 三、病因及发病机制

脑瘫的发病原因有多种,发育不成熟的大脑(产前、产时或产后)、先天性发育缺陷(如畸形、宫内感染)或损伤(如早产、低出生体质量、窒息、缺氧缺血性脑病、核黄疸、外伤、感染)等非进行性脑损伤皆可引起。

## 四、浮针治疗思路

我们认为,浮针治疗小儿脑瘫与治疗中风后的一些肢体功能障碍、面瘫等有着相似的理论基础,一开始由于大脑神经的损伤,但损伤过后有一些神经功能已经部分恢复,却遗留下肌肉的失能,浮针能够治疗的并非颅内的问题,而是由于中枢神经损伤后造成的患肌。浮针治疗的依然是肌肉,并非神经或大脑。

1. **局部嫌疑肌** 上肢肌肉群、下肢肌肉群、腹部肌肉群、背部肌肉群、颈部肌肉群。

2. **远道嫌疑肌** 本病多为多肌肉同时患病,故多呈现全身多处患肌。

3. **气血嫌疑肌** 左侧胸大肌、双侧腹直肌。

## 五、浮针治疗方法

结合临床表现,根据罗列的嫌疑肌,通过触摸确定患肌,在患肌周围选择进针点,再灌注活动是根据患肌的生理功能设计的。

（1）上肢多于肱桡肌远端进针,屈肘、抬臂等抗阻。

（2）下肢多于比目鱼肌远端进针,俯卧位屈膝、抬腿抗阻;胫骨前肌远端进针,仰卧抬腿抗阻。

视频 14-6-1
脑瘫治疗
示例

（3）腹部多于腹直肌远端进针,卷腹抗阻。

（4）背部多于竖脊肌远端进针,背伸抗阻。

## 六、预后及注意事项

### （一）预后

智力损伤较轻的痉挛性脑瘫患者,年龄不超过 5 岁,大部分都有良好的临床效果;如果是智力受损严重、肌力 0 级的脑瘫患儿,说明神经损伤严重,难以恢复,大部分效果不佳。

### （二）注意事项

治疗后建议配合康复治疗,疗效更佳。

## 七、典型病案述评

欧某,男,3 岁,2016 年 2 月 18 日初诊。

主诉:双下肢乏力、步行困难 2 年余。

现病史:患儿 6 个多月时,家长发现其较同龄儿肢体力量弱,于当地医院诊治,诊为"小儿脑瘫",于当地医院进行康复及相关治疗,力量较同龄人仍弱,3 岁仍双腿乏力,不能步行,伴发育较同龄人稍晚,遂由朋友介绍来诊。症见双下肢乏力,难以站立,步行不能,伴情绪不稳,纳少,眠可,二便调。

辅助检查:未见。

浮针专项检查:双侧股四头肌(3级),双侧大腿内收肌群(3级),双侧腓肠肌(3级),双侧比目鱼肌(3级)。

诊断:小儿脑瘫。

治疗:双侧比目鱼肌下缘向上进针,按住踝关节再灌注治疗(患儿一般会挣扎,固定踝关节即可),目标肌肉为双侧腓肠肌、比目鱼肌、大腿内收肌群。胫骨前肌中下 1/3 处向上进针,抬腿抗阻再灌注治疗,目标肌肉为股四头肌。

即时效果:双下肢力量较前改善,佩戴双脚支具可独自站立。

医嘱:适度增加站立训练。

二诊(2016 年 2 月 20 日):患者家属诉,治疗后双下肢力量较前有明显改善,可戴支具站稳,考虑治疗有效,继续一诊方案。

三诊(2016 年 2 月 27 日):患儿可以戴支具站立,不能单独跨步行走,为加强下肢循环,检查腹部,双侧腹直肌(2级),继续之前治疗方案,同时处理双侧腹直肌。即时效果显示患儿双下肢肌力明显增加,可戴支具迈步走 10 余米。之后患者间断扎针 10 次左右,患儿可以离开支具行走,疗效显著。

(贺青涛)

# 第七节　原发性痛经

痛经为最常见的妇科病症之一,指行经前后或月经期出现下腹疼痛、坠胀,伴有腰酸或其他不适,症状严重者可影响工作。痛经分为原发性和继发性两类,原发性痛经指生殖器无器质性病变的痛经;继发性痛经指由盆腔器质性疾病引起的痛经[1]。本节主要论述原发性痛经的浮

---

[1] 谢幸,孔北华,段涛.妇产科学[M].北京:人民卫生出版社,2018:351.

针治疗。

年龄是痛经发生的重要因素。在月经初潮最初几个月,发生痛经极少,而后随着年龄增长迅速升高,16~18 岁时到达顶峰(82%),30~35 岁以后逐渐下降[1]。

## 一、临床表现

原发性痛经在青少年期常见,常在初潮后 1~2 年内发病;疼痛多自月经来潮后开始,最早出现在经前 12 小时,常以行经第 1 日疼痛最剧,持续 2~3 日后缓解。疼痛常呈痉挛性,疼痛性质多表现为锐痛,或坠胀痛,或冷痛,疼痛部位通常集中在下腹正中,可伴有腰骶部疼痛或放射至大腿内侧痛;可伴发恶心、呕吐、腹胀、腹泻、头晕、乏力等症状,严重时面色发白、出冷汗。疼痛程度为轻中度时常不影响日常工作和生活,重度疼痛影响日常工作和生活,需要卧床数小时或数日。妇科检查无异常发现。

## 二、诊断与鉴别诊断

根据月经期下腹痉挛性疼痛,妇科检查无阳性体征,临床即可诊断。诊断时必须与子宫内膜异位症、子宫腺肌病等疾病引起的继发性痛经相鉴别,通过妇科检查和子宫 B 超等可排除。

## 三、病因及发病机制

原发性痛经的发生主要与月经来潮时子宫内膜前列腺素(prostaglandin,PG)含量增高有关。研究表明,痛经患者子宫内膜和月经血中 $PGF_{2\alpha}$ 和 $PGE_2$ 含量较正常妇女明显升高,$PGF_{2\alpha}$ 含量增高是造成痛经的主要原因。$PGF_{2\alpha}$ 和 $PGE_2$ 是花生四烯酸脂肪酸的衍生物,在月经周期中,分泌期子宫内膜 PG 浓度较增殖期子宫内膜为高。月经期因溶酶体酶溶解子宫内膜细胞而大量释放,使 $PGF_{2\alpha}$ 及 $PGE_2$ 含量增高。$PGF_{2\alpha}$ 含量增高可引起子宫平滑肌过强收缩,血管挛

---

[1] 葛杏林,王振海.女性盆腔疼痛诊疗学[M].郑州:郑州大学出版社,2006:133.

缩,造成子宫缺血缺氧状态出现痛经。此外,原发性痛经的发生还受精神、神经因素影响,疼痛的主观感受也与个体痛阈有关。无排卵的增殖期子宫内膜因无孕酮刺激,所含前列腺素浓度很低,一般不发生痛经[1]。

浮针医学将原发性痛经归属于浮针适应证的肌肉本身病痛。原发性痛经与月经时子宫内膜前列腺素含量增高引起的子宫平滑肌收缩相关,理由如下:

1. 子宫是一个以肌肉(平滑肌)为主的空腔脏器,子宫张力的大小与子宫平滑肌活动的强弱有关,高前列腺素引发的子宫肌肉活动增强可诱发子宫张力增加,引起子宫过度痉挛收缩,使子宫宫腔内压力增高,诱发子宫平滑肌不协调或无节律性收缩,子宫异常性收缩增强导致外周供应子宫的动脉发生痉挛,使子宫得到的血流减少,造成子宫缺血而导致痛经发生。

2. 子宫位于膀胱与直肠之间,受盆底肌的支撑,通过 4 条子宫韧带悬挂在盆腔中央,这些软组织与腹壁肌肉关系密切,盆底肌肉以及腹壁肌肉的状态可影响子宫平滑肌活动变化。

3. 痛经的发生与天气变化、情绪有关,只有具备收缩功能的器官或组织才与天气变化、情绪有关,而肌肉是人体唯一具有收缩功能的组织。

4. 大量的临床病例说明,用浮针疗法把肌肉放松后,痛经常立刻缓解或消失。

## 四、浮针治疗思路

根据原发痛经的临床表现,结合第二现场规律、浮针三辨、浮针治疗五部曲,将嫌疑肌分为 3 大类。

1. 局部嫌疑肌　腹直肌、腹斜肌、髂腰肌、盆底肌等。
2. 远道嫌疑肌　比目鱼肌、大收肌、耻骨肌。
3. 气血嫌疑肌　腹直肌、腹斜肌、髂腰肌等。

---

[1]　葛杏林,王振海.女性盆腔疼痛诊疗学[M].郑州:郑州大学出版社,2006:133.

通过浮针治疗,结合再灌注活动,使这些患肌舒缓,从而达到治疗目的。治疗过程中配合的再灌注活动是根据患肌的生理功能设计的,部分患肌的再灌注活动详见治疗示例。

### 五、浮针治疗方法

原发性痛经的治疗时机,需结合主诉、现病史,根据痛经发生的时间进行治疗,可选择在月经前期3~5天或月经期。嫌疑肌的查找需结合临床表现,然后通过触摸确定患肌,在患肌周围3~5cm处选择进针点,根据患肌的生理功能设计再灌注活动。

1. 比目鱼肌　仰卧位,跖屈踝关节(向心收缩)或背伸踝关节使比目鱼肌离心收缩抗阻。

2. 耻骨肌、大收肌　仰卧位,内收髋关节或抗阻屈曲髋关节,或主动外展使耻骨肌、大收肌离心收缩抗阻。

3. 腹直肌　仰卧位,双下肢同时抬离床面15°左右(腹直肌中下段)或者头部抬离床面(腹直肌上段),或者嘱患者匀速呼吸,呼气时下压腹部,吸气时嘱患者鼓腹或吹气球,或做用力排便动作增加腹压,腹压增加时腹壁肌肉收缩抗阻。

视频 14-7-1
比目鱼肌治疗
示例

视频 14-7-2
耻骨肌、大收
肌治疗示例

视频 14-7-3
腹直肌治疗
示例

### 六、预后及注意事项

#### (一)预后

根据我们的临床观察,浮针治疗后原发性痛经常可迅速缓解或消失,但痛经会因工作压力、情绪波动或劳累、受凉、熬夜、失眠等诱发,因此在浮针治疗后,日常工作生活起居需要加以注意。在去除诱发因素的情况下,常预后较好。

（二）注意事项

1. 正确认识月经，月经是一种正常的生理状态，是女性性成熟的信号，平常心对待，消除紧张焦虑情绪，保持心情舒畅。月经前后期禁食寒凉食物，例如冰激凌、冰镇饮料等，月经前后期需注意腰腹部保暖。

2. 生活规律，起居有节，不熬夜，不长时间维持一个姿势，特别不要久坐，尤其不要长时间坐在沙发上。

3. 对于以情绪紧张或工作压力为诱发因素的患者，建议及时疏解心理压力，避免情绪波动。

4. 在早晨起床后或长时间维持一个姿势（如长时间伏案工作或久坐）之后坚持做气血操，可令肌肉缓、气血行。

## 七、典型病案述评

宫某，女，32岁，2022年1月13日初诊。

主诉：行经腹痛20余年，加重4年余。

现病史：原发性痛经病史20余年，11岁月经初潮，初潮1~2年后，逐渐出现行经腹痛，在月经期第1天疼痛明显，月经结束无腹痛症状。4年前结婚育有一子，诉有夫妻生活后发现月经结束后也会有小腹疼痛，位置在小腹正中，大约持续半个月，疼痛为阵发性，持续时间短，约30分钟可自行缓解，怀孕后无腹痛症状。产后第10个月行经，出现行经腹痛，经期第1~3天疼痛明显，第4~5天缓解，月经结束后再次出现小腹疼痛，持续半个月余，排卵期疼痛更明显些。伴腰骶部不适，双腿无症状，情绪焦虑，身体沉重，倦怠乏力。睡眠差，易醒，每天晚上会醒来2~3次。末次月经2022年1月3日，月经期6天，月经周期28~30天，月经前期无乳房胀痛。经期前3天小腹疼痛严重，NRS评分7分，影响日常生活，需服用止痛药，月经后期腹痛NRS评分2分。行经腹痛时蹲位或者蜷卧位可缓解疼痛，站立位加重，坐位臀部抬离凳面时更甚。刻下小腹疼痛NRS评分2~3分，倦怠乏力，食欲差，情绪焦虑，易激惹。诉曾服用中药治疗（具体不详），服药期间尚可，停药行经腹痛反复。妇科检查未见明显阳性体征。白带、二便正常。

既往史:既往体健,痛经病史 20 年。

妇科 B 超:少量盆腔积液,子宫及附件无异常。

浮针专项检查:耻骨肌(2 级),大收肌(2 级),腹直肌(3 级),腹斜肌(3 级),腰大肌(3 级)。

诊断:原发性痛经;慢性盆腔痛。

治疗:在患肌周围 3~5cm 处选择进针点,常规消毒皮肤后,使用进针器将浮针刺入皮下浅筋膜层,运针后退针入管,然后扫散,根据患肌的生理功能设计再灌注活动,根据浮针操作五部曲依次处理上述患肌,最后留置软管 6 小时左右。

即时效果:小腹疼痛减轻。

医嘱:注意休息,早睡早起不熬夜,月经前后期禁食寒凉食物,需注意腰腹部保暖,不要久坐久站。建议坚持规律运动,比如慢跑,或在月经前期及月经期或劳累后练习气血操等。

二诊(2022 年 1 月 18 日):小腹疼痛明显改善,诉上次治疗结束 3 天内小腹无症状,最近 2 天小腹疼痛,程度较前改善,NRS 评分 1 分。坐位臀部抬离椅子小腹疼痛未引出。继续治疗。

四诊(2022 年 2 月 9 日):2022 年 1 月 27 日月经来潮,月经第一天小腹疼痛,NRS 评分 5 分,浮针治疗前行经腹痛 NRS 评分可达 8 分,月经第 2 天小腹无症状,未治疗前小腹疼痛贯穿整个经期。月经结束后未出现小腹疼痛。今天是月经期第 13 天,目前正处于排卵期,刻下小腹疼痛,腰骶部酸痛,NRS 评分在 3~4 分。告知自浮针治疗后睡眠正常。患肌:腹直肌(2 级),腹斜肌(2 级),耻骨肌(1 级),大收肌(2 级),腰大肌(2 级)。继续治疗。

六诊(2022 年 2 月 24 日):2022 年 2 月 24 日行经,月经第一天小腹疼痛明显改善,问及疼痛程度,言主要感觉小腹不适,伴腰骶发酸,自行按摩小腹后小腹无症状,NRS 评分 1~2 分。患肌:大收肌(1 级),腹直肌(1 级),腹斜肌(2 级),腰大肌(2 级)。继续治疗。

七诊(2022 年 3 月 4 日):2022 年 3 月 3 日行经结束,无腹痛。不治疗,观察,如果效果维持,可以等下次月经周期前 1 周再约诊治疗。

2022 年 4 月 16 日随访,3 月 25 日行经,行经腹痛未出现,月经结束后无腹痛,排卵期小腹无症状。

(于 波)

## 附一:月经不调

月经不调,中医病名,是指以月经周期、经期、经量异常为主症的疾病,相当于西医学异常子宫出血,是妇科常见的病症,指与正常月经的周期频率、规律性、经期长度、经期出血量中的任何 1 项不符、源于子宫的异常出血。月经的临床评价指标至少包括周期频率和规律性、经期长度、经期出血量 4 个要素,我国暂定的相关术语详见表 14-7-1。

既往所称的"功能失调性子宫出血(功血)",包括"无排卵性功能失调性子宫出血"和"排卵性功能失调性子宫出血"两类,前者属于排卵障碍相关的异常子宫出血,后者包括黄体功能不足和子宫内膜不规则脱落等,涉及排卵障碍及子宫内膜局部异常。而根据中华医学会妇产科学分会内分泌学组 2014 年建议,不再使用"功能失调性子宫出血(功血)"[1]一词。

表 14-7-1 异常子宫出血术语范围

| 月经临床评价指标 | 术语 | 范围 |
|---|---|---|
| 周期频率 | 月经频发<br>月经稀发 | <21 日<br>>35 日 |
| 周期规律(近 1 年) | 规律月经<br>不规律月经<br>闭经 | <7 日<br>≥7 日<br>≥6 个月无月经 |
| 经期长度 | 经期延长<br>经期过短 | >7 日<br><3 日 |
| 经期出血量 | 月经过多<br>月经过少 | >80ml<br><5ml |

### (一)临床表现

异常子宫出血,是指失去正常的周期和出血自限性,出血间隔长短不一,短则数日,长则数月,常被误诊为闭经;出血量多少不一,量少

---

[1] 谢幸,孔北华,段涛.妇产科学[M].北京:人民卫生出版社,2018:335.

者只有点滴出血,多者大量出血,不能自止,导致贫血,严重者会出现休克[1]。

（二）诊断与鉴别诊断

通过详细询问病史、月经史、出血的模式,排除妊娠以及异常子宫出血的器质性疾病即可确诊。

诊断前可通过相关检查排除妊娠、生殖器肿瘤或造成异常子宫出血的全身性疾病(例如感染、血液系统以及甲状腺疾病等);诊断前还应了解疾病经过、诊疗情况,以及近期是否服用干扰排卵的药物等情况。

（三）病因及发病机制

正常月经的发生是基于排卵后黄体生命期结束,雌激素和孕激素撤退,子宫内膜层皱缩坏死而脱落出血。异常子宫出血常见于青春期、绝经过渡期,生育期也可发生。正常的月经周期、持续时间和血量,表现为明显的规律性和自限性。当机体内部和外界各种因素,如精神紧张、营养不良、代谢紊乱、环境及气候骤变、饮食紊乱、过度运动等以及药物影响时,可通过大脑皮层和中枢神经系统,引起下丘脑-垂体-卵巢轴功能调节或靶器官效应异常而导致月经失调[1]。

浮针医学将子宫异常出血归属于浮针适应证的肌肉本身病痛。浮针治疗异常子宫出血的可能机制:如果子宫平滑肌收缩障碍,不能夹闭出血部位的血管使血流减慢,血液凝固系统不能正常启动,从而导致凝血障碍,形成异常出血。浮针治疗干预子宫平滑肌或小血管平滑肌,促进子宫平滑肌收缩,恢复正常功能的子宫平滑肌对血管有夹闭作用,从而达到止血目的。

浮针治疗思路及治疗方法、注意事项等请参考"原发性痛经"。

需要注意的是,异常子宫出血的治疗时间可根据出血量、持续时间、月经周期、月经期等进行安排。在月经前期或月经期如果出血量大,可以根据患者的情况随时治疗。

根据我们的临床实践观察,异常子宫出血的患者在浮针治疗后多数可达到快速止血的治疗目的。异常子宫出血的预后常与患者能否建

---

[1] 谢幸,孔北华,段涛.妇产科学[M].北京:人民卫生出版社,2018:334-335.

立正常的月经周期有密切关系。

（四）典型病案述评

季某,女,48岁,2016年10月20日初诊。

主诉:月经淋漓不净20天。

现病史:患者自今年3月份出现月经不调,先后无定期,行经后淋漓不净,曾在医院诊断为功能失调性子宫出血并清宫处理,5月、6月、7月月经周期、月经期规律。8月份月经未行,9月30日行经,20余天来月经淋漓不净,中间停顿1~2天,出血量不定,时多时少,少时<5ml,多时>30ml,量多时有血块,伴左侧腹部隐痛,腰骶部酸胀。平素月经周期28天,月经期7天,量多,色暗有块。平素白带量多,伴有腰骶部酸痛。2002年、2012年曾因功能失调性子宫出血做过2次清宫术,每次术后月经周期及月经期规律。

既往史:否认高血压及糖尿病病史。功能失调性子宫出血病史。

辅助检查:B超提示子宫颈囊肿,右侧卵巢稍大。

浮针专项检查:比目鱼肌(3级),耻骨肌(3级),腹直肌(3级),腹斜肌(3级),腰大肌(2级)。

诊断:异常子宫出血(功能性)。

治疗:在患肌周围3~5cm选择进针点,常规消毒皮肤后,使用进针器将浮针刺入皮下浅筋膜层,运针后退针入管,然后扫散,根据患肌的生理功能设计再灌注活动,根据浮针操作五部曲依次处理上述患肌,最后留置软管6小时左右。

即时效果:出血量较浮针治疗前无明显改观。

二诊(2016年10月22日):浮针治疗后月经量改善不明显,血块暗黑,血色鲜红,伴左侧小腹隐痛。继续治疗。

三诊(2016年10月26日):患者诉10月22日治疗后月经量减少,血块减少、变小,左小腹隐痛程度减轻。自述24—25日下午时月经量偏多。患肌检查:腹直肌(2级),腹内斜肌(2级),腰大肌(2级,左侧更明显),耻骨肌(2级)。继续治疗。

四诊(2016年11月2日):患者诉10月29日开始子宫异常出血逐渐减少,至晚上完全停止,至今天未反复。患者仍然感觉左侧腹部不适,自行按压感觉不同于右侧。患肌检查:腹直肌(左)2级,左侧腰大肌(2级),双侧腹内斜肌(2级),双侧比目鱼肌(2级)。继续治疗。

2016 年 12 月 17 日告知 12 月 4 日晚行经,月经期前 3 天量多,无血块,色正常,行经 8 天结束。

2020 年 8 月患者来门诊治疗颈肩问题,问及经期情况,告知自浮针治疗后,月经规律,现已绝经,绝经期前后未再出现子宫异常出血情况。

(于 波)

## 附二:功能性不孕症(排卵障碍性不孕)

不孕(育)症是一种多种病因导致的生育障碍状态,是生育期夫妇的生殖健康不良事件。女性无避孕性生活至少 12 个月而未孕称为不孕症,男性则称为不育症。不孕症分为原发性和继发性两大类,既往未有过妊娠史,未避孕而从未妊娠者称为原发性不孕;既往有过妊娠史,而后未避孕连续 12 个月未孕者称为继发性不孕[1]。造成不孕症的因素很多,本节主要论述以排卵障碍为主要因素的不孕症的浮针治疗。

(一)临床表现

对符合不孕(育)症定义,有影响生育的疾病史或临床表现,建议男女双方就诊以明确诊断。临床需要详细询问不孕相关病史,详细采集现病史、月经史、婚育史等。包括不孕的年限、性生活的频率、有无避孕方式、既往妊娠情况;有无盆腔疼痛,白带是否异常,既往是否有盆腔炎或附件炎、盆/腹腔手术史等。月经史需要了解初潮的年纪、周期的规律性和频率、月经期的长短、经量变化以及是否痛经,如有痛经则需了解痛经发生的时间、持续时间、疼痛程度及有无伴随症状等。此外,还需要做不孕相关检查,例如超声检查、输卵管造影检查以及激素的测定等。

(二)诊断与鉴别诊断

根据临床表现,结合现病史、相关辅助检查即可确诊。临床的排卵障碍情况,包括优势卵泡生成障碍以及优势卵泡排卵障碍两种情况。

---

[1] 谢幸,孔北华,段涛.妇产科学[M].北京:人民卫生出版社,2018:361.

诊断时需排除生殖系统器质性或其他全身性疾病所导致的不孕症,例如生殖器官的先天性发育畸形、下丘脑病变、垂体病变或其他内分泌疾病(例如先天肾上腺皮质增生症)等,根据相关辅助检查即可排除上述疾病。

（三）病因及发病机制

功能性排卵障碍性不孕的机制主要涉及下丘脑 - 垂体 - 卵巢轴调节功能异常,由于垂体对促性腺激素释放激素(GnRH)敏感性增加,分泌过量黄体生成素(LH),刺激卵巢间质、卵泡膜细胞产生过量雄激素。卵巢内高雄激素抑制卵泡成熟,不能形成优势卵泡,但卵巢中的小卵泡仍能分泌相当于早卵泡期水平的雌二醇,加之雄烯二酮在外周组织芳香化酶作用下转化为雌酮,形成高雌酮血症。持续分泌的雌酮和一定水平雌二醇作用于下丘脑及垂体,对 LH 分泌呈正反馈,使 LH 分泌幅度及频率增加,呈持续高水平,无周期性,不形成月经中期 LH 峰,故无排卵发生。雌激素又对卵泡刺激素(FSH)分泌呈负反馈,使 FSH 水平相对降低,LH/FSH 比例增大。高水平 LH 又促进卵巢分泌雄激素;低水平 FSH 持续刺激,使卵巢内小卵泡发育停止,无优势卵泡形成,从而形成雄激素过多、持续无排卵的恶性循环,导致卵巢多囊样改变[1],即多囊卵巢综合征。

浮针医学将排卵障碍性不孕症归属于浮针适应证的肌肉后病痛。我们认为,卵泡成熟与性激素水平例如卵泡刺激素和黄体生成素水平有关,优势卵泡的排出与前列腺素的浓度有关,而临床实践证明,这些激素水平均与肌肉状态关系密切。理由如下：

卵巢通过卵巢系膜和阔韧带连接,通过卵巢固有韧带附着于子宫,通过富含卵巢血管的悬韧带附着于骨盆壁。卵巢动脉来自腹主动脉,如果与腹主动脉、卵巢动脉走行关系密切的肌肉处于病理性紧张状态,例如腰大肌(卵巢动脉在腹膜后沿腰大肌走行)紧张,将会引起卵巢动脉的血管动力学发生改变,进而影响到卵巢的血液供应,引起卵巢分泌的卵泡刺激素和黄体生成素分泌异常,从而影响卵泡的发育成熟;如果

---

[1] 谢幸,孔北华,段涛.妇产科学［M］.北京:人民卫生出版社,2018:348.

腹部肌肉紧张,影响到盆腔各脏器的血液循环,使卵巢平滑肌收缩功能下降、输卵管的运输功能障碍,进而影响优势卵泡的排出,出现排卵障碍。通过浮针治疗,改善腹部血液循环,恢复卵巢动脉的血供,输卵管功能恢复,进而促进卵泡成熟、排出。

优势卵泡的排出有赖于卵巢平滑肌的强有力收缩;卵子排出后,需要经输卵管伞部捡拾、输卵管壁的蠕动以及输卵管黏膜纤毛活动等协同作用,在输卵管内向宫腔移动。

浮针治疗思路及治疗方法、注意事项等请参考"原发性痛经"。

不孕症的治疗时间可根据月经周期、排卵期等进行安排,可选择在月经前期 3~5 天或月经期结束及排卵期前后。

根据我们的临床实践观察,功能性排卵障碍的不孕症患者在浮针治疗后,可通过治疗促进卵泡成熟、排卵并受孕,但每人根据病情不同需要不同的疗程。治疗过程中,可以选择与专科诊疗相结合,可缩短治疗疗程。不孕症的患者常伴随焦虑抑郁情绪,需注意降低患者治疗期待,以平常心配合治疗,效果更佳。

(四)典型病案述评

于某,女,33 岁,2024 年 3 月 21 日初诊。

主诉:婚后 2 年余未孕。

现病史:婚后 2 年余未避孕而未孕。末次月经 2024 年 3 月 8 日。月经周期 30 余天,月经期 5 天,月经量中等,色暗,较少血块,经期第 1~2 天小腹冷痛,伴腰骶部冷痛,VAS 评分 6~7 分,按压小腹或热敷可缓解,严重时需要服用止痛药。行经腹痛病史 10 年余。月经量会与经期洗浴有关,经期洗头或洗澡会出现月经量少的情况。其丈夫常年外地工作,每月归家 1 次,精液常规检查存在液化不良,时间超过 30 分钟。

既往史:体健。痛经病史,多囊卵巢综合征病史。

辅助检查:输卵管造影提示双侧输卵管通畅、盆腔粘连;子宫 B 超提示可能存在多囊状态。

浮针专项检查:比目鱼肌(3 级),股内收肌群(2 级),腹直肌(3 级),腹斜肌(3 级),腰大肌(3 级)。

诊断:痛经;功能性不孕。

治疗:在患肌周围 3~5cm 选择进针点,常规消毒皮肤后,使用进针器将浮针刺入皮下浅筋膜层,运针后退针入管,然后扫散,根据患肌的生理功能设计再灌注活动,根据浮针操作五部曲依次处理上述患肌,最后留置软管 6 小时左右。

医嘱:适当锻炼,不要一个姿势过久,注意腰腹保暖。

四诊(2024 年 4 月 11 日):4~7 日行经,月经第 1 天小腹部不适,小腹寒凉较轻,间断发作,不适感,无冷痛感,腰骶部无症状,VAS 评分 1 分,月经期后 4 天小腹部无症状,月经量中等,色暗。患肌:比目鱼肌(2 级),股内收肌群(1 级),腹直肌(2 级),腹斜肌(2 级),腰大肌(2 级)。

六诊(2024 年 4 月 25 日):2024 年 4 月 21 日子宫 B 超显示双侧卵巢内见<10mm 卵泡 10 余个,右侧较大卵泡 13mm×10mm,提示双卵巢多囊改变,右卵巢优势卵泡。腰痛 4 天,位置在腰部、腰骶部,久坐明显。继续治疗。

九诊(2024 年 5 月 22 日):腰部无症状,侧卧腰部无症状,5~11 日行经,月经量中等,小腹无症状。排卵期前调理。患肌:比目鱼肌(2 级),股内收肌群(1 级),腹直肌(2 级),腹斜肌(2 级)。

十诊(2024 年 5 月 26 日):腰部无症状,排卵期前调理,患肌:比目鱼肌(2 级),股内收肌群(1 级),腹直肌(1 级),腹斜肌(2 级)。嘱建议监测排卵。2024 年 5 月 26 日子宫 B 超提示双侧卵巢多个卵泡样回声,右侧最大 7mm×6mm,左侧最大约 19mm×18mm。

2024 年 6 月 26 日监测排卵,子宫 B 超提示右侧卵巢大小 43×16mm,左侧卵巢大小约 30mm×27mm,内见较大卵泡 18mm×15mm。

(于 波)

# 第八节　乳腺增生症

乳腺增生症是指乳腺上皮和纤维组织增生,乳腺组织导管和乳小叶在结构上的退行性病变及进行性结缔组织的生长病症。乳腺增生症是女性最常见的乳房疾病,其发病率占乳腺疾病的首位。

## 一、临床表现

临床表现多以乳房疼痛、乳腺局限性或弥漫性增厚,伴有或不伴有乳头溢液为主,大约 80% 的患者有乳房疼痛的症状,多双侧也可单侧疼痛,疼痛性质有胀痛、刺痛、窜痛、隐痛或触痛等,乳房疼痛的表现常不稳定,可在月经前加重,也常在情绪变化、劳累、天气变化时加重。乳腺局限性增厚是诊断乳腺病的主要依据,多数为多发,范围大小不等,质地硬或硬韧,肿块不与皮肤粘连,肿块表面常不光滑,触之有颗粒感。除以上症状外,部分患者会出现乳头发痒,或伴有乳头溢液、口苦、胁胀、胸闷、厌食、月经紊乱等全身症状。

## 二、诊断与鉴别诊断

乳腺增生症可根据患者的年龄、乳房疼痛、乳腺局限性或弥漫性增厚等症状及相关辅助检查进行诊断,常见的辅助检查包括乳腺超声检查、乳腺 X 线检查、乳腺导管造影术、近红外线乳腺扫描、乳腺红外热像图、细胞学检查、活组织病理检查等。乳腺增生症可分类为乳痛症、乳腺腺病、囊性增生病[1]。

本病需与乳腺纤维腺瘤、乳腺叶状囊肉瘤、积乳囊肿、乳腺癌等相鉴别。

乳腺增生的一部分可发生恶变而成乳腺癌,乳腺增生症中的重度不典型性小叶或导管增生、导管上皮的汗腺增生、多发性导管内乳头状瘤等恶变为乳腺癌的危险性大。但凡患有乳腺增生症中的上述类型者要注意定期复查,必要时行手术活检以取得组织进行病理学检查。

## 三、病因及发病机制

乳腺增生症病因暂不明确,常见病因包括:内分泌失调,如黄体酮

---

[1] 程蔚蔚,籍敏.乳腺疾病[M].3 版.北京:中国医药科技出版社,2021.

分泌减少、雌激素相对增多是乳腺增生发病的重要原因(如卵巢发育不健全、月经不调、甲状腺疾病及肝功能障碍等);情绪等精神因素的影响,如精神紧张、情绪激动等不良精神因素容易形成乳腺增生,经常熬夜、睡眠不足等不良因素会加重已有的乳腺增生症状;人为因素或不良生活习惯,如女性高龄不育、性生活失调、人工流产、不哺乳等原因,造成乳腺不能有正常的、周期性的生理活动,佩戴过紧的胸罩或穿过紧的内衣等;饮食结构不合理,如高脂、高能量饮食导致脂肪摄入过多,饮酒和吸烟等不良生活习惯,均会诱发乳腺病;长期服用含雌激素的保健品、避孕药等。

乳腺增生症表现为乳痛、乳房肿块、乳房溢液等。浮针医学认为,除上述原因导致的内分泌激素失调以外,乳腺附着的肌肉长期紧张、弹性变差为重要原因。当乳腺组织以下的肌肉因为情绪紧张、哺乳、体力劳动等引发缺血性痉挛、局部肌张力增高时(我们称之为患肌),会影响到向乳腺组织供应的血液循环,导致乳腺组织供血量下降,循环变差,使局部血液瘀积增加、代谢产物瘀阻,阻碍了乳腺组织的代谢与更新,使乳腺增生从良性增生、乳房胀痛逐渐到囊性增生、产生肿块,乃至出现乳头溢液等表现。

故通过浮针治疗乳腺附近的患肌,使肌肉恢复正常张力,使乳腺得到高质量的血液供应,恢复乳腺正常的代谢,是预防和治疗乳腺增生的重要方法。对于乳痛症及部分肿块较小的病变,浮针有积极的效果;对于肿块较大的乳腺增生,则需要更长的治疗疗程;而出现肿块增大、乳头溢液等表现时,在相关检查排除恶性病变之后,浮针仍可以起到减缓症状的作用;如经专科诊查确需手术治疗,术后及时采用浮针治疗可减缓术后疼痛、肩关节功能障碍、淋巴水肿等并发症的发生。

## 四、浮针治疗思路

根据患者的症状表现、第二现场规律、浮针三辨、浮针治疗五部曲等,将嫌疑肌分为以下3类。

1. 局部嫌疑肌　胸大肌、胸小肌、前锯肌、肩胛下肌等。
2. 远道嫌疑肌　膈肌、背阔肌、冈下肌等。

3. 气血嫌疑肌　胸锁乳突肌、腹直肌、斜角肌等。

## 五、浮针治疗方法

根据上述罗列的嫌疑肌确定触诊范围,判断患肌,并根据肌肉的功能活动设计再灌注活动。嫌疑肌的进针点为朝向所在患肌肌腹 3~5cm 的位置。

1. 胸大肌　掰手腕。

2. 胸小肌　卧位手臂外展 120° 抗阻。

3. 前锯肌　同侧肩前伸内收抗阻。

4. 胸锁乳突肌　卧位对侧头旋转抗阻。

5. 膈肌　仰卧位上腹部悬空抗阻。

6. 背阔肌　俯卧位手臂外展抗阻。

7. 腹直肌　仰卧位卷腹抗阻。

视频 14-8-1
乳腺增生治
疗示例

## 六、预后及注意事项

### (一) 预后

根据临床观察,乳腺增生症引起的乳痛症,在较短的疗程内可起到缓解疼痛的效果;乳腺腺病等增生肿块,需要较长疗程;乳腺术后引起的术后疼痛及关节功能障碍、淋巴水肿等病症,浮针康复效果好,见效快。

### (二) 注意事项

1. 本病需注意与乳腺癌等病变相鉴别,嘱患者定期复查。

2. 本病与内分泌雌激素等关系较大,应注意作息习惯的调整。

3. 本病与情绪因素关系大,应注重心理疏导。

4. 当肿块较大时,可同时接受乳腺专科诊治,采用针药结合或者手术后浮针治疗的方法。

## 七、典型病例述评

容某,女,31 岁,2024 年 2 月 15 日。

主诉：乳房胀痛 3 月余。

现病史：患者 3 个月前开始出现双侧乳房胀痛，服用中药后感觉疗效不明显，遂来就诊。刻下症见双侧乳房胀痛，以左侧为重，可扪及左侧乳房有肿块，边界清晰，大小约 4mm×5mm，乳房胀痛以经前及情绪波动时加重，放假时可缓解。患者平素喜思虑，工作压力大，睡眠时身体紧张，难以放松，故睡眠质量差。舌淡胖有齿印，苔白，脉弦细。

既往史：无特殊病史及手术史、外伤史等。

辅助检查：双乳腺 B 超显示乳腺结节，分级为 2 类。

诊断：乳腺增生。

浮针专项检查：触诊范围为胸部、腋下、背部及颈项部。胸大肌（3级），膈肌（3级），前锯肌（2级），背阔肌（3级），斜角肌（2级）等。

即时效果：首诊后患者当场觉乳腺紧张疼痛减半，胸闷缓解，呼吸顺畅。

医嘱：气血操每日 1 次。腹式呼吸训练，每组 10 次，每日 2 组。

疗效结果：首诊处理时在经前，1 周治疗 3 次，乳房胀痛缓解明显，配合中药软坚散结、疏肝解郁，共治疗 6 次后，乳房胀痛缓解，少许发紧，呼吸顺畅，不易发怒，睡眠逐渐好转，本月月经通畅，继续巩固治疗。

（黄辉霞）

# 第九节　输尿管结石

输尿管结石，是由肾脏结石排出或体外震波后结石碎块降落过程中受阻，停留在输尿管各处的结石总称。按照结石停留部位不同分为输尿管上段、中段、下段结石，临床以输尿管下段结石最常见，占50%~60%，40~50 岁发病率最高，有家族倾向，男性多发。

## 一、临床表现

1. 疼痛　肾绞痛或输尿管绞痛，以阵发性腰部或上腹部难以忍受的剧烈疼痛为主,疼痛可沿同侧输尿管方向放射至下腹、会阴、外生殖器或大腿内侧等处。

2. 血尿　轻者表现为镜下血尿,重者呈肉眼可见的血尿。

3. 体征　体征不明显,仅肾区有叩击痛,或沿输尿管在体内的走行有压痛。

4. 其他症状　肾绞痛剧烈时刺激其他脏器出现异常症状,如恶心、呕吐等胃肠道症状;结石位于输尿管下段,产生尿频、尿痛、尿急等症状;合并尿路感染时则表现为寒战、发热等症状。

## 二、诊断与鉴别诊断

通过典型的临床症状及体征、尿路 X 线片、腹部彩超以及全腹部平扫 CT 可以诊断。应结合患者病史及相关检查与输尿管肿瘤、胰腺炎、阑尾炎、胆囊结石、肠梗阻、卵巢破裂、异位妊娠输卵管妊娠破裂等相鉴别。

## 三、病因及发病机制

输尿管结石多由肾结石排出过程中停留在输尿管所致,而人体代谢异常、尿路梗阻、感染和尿路中存在异物、不良饮食习惯及药物因素等均是诱发尿路结石形成的病因。结石的形成机制尚未完全清楚,有多种学说,肾钙化斑、过饱和结晶、结石基质、晶体抑制物质、异质促进成核学说是结石形成的基本学说[1]。

浮针医学认为,输尿管结石属于肌肉前病痛,由于结石嵌顿,平滑肌痉挛与骨骼肌病理性紧张同时发作,通过浮针治疗改善局部患肌状态,相联系的输尿管平滑肌供血也会得到相应的改善,紧张和痉挛迅速解除,输尿管恢复到正常状态,从而疼痛缓解,嵌顿的结石得以排出,疼痛即可减轻或者消失。

---

[1]　陈孝平,汪建平,赵继宗.外科学［M］.9 版.北京:人民卫生出版社,2018.

## 四、浮针治疗思路

输尿管结石的治疗主要从肌肉解剖和功能性角度入手。

1. 局部嫌疑肌　腰大肌、髂肌等。

2. 远道嫌疑肌　竖脊肌下段、腹直肌、腹斜肌、股内收肌群等。

3. 气血嫌疑肌　腹直肌、小腿三头肌等。

浮针治疗过程中的再灌注活动根据患者疼痛部位、体征及患肌的生理功能设计,部分患肌的再灌注活动见治疗示例。

## 五、浮针治疗方法

1. 腹直肌　仰卧位,按压患肌鼓肚子;双下肢并拢屈髋;抱头仰卧起坐。(图 14-9-1)

2. 腹斜肌　仰卧位,仰卧起坐左右转身触摸对侧膝盖。(图 14-9-2)

3. 竖脊肌　俯卧位,跪位抱头弯腰;小飞燕;伸懒腰;左右扭动腰腿部。(图 14-9-3)

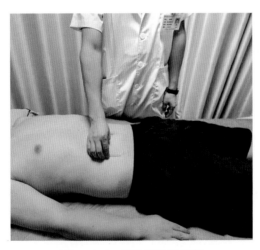

图 14-9-1　腹直肌进针示例

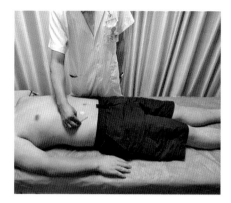 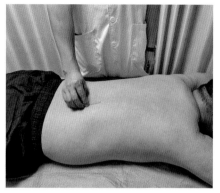

图 14-9-2　腹斜肌进针示例　　　　图 14-9-3　竖脊肌进针示例

视频 14-9-1　　　视频 14-9-2　　　视频 14-9-3
腹直肌治疗　　　腹斜肌治疗　　　竖脊肌治疗
示例　　　　　　示例　　　　　　示例

## 六、预后及注意事项

（一）预后

浮针针对患肌治疗，可快速改善输尿管痉挛状态，往往能取得立竿见影的效果。

（二）注意事项

1. 多喝水。不论结石属于哪一类，最重要的预防之道是提高水分的摄取量。水能稀释尿液，并防止高浓度的盐类及矿物质聚积成结石，合适的饮水量应能保证 1 天排 2L 的尿液。

2. 多吃富含维生素 A 的食物，如胡萝卜、西红柿等。不宜食用含高嘌呤食物，如动物内脏、浓汤、豆类等，可以防止结石发生。

3. 勿吃富含草酸盐的食物。大部分结石属于草酸钙结石，因此，应限量摄取富含草酸的食物，包括豆类、甜菜、芹菜、巧克力、葡萄、青椒、香菜、菠菜、草莓等,也要避免酒精、咖啡因等。

4. 多运动。不爱运动的人容易使钙质淤积在血液中,运动可促进钙质吸收。

## 七、典型病案述评

曾某,男,56岁,2023年1月10日初诊。

主诉:间断左下腹疼痛5天,加重1天。

现病史:患者5天前无明显诱因出现左下腹疼痛,伴尿频尿急,无明显尿痛,无发热、恶心、呕吐等不适,因症状较轻尚可耐受,未予特殊处理,1天前上述症状加重。现症见左下腹疼痛,呈阵发性,疼痛尚可耐受,无发热,无恶心、呕吐等不适,精神状态一般,纳食可,夜寐一般,大便正常,尿频尿急,1日7~8次,偶感轻微尿痛。

既往史:自诉发现肾结石1年余,未系统治疗。有高血压病史10余年,平素口服降压药,自诉血压控制可。否认糖尿病、冠心病等慢性病病史。

辅助检查:腹部彩超示肾结石,左侧输尿管上段结石。

诊断:左侧输尿管上段结石。

浮针专项检查:腹直肌下段(2级),左侧腹外斜肌(2级),左侧股内收肌群(2级)。

治疗:患肌常规扫散,配合相应患肌再灌注活动。

(1)腹直肌:双下肢伸直并拢屈髋30°,抱头仰卧起坐,按压患肌鼓肚子。

(2)腹斜肌:仰卧起坐左右转身同时屈膝触对侧膝盖。

(3)股内侧肌群:髋关节内收抗阻,髋关节屈曲抗阻,髋关节外展加压。

即时效果:疼痛基本消失。

医嘱:适量增加饮水量,跳绳,注意小便情况。

在3次治疗后,复查腹部彩超,提示双肾、膀胱声像图未见明显异常。

(肖斌斌)

# 第十节　前列腺疾病

前列腺是男性泌尿生殖系统中的一个附属腺体器官,位于膀胱底部和尿道环绕部位。其主要生理作用是分泌前列腺液。此外,前列腺还与男性的排尿功能、性能力和生育功能以及内分泌平衡等相关。前列腺疾病是成年男性的常见疾病,主要包括前列腺炎、前列腺增生及前列腺癌等[1]。

## 一、临床表现

### (一)前列腺炎

前列腺炎可发生于男性各个年龄阶段,其中以青壮年及中年多见。1999 年,美国国家糖尿病、消化和肾脏疾病研究所将前列腺炎分为 4 型,Ⅰ 型为急性细菌性前列腺炎,Ⅱ 型为慢性细菌性前列腺炎,Ⅲ 型为慢性非细菌性前列腺炎 / 慢性骨盆疼痛综合征,Ⅳ 型为无症状性前列腺炎。其中 Ⅰ 型占比不足 1%,Ⅱ 型占比约 10%,Ⅲ 型约占 90%。各型临床表现如下[2]:

(1)Ⅰ 型:多为急性起病,症见发热、寒战、乏力等全身表现;局部症状包括会阴部、下腹部、阴囊等的明显坠胀、疼痛感,并伴有尿频、尿急、尿痛等下尿路刺激征;部分患者见血尿、排尿困难、急性尿潴留或精囊炎、附睾睾丸炎等并发症。

(2)Ⅱ 型:为慢性病病程,或慢性病程急性发作,病史超过 3 个月;主要表现为尿频、尿急、尿痛、夜尿增多;此外,多见下腹部、阴囊、会阴区坠胀及疼痛等症状反复发作。因病史缠绵反复,部分患者可伴有失眠、焦虑或精神抑郁等精神心理方面的并发症。

1　梁朝朝,夏术阶 . 前列腺疾病解读［M］. 北京:人民卫生出版社,2017.
2　中国中西医结合学会泌尿外科专业委员会,湖北省中西医结合学会泌尿外科专业委员会 . 中西医结合诊疗前列腺炎专家共识［J］. 中国中西医结合外科杂志,2022,28(4):451-455.

（3）Ⅲ型：有反复发作、病程迁延等病史特点，其主要临床表现为疼痛和下尿路症状，包括尿频、排尿困难、夜尿增多、尿滴沥或尿流乏力等。此外，该型常伴有性功能低下、射精疼痛和精液质量下降等生殖系统并发症。因此，多数患者同时患有焦虑、抑郁、紧张等心理问题，而精神心理因素可进一步引起非自主神经功能的问题，导致后尿道神经肌肉功能障碍，表现为盆腔疼痛和排尿功能障碍，又进一步加重前列腺炎症状。

（4）Ⅳ型：该型在临床症状上可无相关表现。

（二）前列腺增生

良性前列腺增生，好发于中老年男性，是以排尿障碍为主要表现的慢性病。在 51~60 岁男性中的发病率约 20%，在 61~70 岁男性中达50%，在 81~90 岁时高达 83%。其临床表现包括[1]：①尿频、尿急、夜尿多等下尿路刺激性症状，严重者出现急迫性尿失禁；②排尿困难、排尿余沥不尽、排尿无力、变细分叉、尿潴留等梗阻性症状；③合并尿路感染或结石，可有尿频、尿急、尿痛的症状，若增生腺体表面黏膜较大的血管破裂，可合并无痛性肉眼血尿。

（三）前列腺癌

前列腺癌是男性泌尿生殖系统最常见的恶性肿瘤之一。前列腺癌有不同病理分级分组和分期，但总体而言，前列腺癌的表现可总结如下[2]：

（1）早期：早期前列腺癌通常无特异性症状，当肿瘤增大、侵犯突入尿道或膀胱颈时，可出现与良性前列腺增生相似的下尿路刺激症状和排尿梗阻症状，如尿流缓慢、尿频、尿急、排尿等待、排尿间断等，但其排尿困难进展较快。

（2）晚期：晚期肿瘤局部侵犯症状明显，压迫精囊输精管可引起血精、睾丸疼痛和射精痛；侵犯膀胱可引起血尿；突破前列腺纤维囊侵犯

---

[1] 中华医学会男科学分会良性前列腺增生诊疗及健康管理指南编写组．良性前列腺增生诊疗及健康管理指南［J］．中华男科学杂志，2022，28（4）：356-365．

[2] 中华医学会男科学分会，前列腺癌中西医结合诊疗与健康管理中国专家共识编写组．前列腺癌中西医结合诊疗与健康管理中国专家共识［J］．中华男科学杂志，2022，28（10）：941-953．

338　第十四章　杂　病

支配阴茎海绵体的盆丛神经分支时,会出现勃起功能障碍;脊髓压迫导致下肢瘫痪;直肠受压引起排便困难或肠梗阻。此外,可见癌转移症状,如骨转移引起腰骶部疼痛、骨骼疼痛、病理性骨折、贫血;双侧输尿管受累时可出现尿毒症症状;免疫系统受累时可见淋巴结肿大、肝大;脑转移导致的神经功能障碍等。

## 二、诊断与鉴别诊断

各型前列腺炎和前列腺增生属于良性病变,而前列腺癌属于恶性病变,其预后不同,需要鉴别诊断。因Ⅱ型、Ⅲ型前列腺炎,与前列腺增生、前列腺癌均为慢性病变,临床表现有共同点,故重点讨论其鉴别点(表 14-10-1)。

表 14-10-1　慢性前列腺炎、前列腺增生和前列腺癌的鉴别

| 鉴别要点 | 慢性前列腺炎 | 前列腺增生 | 前列腺癌 |
|---|---|---|---|
| 病程 | 慢性 | 慢性 | 慢性,但相较于前列腺增生进展更快,临床症状进行性加重 |
| 下尿路刺激症状 | 有 | 有 | 可有,但早期可不明显 |
| 尿路梗阻症状 | 相对少见 | 有 | 可有,但早期可不明显 |
| 痛症 | 可有尿痛及下腹部、阴囊、会阴区、盆腔坠胀疼痛、射精痛等;痛症较为明显 | 伴有尿路结石或感染时可有尿痛、下腹部或盆腔痛等 | 晚期侵犯、压迫时亦可见尿痛、周围组织疼痛,骨转移可见骨痛 |
| 好发年龄 | 青壮年 | 中老年 | 中老年,年龄层相较于前列腺增生更老年化 |
| 直肠指检 | 前列腺可有弥漫性增大或无明显增大,形态质地无明显异常,有触痛 | 可触及肿大前列腺,表面光滑,质地较均匀,硬度适中,边界清晰;中央沟变浅或消失 | 前列腺不对称;可扪及不规则结节,呈独立或区域分布,质地坚硬,表面不光滑,界限不清 |

| 鉴别要点 | 慢性前列腺炎 | 前列腺增生 | 前列腺癌 |
|---|---|---|---|
| 辅助检查 | 1)前列腺液检查:可见白细胞,每高倍视野超过10个,或见脓细胞;<br>2)CT、MR或彩超等影像学检查:前列腺一般无明显体积增大,以炎性水肿病变为主,可资鉴别 | 1)血清碱性磷酸酶:不升高;<br>2)CT、MR或彩超等影像学检查:前列腺呈增生结节明显增大,主要局限于移行带增大,可资鉴别 | 1)血清PSA:明显升高;<br>2)血清碱性磷酸酶:升高(已发生骨转移者升高显著);<br>3)CT、MR或彩超等影像学检查:前列腺呈不规则癌肿增大,主要局限于外周带增大,可资鉴别;<br>4)前列腺组织活检:确诊各型前列腺恶性肿瘤 |
| 并发症 | 可合并性功能低下、射精疼痛和精液质量下降等生殖系统并发症;或焦虑、抑郁、紧张等心理问题 | 可合并尿路感染或尿路结石;若增生腺体表面黏膜血管破裂,可引起无痛性尿血 | 恶性肿瘤的转移灶(骨、肺、神经系统、淋巴结等)所引起的各种并发症状 |

## 三、病因及发病机制

### (一)前列腺炎

各型前列腺炎的病因和机制有所不同[1]:

(1)Ⅰ型:常为血行感染、经尿道逆行感染所致,致病菌以大肠埃希菌最为常见。

(2)Ⅱ型:以逆行感染为主要感染途径。病原菌以大肠埃希菌、葡萄球菌为多见,大约85%细菌对多种抗生素耐药,且能形成黏附于前列腺小管上皮细胞的生物膜,已成为病原微生物在腺体内持续存在和感染复发的重要病因。

(3)Ⅲ型:是炎症和/或非炎症因素引起的以疼痛、排尿异常为特征的一组综合征,目前被认为与慢性骨盆疼痛综合征是同一种疾病。病因病机目前尚不完全清楚,主要认识包括:潜在的感染因素、前列腺导

---

[1] 中国中西医结合学会泌尿外科专业委员会,湖北省中西医结合学会泌尿外科专业委员会.中西医结合诊疗前列腺炎专家共识[J].中国中西医结合外科杂志,2022,28(4):451-455.

管尿液逆流、炎症因子及钾离子漏入前列腺间质产生炎症和疼痛、免疫激活和疼痛因子释放、炎症介质长期刺激前列腺脱髓鞘神经纤维、神经对疼痛刺激敏化增强等。

（二）前列腺增生

前列腺增生的主要机制包括[1]组织学上前列腺间质和腺体成分增生、解剖学上腺体体积增大和尿动力学上膀胱出口梗阻。前列腺增生导致后尿道延长、受压变形、狭窄和尿道阻力增加，引起膀胱高压并出现下尿路症状。

（三）前列腺癌

前列腺癌的病因及发病机制十分复杂，其确切病因尚不明确，病因学研究显示该病与遗传、年龄、基因突变、肥胖等危险因素有密切关系，外源性因素包括地理环境、饮食习惯、酒精摄入、吸烟等。值得一提的是，研究显示，前列腺炎或前列腺增生等前列腺良性疾病可能与前列腺癌的发生发展有潜在关系[1]。

以上前列腺疾病中，除感染所引发的炎症以及占位侵犯等器质性病理改变，对于尿频、尿急、尿不尽等下尿路刺激征和排尿困难的尿路梗阻表现，浮针医学认为，都可以归纳为前列腺肌组织或与之相关的肌肉组织的紧张性病理变化。基于患肌理论，浮针医学提出，前列腺疾病的发病均涉及腺体自身肌组织及其邻近肌肉，肌肉在年龄增长、劳累状态、寒冷刺激、炎症刺激等诸多内外源因素的影响下，呈现病理性紧张状态，不能正常收缩或舒张。由于肌肉的收缩和舒张是实现组织器官生理功能的最根本因素，因此肌肉的异常病变将引起前列腺乃至整个泌尿生殖系统的功能异常，进而出现无法正常排尿、正常储存尿液、正常射精等各种临床症状[2]。

## 四、浮针治疗思路

浮针治疗可有效缓解前列腺疾病中多见的尿道刺激症状，也可一

---

1　中华医学会男科学分会,前列腺癌中西医结合诊疗与健康管理中国专家共识编写组.前列腺癌中西医结合诊疗与健康管理中国专家共识[J].中华男科学杂志,2022,28(10):941-953.

2　符仲华.浮针医学纲要[M].北京:人民卫生出版社,2016:240-242.

定程度改善梗阻症状群,尤其对于非感染性的慢性前列腺炎和良性前列腺增生,如判断为患肌所导致,则疗效值得期待。但需注意的是,对于急性前列腺炎、合并感染的慢性前列腺炎和前列腺癌,积极干预原发病本身是第一要务。此外,对于所有前列腺疾病,基础的药物治疗、日常护理等常规方案,也可以视个体情况,应用则用,联合浮针治疗,使疗效更显著。

浮针医学认为,对于前列腺疾病中出现的尿道刺激症状和梗阻症状,治疗方案可参考如下:

1. 局部嫌疑肌　腹斜肌、髂腰肌、腹直肌、大腿内收肌群等。
2. 远道嫌疑肌　竖脊肌、腰方肌、臀大肌、臀中肌等。
3. 气血嫌疑肌　胸大肌、比目鱼肌。

结合患者个体情况,通过触诊,确定患肌。针对患肌的扫散和再灌注活动,解除患肌的病理性紧张状态,恢复其正常的收缩 - 舒张生理功能,进而改善尿频、尿急、尿痛、尿无力等相关症状。

## 五、浮针治疗方法

了解患者病史、症状,完善嫌疑肌的查体,确定患肌,围绕患肌选择进针点,在进针后进行常规的扇形扫散,结合患肌的功能特点,拟定主要患肌再灌注活动如下:

1. 腹直肌　①仰卧位,四肢伸直抬离床面,卷腹;②仰卧位,下肢伸直抬离床面 30°(以腹直肌下段为主);③仰卧位,双手抱头,躯干屈曲,头颈抬离床面(以腹直肌上段为主)。

2. 大腿内收肌群　①患侧卧位,患侧下肢伸直,对侧下肢自然支撑于床面,患侧内收髋关节抗阻;②仰卧位,下肢处于中立位,自然屈髋屈膝,髋关节内收抗阻。

3. 比目鱼肌　俯卧位,下肢于中立位,膝关节屈曲 90°,踝关节跖屈抗阻。

## 六、预后及注意事项

### (一) 预后

1. **急性前列腺炎** 预后较好,大部分的患者经积极抗感染治疗后,能完全愈合;但也有少数患者因失治而迁延不愈,转为隐性感染的慢性病;或因出现脓肿,转为重症感染。在应用常规抗感染方案的同时,结合浮针治疗,有机会加速下尿路刺激症状的缓解。

2. **慢性前列腺炎** 属于良性病变,如合并细菌隐性感染,则容易反复发作,预后尚难满意;如为单纯的前列腺功能失调症,则预后良好。但无论是用何种疗法,其平均疗程相对于急性炎症更长。对于合并隐性感染的慢性前列腺炎,对因治疗是首位;对于非感染性慢性前列腺炎,尤其属于功能性病变者,属于浮针治疗的优势病种。

3. **良性前列腺增生** 经积极干预,一般预后良好。若迁延失治,可能因严重的下尿路梗阻而出现泌尿道结石、感染,乃至肾衰竭。对于前列腺增生常见的尿频、尿急、尿痛等刺激性症状或排尿困难等梗阻性症状,浮针治疗有一定改善作用,部分轻症可明显缓解。

4. **前列腺癌** 自然病程较长,预后与肿瘤的临床分期、组织病理分级、转移情况、血清 PSA 值(早期)、穿刺活检阳性比率、治疗方案和个体差异等各因素有关。其中,临床 TNM 分期是预后的最重要影响因素。总体而言,临床分期越晚,远处转移越早,肿瘤组织分化程度越低,预后越差。在早中期,浮针治疗对于前列腺癌并发的排尿功能障碍和尿频、尿急、尿痛等由患肌所导致的肌性症状或有一定程度的缓解作用,但原发病的针对性治疗仍是首位。

### (二) 注意事项

1. **急性前列腺炎** ①泌尿外科专科治疗,遵医嘱积极足疗程抗感染治疗,避免病灶化脓,或迁延为慢性;②卧床休息为主,忌食辛辣刺激,保持大便通畅,多饮水排尿,避风寒;③避免会阴损伤、压力增加或局部潮湿阴冷;④禁前列腺按摩,禁用尿道器械检查,以防感染扩散;⑤暂禁房事,避免性兴奋。

2. **慢性前列腺炎** ①保证休息,避免疲劳,避风寒,禁烟酒,忌食辛辣刺激或生冷,局部避免阴冷潮湿;②避免骑自行车、摩托车等增加会阴压力的活动;③节制房事,不可过分频繁,但亦不必刻意禁欲;④如合并隐性感染,遵医嘱联合抗感染治疗,治疗原发病;⑤做好心理建设,调畅情志。

**3. 前列腺增生** ①清淡饮食,戒烟酒,减少咖啡摄入,忌食辛辣刺激和生冷,适当饮水,勿长期憋尿;②优化排尿习惯,伴有尿不尽症状的患者可采用放松排尿、二次排尿和尿后尿道挤压;③保持局部卫生干洁,穿棉质宽松内裤,避免穿紧身裤,贴身衣物、毛巾不与他人共用;④可遵医嘱加强盆底肌的锻炼;⑤加强精神放松训练,下尿路刺激症状严重的患者可采用分散尿意感觉的方法,如呼吸练习等。

**4. 前列腺癌** ①定期检查,建议年龄 50 岁以上男性,每年行 1 次血清 PSA 测定,肿瘤科或泌尿外科随诊,早发现、早诊断、早治疗,尽早干预是提高疗效和改善预后的关键;②该病预后与治疗方案相关,应遵专科医嘱,结合患者个体情况,视病程不同阶段,考虑采用根治手术、放疗、内分泌姑息治疗等治疗方案;③忌食辛辣刺激、腌制品、烧烤类,避免久坐,避免增加会阴部压力的日常活动,不穿紧身裤;④注意会阴部清洁,不与他人交换使用贴身衣物及毛巾,注意性生活卫生;⑤保持积极乐观的心态,尽早发现和干预可有效延长生存期和提高生存质量,前列腺癌并非不可治,切勿失去治疗和康复的信心。

## 七、典型病案述评

赵某,男,79 岁,教师,2021 年 3 月 29 日初诊。(张从民医师提供病案)

主诉:尿频、排尿费力 10 余年,伴尿痛 1 年余,加重 20 天。

现病史:10 年前出现尿频、排尿费力等症状,1 年前出现尿痛症状。2020 年 3 月 8 日,在某地区人民医院住院期间,明确"前列腺增生"诊断,予盐酸阿夫唑嗪口服治疗。经治疗,原发病好转出院,但尿频症状仍未好转,反复发作至今。现症见尿频症状突出,夜尿频多,从午夜 12 点到晨 6∶30 达 6 次,严重影响患者休息。

既往史:脑梗死、冠心病病史,慢性胃炎多年。

体格检查:老年男性,偏瘦,双足轻度水肿,余无明显异常。

辅助检查:2021 年 3 月 13 日泌尿系彩超提示前列腺增生、膀胱炎。

浮针专项检查:双侧腹直肌,腹斜肌,双侧股内收肌群。

诊断:前列腺增生症。

治疗:左侧膝关节内侧向上进针,处理股内收肌群。腰方肌外侧朝向腹部进针,处理腹直肌、腹斜肌。下半场处理身体右侧患肌。

即时效果:不明显。

医嘱:避免受凉,不要劳累,高蛋白饮食。

二诊(2021 年 3 月 30 日):反馈昨日治疗后,小便自觉顺畅,小便过程无不适感觉,不觉中已排完,尿量与以前无差异。昨晚 10 点至今晨小便 7 次,尿频症状无改善。患肌检查:腹直肌,腹斜肌,股内收肌群,腰大肌,膈肌。浮针治疗后,晚上打电话反映,两次小便间隔近 2 小时,是近来间隔时间最长的一次。

三诊(2021 年 3 月 31 日):排小便过程已无尿痛感觉,尿频症状变化不大。患肌检查:腹直肌,腹斜肌,腰大肌,膈肌。继续浮针治疗。

四诊至八诊:患者遵医嘱规律就诊,持续浮针治疗,每次均根据患肌的变化动态调整治疗方案,患者反馈,相关症状均逐步好转。

九诊(2021 年 4 月 29 日):近几日晚 10 点至次日早 6 点小便 3~4 次,自我感觉好。近 1 周活动路程明显远了。患肌检查:左竖脊肌,双腰方肌,双腹直肌上段。继续浮针治疗。嘱患者适当运动,避免劳累。

十诊到十二诊(2021 年 5 月 7—21 日):夜间小便 2~3 次,多数 2 次。夜间睡眠好,患者很满意。

经过以上共 12 次诊治,患者的尿频、尿急、尿痛和夜尿频多等症状明显好转,其对浮针治疗满意度高。此后,因其他原因未再治疗。2021年 7 月 19 日电话随访,夜尿仍大部分时间 2 次。

作者心得分享:

(1)前列腺增生和前列腺炎都有尿频、尿急、尿不尽等症状,尽管浮针治疗"优势病种浮针树"上没有前列腺增生,但我们可以从"前列腺炎"的治疗上获得启发。浮针医学认为,浮针所治"前列腺炎"并非真正的前列腺炎,即非感染性炎症,而是由于患肌造成的尿频、尿急、尿不尽的临床综合征。临床上,浮针擅治主要由患肌引起的前列腺疾病。

(2)治疗过程中,牢记浮针治疗五部曲。分析病情时,抓住患肌的特点和临床表现,顺藤摸瓜。认真学习基础医学知识,更深入认识浮针的原理。本病例中,先处理前列腺周围的患肌后,部分改善了患者症状,通过触摸发现腹直肌上段和腰方肌为主要责任患肌,针对性治疗后,尿频症状缓解明显。

(孙 健)

# 第十一节 漏 尿

一般认为,漏尿属于尿失禁的范畴。浮针医学看来,尿失禁与漏尿有所区别。尿失禁主要是指神经系统功能异常,无法有意识地控制排尿,直到尿液流出才知道;而漏尿是指神经系统功能正常,意识到自己要排尿,但是控制不住。神经系统所导致的尿失禁我们常常无能为力,而漏尿浮针治疗多半效佳。因此,这节我们用漏尿这个病名。

## 一、临床表现

漏尿最明显的表现是当腹压明显增大,如咳嗽、打喷嚏、大笑、用力提重物或运动时,即有尿液从尿道流出(小到中量);也有听到自来水声小便就控制不住者;严重者行走、斜卧位或起立时即可发生;也有表现为起夜时急迫的排尿冲动,而后出现不受控制的尿液漏出(中到大量),患者多主诉"还没到卫生间就尿裤子了",同时可能伴有尿频、尿急等症状。该病多见于中老年女性,分娩后、盆腔术后多见,老年男性偶有发生。

## 二、诊断和鉴别诊断

根据患者的临床表现,配合压力试验、指压试验、尿动力学检查可明确诊断[1]。

本病主要与器质性疾病及神经系统疾病导致的尿失禁进行鉴别诊断,因此需要排除前列腺癌、膀胱巨大憩室、膀胱感染、膀胱结石、膀胱肿瘤、脊髓损伤、支配膀胱的神经损伤等疾病。当诊断资料不全时,在取得患者谅解的情况下,可行浮针疗法进行诊断性治疗。多数患者对漏尿难以启齿,甚至有部分患者认为漏尿是进入老年的一种正常生理反应,不愿意主动及时就医,所以应该主动询问每位高危险因素患者"你有尿液漏出吗",作为筛查诊断提问。

## 三、病因及发病机制

漏尿通常对应于流行认识的压力性尿失禁、急迫性尿失禁,或者二者结合的混合型尿失禁。根据尿动力学分类,漏尿的发病机制主要包括膀胱流出道功能不全、逼尿肌过度活跃、逼尿肌活动低下、逼尿肌 - 括约肌协同失调 4 类。其中女性压力性尿失禁的发病机制属于膀胱流出道功能不全的范畴,其直接原因是盆底肌无力。有研究表明,压力性尿失禁常与 I 度及 II 度盆腔脏器脱垂同时存在[2]。而逼尿肌过度活跃是老年人急迫性尿失禁的常见原因。总之,现代医学认为漏尿与肌肉有明确关系,并且针对肌肉治疗的盆底锻炼和生物反馈治疗也可以取得疗效。

浮针医学认为,漏尿属于肌肉本身病痛范畴,多因为盆底肌肉、膀胱逼尿肌、尿道括约肌不能够正常"工作"(即这些肌肉成为患肌)导致。那么患肌是如何形成的呢? 我们认为可能存在下列几种情况:

1. 多次妊娠可能损害盆底肌群。

2. 分娩时发生难产、第二产程延长或产钳操作等,损伤盆底肌肉或周围软组织。

3. 盆腔手术史可能损伤尿道周围组织。

4. 绝经后激素减退、缺乏导致盆底肌张力降低,尿道收缩力下降。

---

[1]  沈铿,马丁.妇产科学[M].3 版.北京:人民卫生出版社,2015:380-381.

[2]  JELOVSEK J E,MAHER C,BARBER M D.Pelvic organ prolapse[J].Lancet,2007,369(9566):1027-1038.

此外,慢性便秘、慢性咳嗽、慢性阻塞性肺疾病及过度肥胖等也会导致慢性腹压增高,最终发生漏尿。

## 四、浮针治疗思路

根据患者的临床表现,结合第二现场规律、浮针三辨、浮针治疗五部曲,将嫌疑肌分成 3 大类。

1. **局部嫌疑肌** 盆底肌群、膀胱逼尿肌、尿道括约肌等。

2. **远道嫌疑肌** 腹直肌下段、股内收肌群、股四头肌内侧头等。

3. **气血嫌疑肌** 胸大肌(伴有心悸、胸闷等症状者需要考虑)、腹直肌中段(如患者素来消化功能差或下肢发凉者需要考虑)、比目鱼肌(伴有小腿抽筋者需要考虑)等。

## 五、浮针治疗方法

根据罗列的嫌疑肌,通过触摸确定患肌,在患肌周围选择进针点,再灌注活动是根据患肌的生理功能设计的。下面列举部分患肌的再灌注活动。

需要注意的是,盆底肌群中的肛提肌为骨骼肌,可通过缩肛门和阴道的动作进行再灌注活动。而膀胱逼尿肌和尿道内括约肌不属于骨骼肌,不受意识支配,受交感和副交感神经支配,因此需要通过治疗周围的肌肉来影响两者。

1. **股内收肌群** 在膝关节内侧面附近朝向大腿内收肌群方向进针。患侧卧位,内收髋关节抗阻;仰卧位,屈曲髋关节抗阻。

2. **股四头肌内侧头** 在缝匠肌中点附近朝向股四头肌内侧头方向进针。屈膝位,伸膝抗阻。

3. **胸大肌** 在胸骨柄附近朝向胸大肌患肌处进针。坐位,肩关节内收内旋抗阻。

4. **腹直肌** 在腹直肌外侧缘附近朝向腹直肌患肌处进针。仰卧位,双下肢伸直并拢屈髋30°;抱头仰卧起坐。

5. **比目鱼肌** 在内踝上缘附近朝向比目鱼肌患肌

视频 14-11-1 盆底肌群、大腿内收肌群、股四头肌内侧头、腹直肌治疗示例

方向进针。俯卧位,屈曲膝关节 150°,踝关节跖屈抗阻。

## 六、预后及注意事项

### (一) 预后

该病经浮针治疗后症状常能得到逐渐缓解,常预后良好。特别是产后、术后出现漏尿的患者,经常近期效果和远期效果都不错。但基础疾病较多,素体虚弱的患者常症状反复或预后较差。

### (二) 注意事项

1. 漏尿患者的生活方式干预非常重要,包括体脂指数超过 30 者减轻体重,减少摄入含有咖啡因的饮料,避免和减少增加腹内压的活动(如长时间提重物等)。

2. 盆底肌康复锻炼对漏尿患者非常有帮助,如提肛运动(持续收缩 10 秒然后放松 10 秒,每天 3 次,每次 10~15 分钟)、仰卧起坐运动。

3. 长期坚持做气血操有助于漏尿的防治。

4. 治疗便秘、慢性咳嗽等慢性腹内压增高的疾病。

## 七、典型病案述评

王某,女,68 岁,2018 年 9 月 26 日初诊。

主诉:漏尿反复发作 20 年余,加重 1 年余。

现病史:患者 20 年前无明显诱因出现漏尿,每遇咳嗽、喷嚏时出现不自主尿液溢出。无尿频尿痛等不适,未予诊治。近 1 年来漏尿症状逐渐加重,久行久立后尿液不自主流出。近来出现夜尿频,伴尿急迫感,未到达卫生间尿液已大量漏出。患者平素活动较少,长时间久坐玩电脑,排斥外出活动。睡眠尚可,夜间偶发小腿部抽筋,大便可,食纳尚可。

既往史:否认高血压及糖尿病病史。否认手术外伤史。

婚育史:已婚,育有 3 女 1 子。

浮针专项检查:

(1)局部嫌疑肌:盆底肌群。

(2)远道嫌疑肌:左侧股内收肌群(3 级),左侧腹直肌下段(3 级),双侧腹斜肌(3级)。

(3)气血嫌疑肌:双侧比目鱼肌(2级)。

辅助检查:未提供。

诊断:漏尿。

治疗:针对上述患肌,先在比目鱼肌远心端处进针,针对股内收肌群进行远程轰炸,然后在腹部进针针对盆底肌群、腹直肌、腹斜肌进行治疗,同时配合相关患肌的再灌注活动。

即时效果:观察半小时,咳嗽时未出现明显漏尿。

医嘱:避免久坐,配合提肛运动。在每天早晨起床及睡前半小时练习气血操等。

12次浮针治疗后(每2~3天1次),患者咳嗽、打喷嚏、久行久立时不再漏尿。夜尿频及尿急迫感较前明显缓解,现已可以坚持到卫生间排尿。

2018年12月9日随访,患者诉未再发生漏尿,夜尿频及尿急迫感已不明显。嘱其继续加强盆底肌功能锻炼。

(赵奇林)